Hefte zur Unfallheilkunde
Beihefte zur Zeitschrift „Der Unfallchirurg"

Herausgegeben von:
J. Rehn, L. Schweiberer und H. Tscherne

215

W0262211

D. Nast-Kolb   M. Jochum
Ch. Waydhas   L. Schweiberer

Die klinische Wertigkeit biochemischer Faktoren beim Polytrauma

Mit 59 Abbildungen und 58 Tabellen

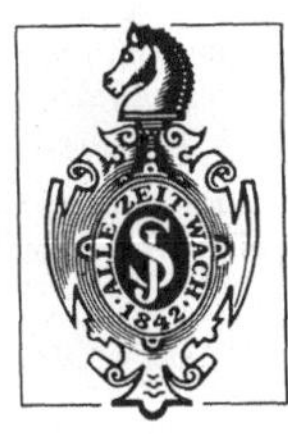

Springer-Verlag
Berlin Heidelberg New York
London Paris Tokyo
Hong Kong Barcelona
Budapest

Reihenherausgeber

Professor Dr. Jörg Rehn
Mauracher Straße 15, W-7809 Denzlingen
Bundesrepublik Deutschland

Professor Dr. Leonhard Schweiberer
Direktor der Chirurgischen Universitätsklinik München-Innenstadt
Nußbaumstraße 20, W-8000 München 2
Bundesrepublik Deutschland

Professor Dr. Harald Tscherne
Medizinische Hochschule, Unfallchirurgische Klinik
Konstanty-Gutschow-Straße 8, W-3000 Hannover 61
Bundesrepublik Deutschland

Autoren

Priv.-Doz. Dr. Dieter Claus Nast-Kolb
Priv.-Doz. Dr. Marianne Jochum
Dr. Christian Waydhas
Professor Dr. Leonhard Schweiberer

Chirurgische Klinik der Innenstadt
und Chirurgische Poliklinik der Universität München
Nußbaumstraße 20, W-8000 München 2
Bundesrepublik Deutschland

ISBN-13:978-3-540-53826-4

CIP-Titelaufnahme der Deutschen Bibliothek
Die klinische Wertigkeit biochemischer Faktoren beim Polytrauma / D. C. Nast-Kolb ... - Berlin ;
Heidelberg ; New York ; London ; Paris ; Tokyo ; Hong Kong ; Barcelona ; Budapest : Springer, 1991
  (Hefte zur Unfallheilkunde ; 215)
  ISBN-13:978-3-540-53826-4   e-ISBN-13:978-3-642-76509-4
  DOI: 10.1007/978-3-642-76509-4

NE: Nast-Kolb, Dieter C.; GT

Dieses Werk ist urheberrechtlich geschützt. Die dadurch begründeten Rechte, insbesondere die der
Übersetzung, des Nachdrucks, des Vortrags, der Entnahme von Abbildungen und Tabellen, der
Funksendung, der Mikroverfilmung oder der Vervielfältigung auf anderen Wegen und der Speicherung
in Datenverarbeitungsanlagen, bleiben, auch bei nur auszugsweiser Verwertung, vorbehalten. Eine
Vervielfältigung dieses Werkes oder von Teilen dieses Werkes ist auch im Einzelfall nur in den Grenzen
der gesetzlichen Bestimmungen des Urheberrechtsgesetzes der Bundesrepublik Deutschland vom
9. September 1965 in der jeweils geltenden Fassung zulässig. Sie ist grundsätzlich vergütungspflichtig.
Zuwiderhandlungen unterliegen den Strafbestimmungen des Urheberrechtsgesetzes.

© Springer-Verlag Berlin Heidelberg 1991

Die Wiedergabe von Gebrauchsnamen, Handelsnamen, Warenbezeichnungen usw. in diesem Werk
berechtigt auch ohne besondere Kennzeichnung nicht zu der Annahme, daß solche Namen im Sinne der
Warenzeichen- und Markenschutz-Gesetzgebung als frei zu betrachten wären und daher von jedermann
benutzt werden dürften.

Produkthaftung: Für Angaben über Dosierungsanweisungen und Applikationsformen kann vom
Verlag keine Gewähr übernommen werden. Derartige Angaben müssen vom jeweiligen Anwender im
Einzelfall anhand anderer Literaturstellen auf ihre Richtigkeit überprüft werden.

24/3130-543210 – Gedruckt auf säurefreiem Papier

Für Renate

Vorwort

Nachdem Anfang der 70er Jahre beim Polytrauma die „sofortige Rundumversorgung" vermehrt zu Fehlschlägen mit schweren Formen sekundären Organversagens und Versterbens geführt hatte, setzte sich in der Folgezeit zunehmend ein abgestuftes Behandlungsvorgehen durch, was sich in unserem erstmals 1978 veröffentlichten diagnostischen und therapeutischen Stufenplan ausdrückte. Umstritten blieb jedoch weiterhin der Versorgungszeitpunkt von stammnahen Frakturen, wobei insbesondere im angloamerikanischen Schrifttum weiterhin die Frühversorgung insbesondere der Femurfraktur propagiert wird.

Trotz der Fortschritte in der Notfallmedizin, der Intensivmedizin und der operativen Behandlungsmöglichkeiten ist die Letalitätsrate Polytraumatisierter mit 15–25 % weiterhin hoch. Das liegt jedoch großteils daran, daß durch eine schnellere und verbesserte präklinische Versorgung immer schwerer Verletzte lebend die Klinik erreichen. Damit wachsen die Anforderungen an das klinische Management. Um diesen Anforderungen gerecht werden zu können, ist heute neben der klinischen Erfahrung das Verständnis der pathophysiologischen und pathobiochemischen Vorgänge des traumatisch-hämorrhagischen Schockgeschehens erforderlich.

Bereits in den 70er Jahren konnte durch histomorphologische Untersuchungen aufgezeigt werden, daß die sekundären Organschäden nach Trauma Folge des primären traumatisch-hämorrhagischen Schockgeschehens sind. Erste Frühveränderungen an der Zellmembran konnten bereits wenige Stunden nach dem Trauma nachgewiesen werden. In der Folgezeit beschrieben eine Vielzahl von Autoren die dabei ablaufenden Mechanismen der Aktivierung aller humoralen proteolytischen Kaskadensysteme sowie der Freisetzung lysosomaler Proteasen aus stimulierten Entzündungszellen.

Obwohl damit heute die pathogenetischen Abläufe des Schockgeschehens gut bekannt sind, konnte bisher die Frage nach deren tatsächlicher klinischer Wertigkeit für den Heilungsverlauf nach Polytrauma nicht ausreichend geklärt werden. Unklar und in der Diskussion blieb die Stellung der bakteriellen Infektion und Sepsis nach Polytrauma: Ist die Sepsis der Auslösemechanismus für das sekundäre Organversagen oder ist die bakterielle Infektion selbst lediglich sekundärer Folgeschaden? Weiterhin blieb die Frage nach spezifischen Mediatoren für spezifische Organversagen (z.B. ARDS) offen. Wenig beachtet wurde außerdem die Bedeutung des additiven Gewebetraumas operativer Eingriffe beim Schwerverletzten. Schließlich wurde immer wieder versucht die Verletzungsschwere und Prognose des Polytraumatisierten durch objektive Parameter zu beurteilen.

Mit der 1986 begonnenen, in diesem Buch beschriebenen prospektiven Studie konnte ein großes Krankenkollektiv Polytraumatisierter über einen genügend langen Zeitraum lückenlos erfaßt werden: Die klinischen und laborchemischen Messungen erfolgten vom Eintreffen des Notarztes am Unfallort bis zum 14. Tag nach Trauma bzw. zum Versterben des Patienten, während der ersten 48 h 6stündlich, im weiteren Verlauf 24stündlich. Mit den biochemischen Auswertungen wurden insbesondere die angesprochenen klinischen Fragestellungen anhand 17 ausgewählter humoraler und zellulärer Entzündungsfaktoren untersucht.

Es konnten dabei eine Reihe neuer Erkenntnisse gewonnen und insbesondere aufgezeigt werden, daß biochemische Faktoren eine wertvolle Hilfe beim Behandlungsregime des Polytraumatisierten darstellen und damit in die laborchemische Routinediagnostik Eingang finden sollten.

Das vorliegende Buch bedeutet damit eine wichtige Grundlage für das Verständnis der pathogenetischen Vorgänge des traumatischen Schockgeschehens und eröffnet neue Ansätze sowohl für die Behandlung, als auch für weitere Untersuchungen beim Polytrauma.

L. Schweiberer

Danksagung

Die Durchführung einer derartigen prospektiven klinischen Studie ist nur möglich durch die Mithilfe einer Vielzahl von Personen, Abteilungen und Institute. Mein Dank gilt allen beteiligten Mitarbeitern der Chirurgischen Klinik Innenstadt und Chirurgischen Poliklinik, des Instituts für Anästhesiologie, der Abteilung für klinische Chemie und klinische Biochemie in der Chirurgischen Klinik Innenstadt, der Medizinischen Klinik Innenstadt und des Instituts für Physiologische Chemie, Physikalische Biochemie und Zellbiologie.

Mein ganz besonderer Dank gilt Herrn Prof. Dr. med. L. Schweiberer, der mir nicht nur diese groß angelegte klinische Studie ermöglichte, sondern meine gesamte chirurgische und wissenschaftliche Ausbildung förderte und mir bei allen Problemen jederzeit väterlich mit Rat und Hilfe zur Seite stand.

Ebenso aufrichtig möchte ich mich bedanken bei Herrn Prof. Dr. H. Fritz, der seine Labors zur Verfügung stellte, seine großen biochemischen Erfahrungen von Anfang an in die Studie eingebracht hatte und immer eine freundliche und verständnisvolle Hilfe war und mich schließlich mit viel Geduld und Mühe bei der Ausarbeitung und Interpretation der Ergebnisse unterstützte.

Ein ganz herzlicher Dank gilt Frau Priv.-Doz. Dr. M. Jochum, die mich in die biochemischen Grundlagen einführte, bei der Durchführung der Studie ständig beratend mitwirkte und mir bei der Verfassung dieser Arbeit mit großem persönlichen Einsatz half.

Besonders bedanken möchte ich mich darüber hinaus bei Frau S. Lenk, die beim Aufbau und der Durchführung dieser Studie sowie den Auswertungen und der redaktionellen Bearbeitung eine unermüdliche und unverzichtbare Hilfe war.

Ebenfalls mit meinem Dank hervorzuheben sind Herr Dr. Ch. Waydhas, der bei der Planung, Durchführung und Auswertung dieser Studie entscheidend mitwirkte, sowie Herr Prof. Dr. K.-H. Duswald, der mir mit seiner großen wissenschaftlichen und intensivmedizinischen Erfahrung immer mit Verständnis und Rat zur Seite stand.

Für die Bereitstellung ihrer Labore, das Einbringen ihrer Erfahrungen und ihre persönliche Mitwirkung danke ich weiterhin Herrn Prof. Dr. E. Fink, Herrn Prof. Dr. W. Schramm und Herrn Dr. M. Spannagl, Herrn Prof. Dr. P. Lehnert und Herrn Prof. Dr. W. Machleidt.

Der Schutzkommission des Bundesministerium des Inneren danke ich für die großzügige finanzielle Unterstützung dieser Studie.

Schließlich bedanke ich mich ganz besonders herzlich bei meiner Frau, Dr. R. Nast-Kolb, die nicht nur die vielen mit dieser Arbeit verbundenen Entbehrungen mit großem Verständnis mitgetragen hat, sondern mir auch bei den Auswertungen und der redaktionellen Bearbeitung eine große Hilfe war.

Inhaltsverzeichnis

1 Einleitung

Trotz des heute erreichten hohen Standards der Rettungssysteme, der Diagnostik, der intensivmedizinischen Behandlung und der operativen Techniken sind Komplikations- und Letalitätsrate bei polytraumatisierten Patienten nach wie vor hoch. Wie Tabelle 1 zeigt, haben sich die Letalitätsangaben in Abhängigkeit von der Schwere der Verletzung in den letzten 20 Jahren praktisch nicht verändert. Bei der Kausalanalyse der Letalität muß zwischen dem primären Versterben innerhalb der ersten Stunden nach Klinikaufnahme und dem sekundären Versterben infolge Organversagens unterschieden werden. Wesentliche Ursachen des primären Todes sind schwerste Schädel-Hirn-Verletzungen sowie Massenblutungen infolge Ruptur großer Gefäße bzw. Zerberstungen parenchymatöser Organe. Die für das Organversagen – und damit für das sekundäre Versterben – verantwortlichen Schädigungsmechanismen sind Folge des traumatisch-hämorrhagischen Schockgeschehens [54, 93, 137, 156, 159, 200, 262].

Tabelle 1. Letalität Polytraumatisierter während der letzten 20 Jahre
(*SG* Schweregradeinteilung [212], *ISS* Injury Severity Score [16])

Autoren	Jahr	Fallzahl (n)	Schweregrad	Letalität (%)
Volk [125]	1968	194	–	17
Schriefers [207]	1971	292	–	27
Wolff et al. [267]	1978	250	–	15
Ecke [40]	1981	5169	–	9
Dittel u. Weller [34]	1981	140	–	18
Klapp et al. [106]	1982	564	70 % SG III	22
Dittmer et al. [35]	1983	433	40 % SG III	18
Lauwers et al. [118]	1986	130	ISS: 39 P.	33
Schweiberer u. Nast-Kolb [209]	1987	273	ISS: 28 P.	16
Baxt u. Moody [18]	1987	545	ISS: 17 P.	7

Nach Meinung vieler kompetenter Fachleute besteht derzeit die größte Chance, die Prognose polytraumatisierter Patienten zu verbessern, in einer an pathobiochemischen Mechanismen orientierten Therapie. Nicht zuletzt deshalb ist der traumatisch-hämorrhagische Schock an vielen klinischen Zentren Gegenstand intensiver experimenteller und klinischer Forschung.

1.1 Theoretische und klinische Grundlagen des traumatisch-hämorrhagischen Schockgeschehens

Wie eine Vielzahl von Untersuchungen aufzeigen konnten, geben einfache hämodynamische Parameter wie Blutdruck, Pulsfrequenz oder zentraler Venendruck die Schwere des Schocks nur ungenügend wieder, d. h. diese Parameter sind weder geeignet zur optimalen Steuerung der Therapie, noch zur Vorhersage der Entstehung von Schockfolgereaktionen [72, 136, 137, 221]. Aufwendigere hämodynamische Parameter wie der mittlere Druck der Pulmonalarterie, der pulmonalkapilläre Verschlußdruck und der Herzindex sind zwar bessere Meßgrößen zur Steuerung des Volumenersatzes, sie eignen sich jedoch ebenfalls nicht zur Vorhersage der Schockfolgen [72, 136, 137].

Die entscheidenden Veränderungen und damit die prognostisch relevanten Reaktionen finden auf der Ebene der Mikrozirkulation, also im Austauschbereich zwischen dem Transportmedium Blut und dem Intrazellulärraum, statt [21, 122, 137]: Im Schock kommt es aus unterschiedlichen Gründen zur Minderperfusion der Kapillaren und damit zur Störung des oxidativen Stoffwechsels. Zur Aufrechterahltung der vielfältigen energieabhängigen Zellfunktionen erfolgt die Umstellung auf anaerobe Metabolisierung von Glukose für die ATP-Synthese. Anfallende freie Milchsäure diffundiert durch die Zellmembran und dissoziiert extrazellulär in *Laktat* und Protonen. Es kommt zur Laktatazidose, die an steigenden Laktatspiegeln im Serum meßbar wird [72, 114, 269]. Arakil hat bereits 1891 den Serumlaktatspiegel als Maß für die Hypoxie beschrieben. Sowohl klinisch [47, 59, 71, 111, 174, 258] als auch tierexperimentell [128, 177] wurden Messungen des Laktatspiegels nach septischem und hypovolämischem Schock als diagnostisch wertvoll erkannt.

Bereits unmittelbar nach dem Trauma lassen sich morphologische Veränderungen an den Vitalorganen erkennen. Sie sollen hier am Beispiel der Schocklunge dargestellt werden.

Mehrere Arbeitsgruppen [41, 62, 138, 139, 184, 185, 201] konnten übereinstimmend an Lungenpunktions- und -sektionspräparaten zeigen, daß bereits in der Initialphase des Schockgeschehens, d. h. innerhalb der ersten Stunde nach Schockbeginn, oft ein reversibles perivaskuläres und peribronchioläres Ödem, eine vermehrte Wasseransammlung im Kapillarendothel und ein Anheften von polymorphkernigen Granulozyten (PMN) an die Zellmembran geschädigter Endothelzellen (das sog. „Leukozytensticking") nachweisbar ist. Intrakapilläre Mikrothromben, alveoläres Ödem und Zerstörung der Pneumozyten I und II leiten zur Spätphase des Organversagens über. Diese ist irreversibel sobald eine interstitielle Fibrosierung mit massiver Verbreiterung der Gasaustauschschranke und Endothelnekrosen eingetreten sind [14, 139, 184, 185, 186].

Für die Auslösung dieser Schädigungsmechanismen sind heute nach allgemeiner Ansicht Mediatoren aus Entzündungszellen (Phagozyten, Endothelzellen etc.) und humoralen proteolytischen Kaskadensystemen (Gerinnung, Fibrinolyse, Kallikrein-Kinin- und Komplement-System) verantwortlich. Zudem führen biogene Amine und andere an der Endstrombahn angreifende gefäßaktive Hormone über die Erweiterung des Kapillarbettes zu Permeabilitätsänderungen [72, 115, 121, 122, 136]. Erst in jüngster Zeit wurde die Aktivierung nahezu aller proteolytischer Kaskadensysteme des Plasmas gemeinsam mit zellulär freigesetzten Proteasen als im Sinne eines Circulus vitiosus zusätzlich die Endothelien schädigende pathogenetische Mechanismen des Organversagens erkannt [50, 54, 62, 93, 156, 194, 200, 262].

1.1.1 Mediatoren der humoralen proteolytischen Kaskadensysteme

1.1.1.1 Plasma-Kallikrein-Kinin-System

Die Enzyme der Kontaktphasenaktivierung des Gerinnungssystems, Faktor XIIa und Faktor XIa, bewirken auch die Aktivierung von *Plasma-Prokallikrein* zu Kallikrein. Letzteres spielt nicht nur eine wichtige Rolle im Gerinnungsprozeß, es induziert darüber hinaus eine vermehrte Chemotaxis und stimuliert granulozytäre und mononukleäre Zellen [29,156,196,252,253]. Über die Liberierung von Kininen (z.B. Bradykinin) aus Kininogen trägt das Plasmakallikrein zusätzlich zur ausgeprägten pulmonalen Vasokonstriktion bei, da Bradykinin ein potenter Stimulator des Arachidonsäuremetabolismus ist [29,156,230]. Kontrolliert wird die Aktivierung des Kallikrein-Kinin-Systems hauptsächlich durch 2 Inhibitoren, den *C1-Inhibitor* und das α2-Makroglobulin [195,197,265].

Tierexperimentelle und klinische Untersuchungen von Aasen und Smith-Erichsen [1–4] zeigten nun einen signifikanten Verbrauch von Prokallikrein und C1-Inhibitor im Verlauf des septischen und traumatisch-hämorrhagischen Schockgeschehens mit deutlich unterschiedlichem Verlauf zwischen Versterbenden und Überlebenden: Während sich die Plasmakonzentrationen der Überlebenden normalisierten, verblieben sie bei den Versterbenden im pathologischen Bereich.

1.1.1.2 Gerinnung

Im Gefolge der Kontaktphasenaktivierung reagiert *Faktor-VIII-Antigen*, der hochmolekulare Proteinanteil des Faktor VIII, der die Thrombozytenaktivierung vermittelt, entsprechend einem Akutphasenprotein, wobei von einer guten Korrelation dieses Kofaktors mit der Ausbildung eines respiratorischen Versagens gesprochen wird [141,148].

Neben der Aktivierung über die Kontaktphase (endogene Gerinnung) löst jedes Gewebetrauma durch die Freisetzung von Gewebethromboplastin auch eine Aktivierung der exogenen Gerinnung aus.

In der Endstrecke der endogenen und exogenen Gerinnungskaskadenaktivierung wird Prothrombin zu Thrombin umgewandelt. Dies hat zur Folge, daß das nunmehr aktivierte Enzym neben der Thrombozytenaggregation eine direkte Endothelzellschädigung bewirken kann [17,126]. Colman [29], Neuhof [156] und Kaplan [100] konnten außerdem zeigen, daß Thrombin zumindest in vitro Elastase aus polymorphkernigen Granulozyten freizusetzen vermag. Dieser lysosomalen Proteinase kommt ein wesentlicher Anteil am sekundären Endothelzellschädigungsmechanismus zu [54,94,98,155,156]. Außerdem induziert Thrombin die Thromboxan-A_2-und Prostazyklinsynythese [29].

Nicht die Mikrothrombosierung, sondern die direkte Schädigung der Kapillarendothelien durch Proteasen sowie Intermediärprodukte bzw. Fibrinogenspaltprodukte bedingt nach heutigem Kenntnisstand die primäre Störung des Gasaustauschs [62,129,137,156,173,182,185].

Die Wirkung aktivierter Gerinnungsenzyme wird durch *Antithrombin III (AT III* kontrolliert, einem Proteinaseinhibitor, der in der Lage ist, neben Thrombin und Faktor Xa sämtliche Proteasen des Intrinsic-Systems sowie auch andere Proteinasen wie Plasmin, Plasmakallikrein und Trypsin mehr oder weniger stark zu hemmen [204,205]. Wie experimentelle und klinische Studien zeigten, kommt es während der Sepsis bzw. im Verlauf des

4

traumatisch-hämorrhagischen Schockgeschehens zu einem signifikanten AT-III-Verbrauch, z. T. bis auf weit unter 70 % der Norm [4, 5, 20, 36–38, 101, 141, 162, 205].

Die Hemmung von thrombininduzierten Prozessen kann nicht nur durch die Interaktion der aktiven Protease mit ihrem Hauptantagonisten, dem AT III, stattfinden, sondern auch durch die Verhinderung der Proenzymaktivierung. So unterbindet *Protein C* die Prothrombinaktivierung durch Inaktivierung der Kofaktoren, Va und VIIIa [43, 69, 92, 125].

1.1.1.3 Fibrinolyse

Gleichzeitig mit der Gerinnungsaktivierung erfolgt die Aktivierung der Fibrinolyse. Die Bedeutung des im Plasmapool zirkulierenden *Plasminogens*, des wichtigsten Proenzyms der Fibrinolyse, sowie des Fibrinolyseinhibitors α2-*Plasmininhibitors* für die Fibrinolyse wird seit den 70er Jahren untersucht (Übersicht in [15, 123]).

An Fibrin gebunden wird Plasminogen durch den Gewebeplasminogenaktivator in das proteolytisch aktive Enzym Plasmin umgewandelt. Plasmin kann, solange es noch an das Fibrin assoziiert ist, durch α2-Plasmininhibitor nicht in seiner Fibrinverdauung gehemmt werden. In der weiteren Folge des Fibrinolyseprozesses wird es jedoch vom Fibringerinnsel abgelöst und kann dann sehr schnell und effektiv von α2-Plasmininhibitor inhibiert werden!

Tierexperimentelle und klinische Untersuchungen ergaben einen deutlichen Verbrauch sowohl von Plasminogen als auch von α2-Plasmininhibitor – ebenso wie für Mediatoren der Kallikrein-Kinin- und Gerinnungssysteme – im Verlauf des septischen oder posttraumatischen Schockgeschehens [3, 8, 57, 101, 187].

In den letzten Jahren rückte die Aktivierungsphase des Fibrinolysesystems zunehmend in den Vordergrund des Interesses. Der wichtigste endogene Plasminogenaktivator ist der *Gewebeplasminogenaktivator (t-PA)*, der im Normalplasma nur in minimaler Konzentration nachzuweisen ist [13, 245]. Bedingt durch ein Trauma kommt es zur sofortigen massiven Bildung und Freisetzung von t-PA aus dem Endothel. Dieser Reaktion folgt kurz darauf eine ebenso intensive Ausschüttung des *Gewebeplasminogenaktivatorinhibitors 1 (PAI-1)*, weshalb dieses Protein auch als Akutphasenprotein bezeichnet wird [42, 107, 206].

Während der mechanische Okklusionseffekt intravasaler Mikrothromben offensichtlich nur eine untergeordnete Rolle zu spielen scheint [156, 194], besitzen Fibrino- und Fibrinogenolyseprodukte eine erhebliche Bedeutung in der Pathogenese der Organschädigung: Fibrinmonomere und Fibrinopeptide bewirken eine pulmonale Vasokonstriktion. Fibrin(ogen)spaltprodukte führen durch direkte Zellschädigung zu einer erhöhten Gefäßpermeabilität [96, 127, 130] sowie zur Proliferation von Fibroblasten, Alveozyten (Typ II) und Endothelzellen in der Lunge [14, 139, 185, 194].

Darüber hinaus wirken lösliche Fibrinmonomere und Fibrin(ogen)spaltprodukte auch als potente Stimulatoren für andere Entzündungszellen. So wurde z. B. in tierexperimentellen und klinischen Untersuchungen die Bedeutung des Fibrinogenspaltprodukts D (Fragment D) in der Genese des posttraumatischen respiratorischen Versagens durch Plättchen- und Granulozytenaktivierung nachgewiesen [127, 129, 130].

Ein Maß für den Umfang der abgelaufenen Fibrinolyse stellt die Erhöhung eines Fibrinabbauprodukts, des DD-Fragments, im Plasma dar [74, 182, 263].

1.1.1.4 Proenzyme Functional Inhibition Index (PFI-Index)

Mit dem PFI-Index wurde von Aasen [1,5] die Aktivierung humoraler Kaskadensysteme bei Sepsis und Trauma in einem prognostischen Index erfaßt. Dabei werden Veränderungen der Proenzyme Prothrombin, Prokallikrein und Plasminogen sowie regulierender Proteaseinhibitoren des Gerinnungs-, Fibrinolyse- und Kallikrein-Kinin-Systems mittels chromogener Peptid-Substrat-Assays bestimmt. Der PFI-Index gibt die summarischen Veränderungen von Prothrombin und AT III, Plasminogen und α2-Plasmininhibitor sowie Prokallikrein und C1-Inhibitor, bezogen auf Normalplasma, an. Der Normalwert beträgt „Null", der Verbrauch drückt sich durch die Summe der Abweichungen der Einzelparameter von der 100 %-Norm als negativer, ein Anstieg infolge einer vermehrten Bildung als Akutphasenprotein als positiver Wert aus. Aasen wendete den Index bei 25 Sepsis- und 19 Traumapatienten an: Während die Indexwerte bei den Versterbenden im negativen Bereich verblieben, stiegen sie bei den Überlebenden in den Normalbereich an.

1.1.1.5 Komplement-System

Die Aktivierung des Komplementsystems über den klassischen Weg durch spezifische Antigen-Antikörper-Komplexe sowie über den alternativen Weg durch unspezifische Stimuli (z. B. Endotoxin bei Sepsis) und durch Proteasen aus geschädigtem Gewebe bei Trauma führt zur Bildung hochwirksamer aktivierter Komplementfaktoren, den Anaphylatoxinen C3a und C5a. Neben einer direkten Zellschädigung und der Histaminfreisetzung aus basophilen Granulozyten und Mastzellen bewirken beide Anaphylatoxine v. a. eine massive Stimulierung von neutrophilen Granulozyten und Makrophagen mit ausgeprägter Chemotaxis, Zellaggregation und -adhäsion sowie der Freisetzung toxischer Sauerstoffprodukte und lysosomaler Proteasen [70, 75, 86, 101, 156, 190, 200, 262, 268].

1.1.1.6 Arachidonsäuremetabolismus

Die Aktivierung der bisher dargestellten Kaskadensysteme führt, ebenso wie eine Vielzahl anderer spezifischer und unspezifischer Reize, zur Stimulierung des Arachidonsäuremetabolismus mit der Bildung biologisch hochaktiver Metabolite [156]. Dies geschieht über die Aktivierung von Phospholipasen in zellulären Membranen. Für die dabei ablaufende Spaltung von Phospholipiden in freie Arachidonsäure und Platelet activating factor (PAF) wird der *Phospholipase A2* eine entscheidende Rolle zugesagt [77, 250, 254]. In klinischen Untersuchungen wurden hohe extrazelluläre Enzymaktivitäten der Phospholipase A2 außer bei der akuten Pankreatitis auch beim septischen und traumatisch-hämorrhagischen Schock sowie nach schweren Operationen beschrieben [108, 109, 240, 247, 248]. Die Metabolisierung freier Arachidonsäure mit der Bildung biologisch hochaktiver Eicosanoide erfolgt über 2 Stoffwechselwege: Über den Zyklooxygenaseweg entstehen sowohl Eicosanoide mit vasokonstriktorischer und thrombozytenaggregationsfördernder Wirkung (Thromboxane), als auch solche mit vasodilatorischer und thrombozytenaggregationshemmender Wirkung (Prostazykline). Die Metabolisierung über den Lipoxygenaseweg führt zu den Leukotrienen, die v. a. eine Erhöhung der Gefäßpermeabilität und eine Stimulierung der Aggregation von Granulozyten induzieren [119, 142, 156].

1.1.2 Mediatoren aus Entzündungszellen

Chemotoxine (z. B. Thrombin, C3a, C5a, Leukotrien B4, Endotoxin) führen zur Anlockung von Granulozyten in den Entzündungsherd. Durch opsonierte Partikel (Bakterien, Gewebetrümmer etc.) erfolgt dann die Stimulierung zur Phagozytose.

Aus derartig stimulierten polymorphkernigen neutrophilen Granulozyten werden toxische Sauerstoffradikale und Proteasen mit direkter endothelzellschädigender Wirkung freigesetzt [54, 93, 94, 156, 180, 200]. Dabei werden einerseits durch selektive Proteolyse Proenzyme und/oder Kofaktoren aktiviert, andererseits durch unspezifische Proteolyse lösliche Proteine inaktiviert oder Strukturelemente proteolytisch verdaut. Von den bisher bekannten lysosomalen Proteinasen kommt der PMN-Elastase offensichtlich eine herausragende Rolle zu [21, 54, 94, 156, 180, 200]. Experimentelle [160, 181, 225] sowie klinische Studien bei Sepsis [37–39, 91, 171, 266] und Trauma [36, 161] haben die Bedeutung einer Freisetzung der PMN-Elastase als Marker der Schwere der Entzündungsreaktion erkennen lassen.

Makrophagen werden bereits früh durch Komplementspaltprodukte wie C5a stimuliert. Die klassische Aktivierung wird durch T-Lymphozyten über Interleukin 1 sowie γ-Interferon vermittelt. Dabei wird u. a. Guanosintriphosphat (GPT) durch das Schlüsselenzym GPT-Cyclohydrolase I in Dihydroneopterintriphosphat umgewandelt, dieses dephosphoryliert und dann als Dihydroneopterin und Neopterin ausgeschieden [88, 157]. Das im Plasma meßbare Neopterin, für das bisher keine biologische Funktion nachgewiesen werden konnte, hat sich als wichtiger Marker der Makrophagenaktivierung erwiesen [88, 181, 200, 235]. Neopterin wird ausschließlich über die Niere eliminiert, sein Plasmaspiegel ist entsprechend abhängig von der Nierenfunktion. Erhöhte Neopterinwerte finden sich bei Infektionserkrankungen vom Typ schwerer systemischer Virusinfektionen unter Einschluß von AIDS und des Lymphadenopathiesyndroms, bei Autoimmunerkrankungen, Allotransplantatabstoßungen, verschiedenen Tumorerkrankungen und hämatologischen Neoplasien (Literaturübersicht [88]) sowie bei septischem und posttraumatischem Organversagen [70, 171, 180, 235].

Die lysosomale Zysteinproteinase Kathepsin B wurde in den Phagozyten einer Vielzahl von Organen und Systemen nachgewiesen. Darüber hinaus kommt sie auch in den meisten exokrinen und endokrinen Drüsen, Leberzellen, Nierentubuli, Milz, Lungenepithel, Nervenzellen sowie in Fibroblasten und Trophoblasten vor [87, 110, 170]. Die Kathepsin-B-Aktivität ist in Makrophagen um ein Vielfaches höher als in Granulozyten [87, 110, 170]. Die massive Zunahme der Kathepsin-B-Menge in stimulierten Makrophagen weist auf die Bedeutung dieses Enzyms bei der Phagozytose hin [72, 120, 172]. Die lysosomalen Zysteinproteinasen spielen sowohl beim intrazellulären Abbau zelleigener und phagozytierter Proteine, als auch bei extrazellulären Proteolyseprozessen eine wichtige Rolle. Daneben wurden für sie physiologische Funktionen beim Proteinstoffwechsel von Fibroblasten und Muskelzellen beschrieben [68, 233]. Verschiedene Untersuchungen haben erhöhte Kathepsin-B-Plasmaaktivitäten bei malignen Erkrankungen [145] sowie in Einzelbeobachtungen bei Sepsis und schwerem Gewebetrauma [11] ergeben.

1.1.3 Unspezifische Abwehrproteine der Akutphasenreaktion

Neben den spezifischen Akutphasenproteinen der humoralen Kaskadensysteme ist das von Tillet u. Francis [242] erstmals 1930 beschriebene C-reaktive Protein (CRP) als hochempfindlicher Marker für die akute entzündliche Reaktion bekannt. Dies konnte in klinischen Untersuchungen für septische Verläufe sowie das schwere Gewebetrauma bei großen Operationen und bei Polytrauma bestätigt werden [28, 37, 48, 70, 95, 231, 266]. Dem CRP scheint als Akutphasenprotein eine zentrale Stellung in der unspezifischen Infektabwehr zuzukommen [112]. Das Protein wird in den Hepatozyten gebildet und bewirkt primär eine Aktivierung des Komplementsystems. Weiterhin sind Interaktionen mit Lymphozyten, Phagozyten, Granulozyten und Thrombozyten bekannt.

In jüngster Zeit wurde mit dem Pancreatic Secretory Trypsin Inhibitor (PSTI) ein möglicherweise weiteres klinisch bedeutsames Akutphasenprotein beschrieben. Der PSTI wurde erstmals 1948 von Kazal et al. [102] isoliert. Es wurde zunächst angenommen, daß er lediglich als spezifischer Inhibitor der Pankreasproteinase Trypsin zum Schutz vor Autodigestion fungiert. Später wurde der PSTI auch in anderen Organen wie Nieren, Magenmukosa, Duodenum, Appendix, im Kolon sowie im Urogenitaltrakt nachgewiesen [56, 164, 219]. Außer bei der akuten Pankreatitis zeigten sich erhöhte Plasmaspiegel auch bei malignen Erkrankungen sowie bei Sepsis und nach Trauma [81, 116, 131, 164]. So konnten Ogawa et al. [164, 166, 168] und Matsuda et al. [132] sowohl nach Operationen, als auch bei polytraumatisierten Patienten ab dem 3. Tag nach der induzierenden Noxe erhöhte Werte beobachten. Diese normalisierten sich bei den Überlebenden, während sie bei letalem Verlauf im pathologischen Bereich, d. h. stark erhöht, verblieben. Der PSTI ist nach Ogawa et al. [164] das sensibelste unter den bisher bekannten Akutphasenproteinen. Seine diesbezügliche biologische Funktion ist jedoch noch nicht geklärt. Aufgrund struktureller und funktioneller Ähnlichkeiten mit dem epidermalen Wachstumsfaktor (epidermal growth factor – EGF) [89, 198] und dem In-vitro-Nachweis der Stimulierung menschlicher Fibroblasten [158, 166] durch PSTI wird eine den wachstumstimulierenden Hormonen ähnliche physiologische Funktion vermutet.

1.2 Studienziel

Wie bereits angesprochen, wurde in zahlreichen experimentellen und klinischen Untersuchungen gezeigt, daß nach Traumen und durch bakterielle Toxine die proteolytischen Kaskadensysteme und diverse Zellpopulationen aktiviert werden. Auf diese Weise gelangen Mediatoren in die Zirkulation, die auf der einen Seite als diagnostische Parameter zur Beurteilung des Schweregrades des Schockgeschehens herangezogen werden können, andererseits aber auch als wichtige zusätzliche Faktoren für Schädigungsmechanismen der Vitalorgane angesehen werden müssen. In keiner Studie wurde bislang jedoch die tatsächliche klinische Wertigkeit der gemessenen Parameter für den Heilungsverlauf nach Polytrauma mit statistischen Methoden abgesichert. Alle vorliegenden Untersuchungen haben in dieser Hinsicht gravierende Nachteile: Die Fallzahlen sind überwiegend relativ klein, sie schwanken meist zwischen 10 und 30 Patienten. Darüber hinaus sind die Untersuchungszeiträume entweder zu kurz oder vielzu weitmaschig angelegt. Aus diesem Grund wurde 1985 eine prospektive klinische Polytraumastudie mit definierten Aufnahmekriterien und einem genügend langen, engmaschigen Untersuchungszeitraum mit folgender Zielsetzung konzipiert:

Erforschung von Pathomechanismen beim Polytrauma mit Evaluierung objektiver biochemischer Parameter zur Einschätzung und Beurteilung der Verletzungsschwere, des Krankheitsverlaufs und der Prognose Schwerstverletzter.

Bezüglich der klinischen Wertigkeit und evtl. therapeutischer Konsequenzen wurde insbesondere untersucht, inwieweit neue biochemische Parameter im Vergleich zu gebräuchlichen klinischen und laborchemischen Routineparametern zusätzlich Erkenntnisse im Hinblick auf folgende Problemstellungen ermöglichen:

1. Einschätzung der Verletzungsschwere bei Klinikaufnahme.
2. Wertigkeit spezifischer Verletzungen für die Prognose.
3. Beurteilung der Prognose bei Klinikaufnahme.
4. Beurteilung der Prognose innerhalb der ersten Tage.
5. Differenzierung verschiedener Organfunktionsstörungen.
6. Wertigkeit der bakteriellen Infektion.
7. Wertigkeit von Therapiemaßnahmen (Operationstrauma).
8. Empfehlung neuer diagnostischer Parameter.

Zur biochemischen Beschreibung des multifaktoriellen Geschehens wurden Mediatoren des Kallikrein-Kinin-Systems, der Gerinnung und der Fibrinolyse sowie spezifische Faktoren der polymorphkernigen Granulozyten und Makrophagen als Maß der Stimulierung zellulärer Systeme untersucht. Als Parameter für eine allgemeine Aktivierung von Systemen in Zellmembranen diente uns die Freisetzung der Phospholipase A2. Als unspezifische Indikatoren der Stimulierung von Zellen bzw. ihres Stoffwechsels wurden das C-reaktive Protein, der Pancreatic Secretory Trypsin Inhibitor sowie das Serumlaktat erfaßt (Abb. 1).

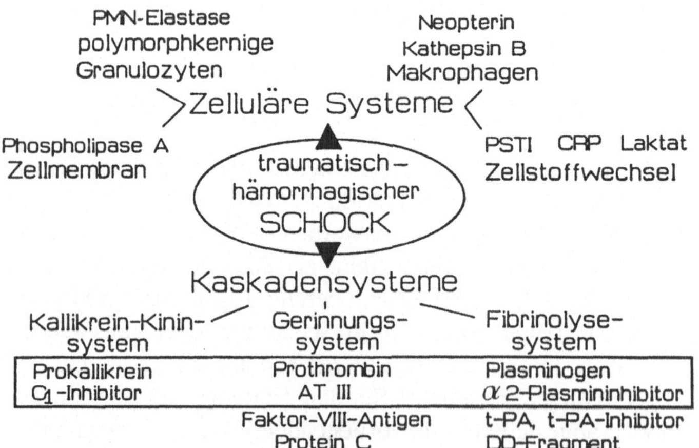

Abb. 1. Im Rahmen unserer Arbeiten schwerpunktmäßig untersuchte Pathomechanismen des traumatisch-hämorrhagischen Schockgeschehens

2 Prospektive Polytraumastudie

2.1 Studiendurchführung

2.1.1 Aufnahmekriterien

Unter Zugrundelegung der Definition „Polytrauma" von Trentz u. Tscherne [244] sowie Schweiberer [216] wurden bezüglich der *Verletzungsschwere* folgende Aufnahmekriterien festgelegt:

- *entweder* wertige Verletzungen von mindestens 2 der 4 Körperregionen Kopf, Thorax, Abdomen und Bewegungsapparat,

Tabelle 2. Wertige Verletzungen

1. Schädel
- Bewußtlosigkeit > 60′, Pupillendifferenz oder Herdsymtpomatik
- Liquorrhö (Nase oder Ohr), Blutung aus Gehörgang
- Klinisch instabile Gesichtsschädelfrakturen

2. Thorax
- Sternumfraktur
- Rippenserienfraktur
- Pneumothorax
- Hämatothorax
- Aortenaneurysma
- Herzbeuteltamponade
- Zwerchfellruptur
- Trachea- oder Bronchialverletzung

3. Abdomen
- Intraabdominelle Blutung
- Nierenkontusion, Niereneinriß, Makrohämaturie
- Hohlorganperforation
- Pankreasläsion

4. Extremitäten
- Wirbelsäule: Wirbelkörper- oder Wirbelbogenfraktur, ligamentäre Verletzung mit Dislokation, Querschnittssymptomatik
- Becken: vordere oder hintere Beckenringsprengung, Symphysensprengung, Acetabulumfraktur, Beckenschaufelfraktur
- Femurfraktur
- Tibiafraktur
- Humerusfraktur
- Amputationsverletzung proximal der Finger-Zehen-Linie

– *oder* isolierte schwere Verletzung der Region Bewegungsapparat, wobei mindestens 3 der 6 Teilgebiete dieser Region (4 Extremitäten, Becken und Wirbelsäule) betroffen sein müssen.

Die für die Studienaufnahme entscheidenden „wertigen Verletzungen" wurden für sämtliche 4 Regionen definiert (Tabelle 2).

Das *Alter* wurde auf 16–70 Jahre begrenzt.

Das *Zeitintervall zwischen Unfall und Klinikaufnahme* im Schockraum wurde auf maximal 6 h festgelegt.

Aus den weiteren Auswertungen wurden diejenigen Patienten ausgeschlossen, welche sekundär an den Folgen eines schwersten Schädel-Hirn-Traumas verstarben.

2.1.2 Therapiekonzept

Sämtliche Patienten wurden nach allgemein gültigen Behandlungsrichtlinien ohne jegliche Einschränkungen durch das Studienprotokoll von nicht an Studienmessungen beteiligten Intensivmedizinern behandelt.

Die Behandlung polytraumatisierter Patienten erfolgt in unserer Klinik nach dem 1978 erstmals veröffentlichten Stufenplan [213], welcher in etwas modifizierter Form auch heute noch seine Gültigkeit hat [214]. Dieser Stufenplan (Tabelle 3) ist charakterisiert durch den ständigen Wechsel zwischen intensivmedizinischen und operativen Phasen.

Einzelheiten des klinischen Vorgehens können unseren diesbezüglichen Publikationen entnommen werden [149, 150–152, 208–210, 215, 216, 241].

Tabelle 3. Diagnostischer und therapeutischer Stufenplan

Stufe I	Lebensrettende Sofortmaßnahmen
Stufe Ia	Lebensrettende Sofortoperationen
Stufe II	Stabilisierungsphase, Diagnostikphase I
Stufe III	Lebens- und organerhaltende Frühoperationen
Stufe IV	Intensivmedizinphase, Diagnostikphase II
Stufe V	Funktionserhaltende und -wiederherstellende Spätoperationen

Für die prospektive Polytraumastudie waren dabei v. a. 2 therapeutische Aspekte von besonderer Bedeutung:

1. Die Wertigkeit und Effizienz der primären Therapiemaßnahmen während der am Unfallort beginnenden und bei Klinikaufnahme fortgesetzten „Lebensrettenden Sofortmaßnahmen" sowie der sich daran im Schockraum anschließenden „Stabilisierungsphase". Dabei wurde zum einen die prognostische Bedeutung einer adäquaten Schocktherapie überpüft. Diese ist bestimmt durch eine großzügige Indikation zur Intubation, durch eine aggressive Volumentherapie sowie eine ausreichende Analgesie und Sedierung. Diese Kriterien wurden sowohl für die präklinische Phase, als auch für die Stabilisierungsphase im Schockraum getrennt analysiert. Zum anderen spielt der Zeitfaktor eine entscheidende Rolle. Deshalb wurde der zeitliche Ablauf für einzelne Behand-

lungsschritte eingehend untersucht: das Zeitintervall zwischen Unfall und Eintreffen des Notarztes, die präklinische Behandlungsdauer sowie das Zeitausmaß der Stabilisierungsphase.

2. Die Differenzierung zwischen den innerhalb der ersten Stunden stattfindenden „lebens- und organerhaltenden Frühoperationen" der Stufe III und den nach Tagen erfolgenden „funktionserhaltenden und -wiederherstellenden verzögerten Operationen" der Stufe V. Während operationsbedürftige Verletzungen des Schädels, des Thorax und des Abdomens fast immer Indikationen zu Frühoperationen der Stufe III darstellen, findet nach unserer Ansicht die Regelversorgung der Frakturen, mit Ausnahme von zusatzverletzungsbedingten Frühindikationen, in der späten Operationsphase der Stufe V statt (Tabelle 4).

Tabelle 4. Indikationen zu lebens- und organerhaltenden Frühoperationen der Stufe III

Schädel
- Intrakranielle Raumforderungen
- Perforierende Augenverletzungen
- Offene Gesichtsschädelverletzungen

Thorax
- Anhaltende intrapleurale Blutungen > 200 ml/h
- Herzbeuteltamponade
- Dissezierende Aortenruptur
- Bronchus- oder Tracheaabriß

Abdomen
- Intraabdominelle Blutung
- Hohlorganruptur
- Nierenruptur
- Hohe retroperitoneale Blutung

Bewegungsapparat
- Sekundäre Querschnittslähmung
- Beckenfraktur mit unstillbarer dorsaler Blutung
  oder Urogenitalverletzung
- Frakturen mit Gefäßbeteiligung
- Offene Frakturen oder Gelenkverletzungen
- Frakturen, die zu Nekrosen führen
- Kompartmentsyndrom

Der Versorgungszeitpunkt der stammnahen Verletzungen ist in der Literatur umstritten (Übersicht in [216]). Aus diesem Grund wurde zum einen die prognostische Bedeutung des Bewegungsapparattraumas im Vergleich zu den übrigen Regionen und zum anderen die spezielle Problematik der operativen Versorgung von Brüchen der Wirbelsäule, des Beckens und des Oberschenkels untersucht.

2.1.3 Untersuchungsablauf

Zur Durchführung der umfangreichen Messungen wurde ein ständiger Bereitschaftsdienst aufgebaut. Er umfaßte 5 Assistenzärzte der Klinik, 3 ausschließlich für die Studie angestellte medizinisch-technische Assistentinnen und 3 Doktoranden.

Der Zeitplan für die Erstellung der klinischen Meßdaten und der Entnahme der Blutproben zur Evaluierung klinisch-chemischer Routineparameter sowie neuer biochemischer Faktoren ist der Tabelle 5 zu entnehmen.

Tabelle 5. Zeitplan für klinische Meßdaten[a] und Blutabnahmen

Meßzeit-punkt		Untersuchungen
1:	Unfallort	Notarztdaten
2:	Klinikaufnahme	K. + gr.R.L. + b.L.
3:	3 h nach Trauma	K. + kl.R.L. + b.L.
4:	12 h nach Trauma	K. + kl.R.L. + b.L.
5:	18 h nach Trauma	K. + kl.R.L. + b.L.
6:	24 h nach Trauma	K. + gr.R.L. + b.L.
7:	30 h nach Trauma	K. + kl.R.L. + b.L.
8:	36 h nach Trauma	K. + kl.R.L. + b.L.
9:	42 h nach Trauma	K. + kl.R.L. + b.L.
10:	48 h nach Trauma	K. + gr.R.L. + b.L.
11:	nach 12 h im Schalttag = fakultativ	K. + gr.R.L. + b.L.
12:	4. Tag 7.00 Uhr	K. + gr.R.L. + b.L.
13:	5. Tag 7.00 Uhr	K. + gr.R.L. + b.L.
14:	6. Tag 7.00 Uhr	K. + gr.R.L. + b.L.
15:	7. Tag 7.00 Uhr	K. + gr.R.L. + b.L.
16:	8. Tag 7.00 Uhr	K. + gr.R.L. + b.L.
17:	9. Tag 7.00 Uhr	K. + gr.R.L. + b.L.
18:	10. Tag 7.00 Uhr	K. + gr.R.L. + b.L.
19:	11. Tag 7.00 Uhr	K. + gr.R.L. + b.L.
20:	12. Tag 7.00 Uhr	K. + gr.R.L. + b.L.
21:	13. Tag 7.00 Uhr	K. + gr.R.L. + b.L.
22:	14. Tag 7.00 Uhr	K. + gr.R.L. + b.L.

Zusätzliche Blutabnahmen nach jeder Operation (pOp):

pOp Meßzeit-punkt		
A:	postoperativ	K. + kl.R.L. + b.L.
B:	6 h postoperativ	K. + kl.R.L. + b.L.
C:	12 h postoperativ	K. + kl.R.L. + b.L.
D:	18 h postoperativ	K. + kl.R.L. + b.L.
E:	24 h postoperativ	K. + kl.R.L. + b.L.

[a] Jeder Meßzeitpunkt besteht aus 3 Untersuchungsanteilen:
– klinische und apparative Untersuchungsbefunde (K.),
– großes bzw. kleines Routinelabor (gr.R.L., kl.R.L.),
– biochemische Laboruntersuchungen (b.L.)

Die klinischen Daten bezüglich der Erstuntersuchung am Unfallort (Meßzeitpunkt 1) wurden durch das angefertigte Notarztprotokoll bzw. die Befragung des Notarztes registriert. Der erste, bei allen Patienten regelmäßig durchgeführte Meßzeitpunkt war der Meßzeitpunkt 2 bei Klinikaufnahme im Schockraum. Zur sicheren Identifizierung erhielt jeder im Schockraum eingelieferte Patient eine fortlaufende Registriernummer entsprechend den zur klinischen Routinelabordiagnostik und zu den biochemischen Messungen vorbereiteten Blutentnahmen und dem Schockraumprotokoll.

Die erste Blutabnahme erfolgte durch die diensthabenden Ärzte, alle weiteren durch die Polytraumaarbeitsgruppe. Um für sämtliche Patienten einen vergleichbaren Untersuchungsablauf zu gewährleisten, wurde der nächste Meßzeitpunkt 3 (MZ 3) genau 6 h nach dem Unfalltrauma festgelegt. Die weiteren Untersuchungen erfolgten von diesem Zeitpunkt ab während der ersten 2 Tage 6stündlich bis zum Meßzeitpunkt 10. War der Abstand zwischen diesem Meßzeitpunkt und dem am Morgen des 4. Studientages festgelegtem Abnahmezeitpunkt 12 (MZ 12) größer als 12 h, so wurde fakultativ nach 12 h der Meßzeitpunkt 11 (MZ 11) eingefügt. Die weiteren Messungen erfolgten täglich morgens um 7.00 Uhr bis zum 14. Tag.

Nach jeder Operation wurden über 24 h nochmals kurzfristige 6stündliche Messungen durchgeführt.

Klinische und apparative Untersuchungsbefunde
Der präklinische Untersuchungsbefund (MZ 1) basierte auf den Angaben des Notarztes und wurde in einem Schockraumaufnahmeprotokoll erfaßt. Dabei wurden die Personalien des Patienten, Unfalldatum, -zeit und -ort registriert. Bezüglich der Unfallart wurde zwischen PKW-, Motorrad-, Fahrrad- und Fußgängerunfall sowie Abstürzen aus größerer Höhe unterschieden. Sonstige Unfallursachen sowie der Unfallhergang im einzelnen wurden im Klartext erfaßt. Von der präklinischen Diagnostik durch den Notarzt wurden zur Beurteilung eines Schädel-Hirn-Traumas die Art und Dauer der primären Bewußtseinsstörungen sowie zur Schockbeurteilung die Kreislaufparameter Puls und Blutdruck festgehalten. Bezüglich der präklinischen Therapiemaßnahmen wurden Intubation, Thoraxdrainagen sowie Art und Zahl venöser Zugänge und die damit durchgeführte Volumen- und Medikamententherapie dokumentiert. Bei postprimärer Zuweisung aus einem peripheren Krankenhaus wurden entsprechend die dort ergriffenen Maßnahmen erfaßt.

Bei Klinikaufnahme (MZ 2) erfolgte zur Schockdiagnostik die Registrierung des systolischen und diastolischen Blutdruckwertes (Riva Rocci), der Pulsfrequenz sowie der fünfzehnminütigen Meßwerte der Urinausscheidung. Außerdem wurde die durchgeführte Volumentherapie (kristalloide und kolloidale Lösungen, Eiweiß-, Plasma- und Blutersatz) und Medikation erfaßt. Die Atmungsfunktion ergab sich aus der sofort durchgeführten arteriellen Blutgasanalyse und den Beatmungsparametern (Beatmungsfrequenz, -hubvolumen, -sauerstoffgehalt). Zur Beurteilung des neurologischen Aufnahmebefundes wurde der Glasgow Coma Scale [238] ermittelt. Das exakt geplante Diagnostikregime erfolgte nach den bereits früher publizierten standardisierten Kriterien [149,212,214], wobei der zeitliche Ablauf genau dokumentiert wurde.

Bei allen weiteren Meßzeitpunkten (ab MZ 3) wurde die klinische Befunderhebung anhand des in Tabelle 6 dargestellten Dokumentationsblattes durchgeführt.

Komplikationen wurden entsprechend den in Tabelle 7 festgelegten Definitionen registriert:

Tabelle 6. Dokumentationsprotokoll zur Erfassung der im klinischen Verlauf durchgeführten
Therapie- und Diagnostikmaßnahmen

Polytraumastudie
Klinischer Verlauf

Name..................... Vorname.................. Polytrauma..................

Datum................... Uhrzeit.................... MZ........................

1. Aktuelle Medikation

Dopamin	○	_____________ µg/min	Antibiotikum	○
Dobutamin	○	_____________ µg/min		
Noradrenalin	○	_____________ µg/min	____________	
Nitroglycerin	○	_____________ µg/min	____________	
Heparin	○	_____________ IE/h	Streßulkusprophylaxe	
Kortikoid	○	Generic ____________	Menge ____________	
Mannit 20 %	○			

Sedierungsperfusor: _____________________ ml/h
(je 2 Amp. Fortral, Atosil, Rohypnol)

Sonstige nicht routinemäßig verabreichte Medikamente:

_____________________ Menge _____________________
_____________________ Menge _____________________
_____________________ Menge _____________________
_____________________ Menge _____________________

2. Infusionen (seit letzter Messung)   Gesamtbilanz:

Kristalloide:	_____________________ ml	
Plasmaersatz:	_____________________ ml	_________ ml
Humanalbumin:	_____________________ ml	
FFP:	_____________________ ml	Urin:
Ery-Konz.:	_____________________ ml	12 h: _________
Vollblut:	_____________________ ml	6 h: _________
Warmblut:	_____________________ ml	
Thrombo-Konz.:	_____________________ ml	
Oral:	_____________________ ml	

3. Klinischer Status

ZVK ○	Art. Kath. ○	Pulm. Kath. ○	Fiberopt. art. ○
Thoraxdrainage: li ○ re ○			Fiberopt. Pulmo ○
Intubation ○		Tracheotomie ○	MS ○
Dauerkatheter ○		Pufi ○	Drainagen ○

Sonstiges: _____________________________

Tabelle 6.(Fortsetzung)

---

4. Neue diagnostische Erkenntnisse:

Lunge: ____

____

Sonstige Diagnose (Gehirn, Niere, Leber, Galle, Pankreas): _______________

____

5. Therapeutische Interventionen:

____

____

____

____

6. Akute Probleme:

Pneumonie	◯	Harnwegsinfekt	◯	Kath. Infekt	◯
Sepsis	◯	Sept. Schock	◯	ARDS	◯
Hypovol. Schock	◯	Iatr. Pneumoth.	◯	DIC	◯

Operative Komplikation: ____

Sonstiges: ____

____

7. Laborwerte:

____

____

____

____

8. Bakteriologie:

____

____

____

____

Bei 6-h-Abnahmen:

Zu übertragende Infusionsmengen:

Kristalloide: _______________ ml

Kolloide: _______________ ml

Tabelle 7. Definition von Komplikationen

Organversagen

– Respiratorisches Versagen	Maschinelle Beatmung und Horovitz-Quotient $\leq$ 280 über 24 h oder PEEP $\geq$ 8
– ARDS	Röntgen: interstitielles Ödem und respiratorisches Versagen
– Leberversagen	Bilirubin $\geq$ 3 mg/dl über 48 h
– Nierenversagen	Kreatinin $\geq$ 2 mg/dl über 48 h
– ZNS-Versagen	Delir oder Durchgangssyndrom über 48 h mit dadurch ausschließlich begründeter maschineller Beatmung
– Gerinnungsversagen	2 der folgenden Kriterien: – Thrombozyten $<$ 100 000/μl oder Abfall $>$ 30 % in 24 h – PTT $>$ 50 s füber 24 h – Reptilasezeit $>$ 22 s über 24 h
– Multiorganversgen	Mindestens 2 der 5 definierten Organversagen

Infektion

– Sepsis	Sepsisherd und positiver Keimnachweis +
	2 der folgenden Kriterien positiv:
	– Temperatur $>$ 38,5°
	– Leukozyten $\geq$ 15 000/μl
	   oder $\leq$ 5000/μl
	– Thrombozyten $\geq$ 100 000/μl
	   oder Abfall$>$ 30 % in 24 h

– Pneumonie	– Temperatur $>$ 38,5°
	   oder Leukozyten $>$ 12 000/μl +
	– Positiver bakteriologischer Befund in endotrachealer
	   Absaugung bzw. im Sputum
	   oder positiver Röntgenbefund (Infiltrat)

– Harnwegsinfekt	Katheterurin: Keimzahl $>$ 10^4 Mittelstrahlurin: Keimzahl $>$ 10^5

Zur Klassifizierung des Multiorganversagens wurde zusätzlich der von Goris [67] entwickelte *Multiple Organ Failure Score* (MOF-Score) verwendet. Dieser unterscheidet 7 verschiedene Organversagen:

- respiratorisches Versagen,
- kardiales Versagen,
- Nierenversagen,
- Leberversagen,
- hämatologisches Versagen,
- gastrointestinales Versagen,
- ZNS-Versagen.

Die jeweilige normale Organfunktion wird mit 0 Punkten und das Versagen in 2 Schweregrade mit 1 bzw. 2 Punkten bewertet. Die damit maximal erreichbare Punktzahl liegt bei

14 Punkten. Als schweres Organversagen wird ein MOF-Score $\geq$ 5 Punkte angenommen (Einzelheiten s. [65]). Weiterhin wurden folgende klinische Meßwerte erhoben:

- systolischer und diastolischer Blutdruckwert mittels arterieller Katheterableitung oder automatischer Riva-Rocci-Messung,
- zentralvenöser Venendruck,
- Herzfrequenz,
- Körpertemperatur (mittels arterieller Temperatursonde),
- Beatmungsmechanik (Spitzendruck, Plateaudruck, positiv endexspiratorischer Druck, Beatmungshubvolumen, Atemminutenvolumen),
- Beatmungssauerstoffgehalt (FiO_2),
- Barometerdruck,
- Körpergewicht, Körpergröße,
- arterielle Blutgasanalyse.

Aus dem Beatmungssauerstoffgehalt und dem arteriellen Sauerstoffpartialdruck wurde der *Horovitz-Quotient* errechnet:

$$\text{Horovitzquotient} = \frac{\text{arterieller } pO_2}{FiO_2} \; .$$

2.1.4. Laborchemische Diagnostik

Zur Durchführung der biochemischen Laboruntersuchungen wurden zu jedem Meßzeitpunkt 10 ml Zitratblut und 10 ml Serum entnommen. Zur Bestimmung der Gewebeplasminogenaktivatorkonzentration wurden 1 ml Zitratblut 0,5 ml Essigsäure zugesetzt. Dieses sowie unbehandeltes Zitratblut und Serum wurden sofort 15 min bei 4000 U/min zentrifugiert, der Überstand in vorbereitete Reaktionsgefäße abpipettiert und bei $-70\,°C$ eingefroren.

2.1.4.1 Routinelaborbestimmungen

Die Routinelaborbestimmungen erfolgten mittels allgemein üblicher und bekannter maschineller Verfahren:

Die Blutbilduntersuchungen (Hämoglobin-Hb, Hämatokrit-Hk, Erythrozyten, Leukozyten, Thrombozyten) mittels vollautomatischem Hämatologiemeßgerät (Fa. Coulter) durchgeführt.

Zur Bestimmung des Gesamteiweißes wurde die Biuretmethode angewendet.

Bilirubin wurde mit einem Farbreaktionstest (Fa. Boehringer) bestimmt.

Die gerinnungsphysiologischen Messungen (Prothrombinzeit – PT, partielle Thromboplastinzeit – PTT, Reptilasezeit) erfolgten nach der „Kugelmethode" mit einem automatischen Koagulometer (Fa. Amelung).

Die Elektrolyte (Kalium, Natrium, Kalzium) wurden auf einem automatischen Flammenphotometer gemessen.

Alle übrigen Bestimmungen erfolgten auf einem automatischen, computergesteuerten Analysegerät (Fa. Eppendorf):

- Die Transaminasen (GOT, GPT, γ-GT), alkalische Phosphatase (AP) – jeweils Tests
  der Fa. Boehringer –, Amylase (Fa. Gödecke), Lipase (Fa. Boehringer), Cholinesterase
  (CHE), Kreatinkinase (CK) und Laktatdehydrogenase (LDH) – jeweils Testkits der Fa.
  Merck – wurden mittels enzymkinetischer Aktivitätsmessungen bestimmt.
- Die Testsysteme für Harnstoff (Fa. Merck), Kreatinin (Fa. Beckmann), Laktat (Fa. Boeh-
  ringer) und Blutzucker (BZ) (Fa. Merck) wurden nach den Angaben der jeweiligen
  Bezugsfirmen angewendet.

Die Osmolalität wurde über die Gefrierpunkterniedrigung mittels Osmometer (Fa. Vogel)
im Serum bzw. Urin gemessen.

Die Bestimmung des kolloidosmotischen Drucks (KOD) erfolgte durch Diffusionsmes-
sung mit einem Onkometer (Fa. Thomae).

Zur Beurteilung der Nierenfunktion wurden im 24-h-Sammelurin folgende Parameter
bestimmt:

Meßgrößen:
- Urinmenge, Kalium, Natrium, Kreatinin, Harnstoff, Glukose, Osmolalität, spezifisches
  Gewicht;

Berechnete Gößen:
- Clearence von Kreatinin, Harnstoff und freiem Wasser,
- Exkretion von Kreatinin, Harnstoff, Natrium, Kalium und Glukose.

Das „kleine Routinelabor" bestand aus:
- Blutbild (Hb, Hk, Erythrozyten, Leukozyten, Thrombozyten),
- Kalium, Natrium, Gesamteiweiß, Laktat, KOD, Blutzucker,
- Gerinnung (PT, PTT).

Beim „großen Routinelabor" wurde zusätzlich bestimmt:
- Kalzium, Kreatinin, Harnstoff, Bilirubin, GOT, GPT, AP, y-GT, Lipase, Amylase, CHE,
  CK, LDH, Elektrophorese, Blutosmolalität, Reptilasezeit,
- Nierenfunktionsparameter.

2.1.4.2 Spezielle biochemische Bestimmungen

Folgende biochemische Parameter wurden mit spezifischen Testverfahren untersucht:

Prothrombin, Plasminogen, Prokallikrein
Die vorhandene latente Aktivität wurde mittels chromogener Testmethoden bestimmt. Dazu
werden die Proenzyme nach Verdünnung der Proben durch Zugabe von Aktivatoren in die
aktive Enzymform übergeführt und diese mittels spezifischer chromogener Substrate photometrisch bestimmt. Die Kalibrierung erfolgt anhand eines Normalplasmapools (100 %-
Wert). Das Ergebnis wird in Prozent dieses Normalwertes angegeben.

Normalbereich: 70–130 %.

Im einzelnen wurden folgende Aktivatoren und Substrate verwendet:
- Prothrombin: Faktor Xa + FV + Cephalin; Chromozym TH (Fa. Boehringer),
- Plasminogen: Kabikinase; S 2251 (Fa. Kabi),
- Prokallikrein: Plasma-Prokallikreinaktivator; S 2302 (Fa. Kabi).

Antithrombin III, α2-Plasmininhibitor, C1-Inhibitor
Die Hemmaktivität dieser Inhibitoren wurde ebenfalls mittels chromogener Testverfahren bestimmt. Die Inhibitoren werden durch Zugabe ihrer spezifischen Enzyme im Überschuß gebunden. Die nach Substratapplikation photometrisch meßbare Restaktivität des zugegebenen Enzyms ist umgekehrt proportional zur Inhibitoraktivität in der Probe.

Die Kalibrierung erfolgte wie bei den Proenzymen mittels eines Normalplasmapools.

Normalbereich: 70–130 %.

Im einzelnen wurden folgende Enzyme und Substrate verwendet:
- Antithrombin III: Thrombin; S 2238 (Fa. Kabi),
- Antiplasmin: Plasmin; S 2251 (Fa. Kabi),
- C1-Inhibitor: C1-Esterase; C1-1 (Fa. Immuno).

Gewebeplasminogenaktivatoraktivität (t-PA-Aktivität)
Die Aktivitätsbestimmung wurde mittels einer chromogenen Testmethode (Fa. Kabi) durchgeführt. Durch Zugabe von Fibrinspaltprodukten wird t-PA aktiviert und setzt dann Plasminogen in Plasmin um. Die Plasminaktivität wird mit Hilfe des chromogenen Substrats S 2251 photometrisch bestimmt. Die Kalibrierung erfolgt anhand eines internationalen Standards in IU/ml.

Normalbereich: keine freie t-PA-Aktivität nachweisbar.

Gewebeplasminogenaktivatorinhibitor (t-PA-Inhibitor)
Durch Zugabe einer definierten Menge an t-PA wird der im Plasma vorhandene t-PA-Inhibitor gebunden. Die restliche t-PA-Aktivität wird mittels chromogener Testmethode (Fa. Kabi) analog wie beim t-PA-Assay bestimmt. Die Eichung erfolgt in relativen Einheiten (AU/ml) entsprechend den Herstellerangaben durch Zugabe unterschiedlicher Mengen von t-PA zu normalem Humanplasma.

Normalbereich: bis 15 AU/ml.

Gewebeplasminogenaktivatorkonzentration (t-PA-Konz.)
Die Enzymkonzentration wurde mit einem enzymimmunologischen Test (Fa. Boehringer) mittels polyklonaler Antikörper quantitativ bestimmt. In einem Sandwich-ELISA wird freier und komplexierter t-PA mit Hilfe von festphasengebundenen (1. Antikörper) und POD-markierten (2. Antikörper) Antikörpern erfaßt. Die Kalibrierung erfolgt anhand eines mitgelieferten Standards in ng/ml.

Normalbereich: bis 10 ng/ml.

Protein C, Faktor VIII-Antigen
Die Bestimmung mittels enzymimmunologischer Tests im Sandwichverfahren (Fa. Boehringer) erfolgte analog dem t-PA-ELISA. Die Kalibrierung wurde anhand einer speziellen Dilution von humanem Normalplasma vorgenommen. Das Ergebnis wird in Prozent der Norm angegeben.

Normalbereich: 70–130 %.

DD-Fragment
Die Bestimmung des Dimerfragments des Fibrins erfolgte mit einem enzymimmunologischen Testverfahren (Fa. Boehringer). Abweichend von den oben beschriebenen Sandwich-

ELISA kamen hier monoklonale Antikörper zur Anwendung. Die Kalibrierung erfolgt durch einen vom Hersteller mitgelieferten Standard in ng/ml.

Normalbereich: bis 600 ng/ml.

PMN-Elastase

Die Bestimmung erfolgte mittels der 2-h-Version eines kommerziellen Enzymimmunoassays (Fa. Merck). Dabei wird die an α1-Proteinaseinhibitor (PI) gebundene Elastasemenge (Elastase-α1-PI-Komplex) gemessen. Der Elastase-α1-PI-Komplex der Plasmaproben wird an festphasengebundene Antikörper gegen humane granulozytäre Elastase gebunden. Nach mehreren Waschschritten wird mit einem Antikörper gegen α1-Proteinaseinhibitor inkubiert, der seinerseits mit alkalischer Phosphatase markiert ist. Die photometrisch meßbare Aktivität der auf diese Weise an den Elastase-α1-PI-Komplex gebundenen alkalischen Phosphatase gegenüber P-Nitrophenylphosphat ist proportional zur Konzentration der komplexierten Elastase in der Probe. Die PMN-Elastase-Konzentration in der Probe wird dann anhand einer standardisierten Eichkurve ermittelt.

Normalbereich: 60–110 ng/ml.

Neopterin

Die Bestimmung erfolgte mit dem „Immuntest Neopterin" (Fa. Henning). Es handelt sich dabei um einen Radioimmunoassay in Doppelantikörpertechnik. Das nicht markierte Antigen aus der Probe konkurriert mit einem radioaktiv markierten Antigen (= Tracer) um die Bindungsstellen des antigenspezifischen Antikörpers. Dabei entsteht ein Antigen-Antikörper-Komplex. Erhöht sich die Konzentration des nicht markierten Antigens in der Probe, so verringert sich die Menge der konkurrierenden Tracermoleküle am ersten Antikörper. Damit ist die Radioaktivität im Antigen-Antikörper-Komplex umgekehrt proportional zur Konzentration des nicht markierten Antigens in der Probe. Anhand einer Standardkurve kann dann über die Radioaktivitätsmeßwerte der Patientenproben direkt deren Antigenkonzentration angegeben werden.

Normalwert: bis 9–10 nmol/l.

Kathepsin B

Der fluorimetrische Test zur Bestimmung von Kathepsin B im Plasma wurde in der Arbeitsgruppe W. Machleidt im Institut für Physiologische Chemie der Ludwig-Maximilians-Universität München entwickelt [11, 12].

Kathepsin B kommt in den Proben z. T. in komplexierter Form mit Inhibitoren vor. Durch die Verdünnung im Testansatz dissoziiert Kathepsin B aus diesen Enzym-Inhibitor-Komplexen. Das freie Enzym spaltet das Substrat Z-Phe-Arg-Methyl-Cumarinamid (Fa. Bachem) unter Freisetzung von Aminomethylcumarin, dessen Fluoreszenz nach Anregung bei 460 nm gemessen wird. Der Kathepsin-B-Wert wird als Anteil, der sich mit dem spezifischen Hemmstoff E-64 (Fa. Sigma) inhibieren läßt, in mU/l angegeben.

Normalwert: < 90 mU/l.

C-reaktives-Protein (CRP)

Die Bestimmung erfolgte mittels radialer Immundiffusion mit LC-Partigenplatten (Fa. Behring). Diese enthalten in einer gebrauchsfertigen Agargelschicht das spezifische Antiserum gegen CRP. Nach Zugabe der Patientenprobe erfolgt eine einfache radiale Immundiffusion. Anhand von Verdünnungen einer CRP-Standardlösung wird die Konzentration errechnet.

Normalbereich: bis 5 mg/dl.

Pancreatic Secretory Trypsin Inhibitor (PSTI)
Die Bestimmung erfolgt mittels eines im Labor von E. Fink, Abteilung für Klinische Chemie und Klinische Biochemie in der Chirurgischen Klinik Innenstadt der LMU München, ausgearbeiteten Radioimmunoassays. Es handelt sich dabei um einen kompetitiven RIA, wobei die Trennung von freiem und an Antikörper gebundenem Antigen mittels der Doppelantikörpertechnik erfolgt. Das Reaktionsprinzip des Assays wurde beim „Neopterin" bereits beschrieben.

Normalbereich: bis 15 ng/ml.

Phospholipase A2 (PLA)
Die photometrische Bestimmung der PLA-Aktivität erfolgte nach der Methode von Hoffmann [84]. Dabei wird aus Phosphatidylcholin freigesetzte Fettsäure mit einem diskontinuierlichen enzymatischen Test erfaßt. Das Substrat stammte von der Fa. Boehringer, der enzymatische Fettsäuretest von der Fa. Wako.

Normalbereich: bis 10 U/l.

2.1.5 Klassifizierung der Unfallschwere

2.1.5.1 Schädel-Hirn-Trauma-Einteilung

Schädel-Hirn-Traumen wurden unter Berücksichtigung der Dauer der Bewußtseinsstörung und der neurologischen und psychischen Schädigung nach der Klassifizierung von Tönnis u. Loew [243] in 4 Schweregrade unterteilt (Tabelle 8).

Tabelle 8. Schweregradeinteilung des Schädel-Hirn-Traumas nach Tönnis u. Loew [243]

Schweregrad	Bewußtlosigkeit	Psychische Ausfälle	Neurologische Ausfälle
1	0– 1 h	bis 4 Tage	bis 4 Tage
2	0–24 h	bis 3 Wochen	bis 3 Wochen
3	bis 1 Woche	> 3 Wochen	> 3 Wochen
4	> 1 Woche	bleibend	bleibend

2.1.5.2 Schweregradeinteilung

Die Schweregradeinteilung nach Schweiberer [212] unterteilt definierte Verletzungskombinationen unter Berücksichtigung des Volumenmangelschocks in 3 Schweregrade (I–III):

Schweregrad I: „mäßig verletzt"
Keine Schocksymptome; arterieller pO_2 normal; multiple Prellungen, oberflächliche und tiefe Wunden; Gelenk- und Muskelzerrungen; leichtes gedecktes Schädel-Hirn-Trauma mit nur kurzzeitiger Bewußtlosigkeit. Solche Verletzungen kombiniert mit 1–2 Frakturen

Tabelle 9. Injury Severity Score (ISS) nach Baker [16]

---

1 Punkt

Allgemein:
- Überall Schmerzen
- Kleine Rißverletzungen, Prellungen, Schürfungen
- 1°- oder flächenmäßig sehr kleine 2°- und 3°-Verbrennungen

Kopf und Hals:
- Schädelprellung (keine Bewußtlosigkeit)
- HWS-Schleudertrauma ohne anatomisches oder radiologisches Korrelat
- Schürfungen und Prellungen am Auge, Glaskörper- oder Retinablutung
- Zahnverluste und -frakturen

Thorax:
- Muskelschmerzen der Thoraxwand

Abdomen:
- Muskelschmerzen, Abdrücke des Sicherheitsgurtes

Extremitäten:
- Kleinere Zerrungen
- Frakturen und Dislokationen am Finger

2 Punkte

Allgemein:
- Ausgeprägte Prellungen, Schürfungen, Rißwunden
- 2°- und 3°-Verbrennungen von 10–20 % der Körperoberfläche

Kopf und Hals:
- Hirnverletzungen mit und ohne Schädelfraktur mit Bewußtlosigkeit
  unter 15 min, keine posttraumatische Amnesie
- Nicht dislozierte Schädel- oder Gesichtsschädelfrakturen
  oder Nasenbeintrümmerfrakturen
- Verletzungen am Auge, Retinaablösung
- Entstellende Rißwunden
- HWS-Schleudertrauma mit anatomischem oder radiologischem Korrelat

Thorax:
- Einfache Rippenfraktur oder Sternumfraktur
- Schwere Thoraxwandprellung ohne Hämato- oder Pneumothorax
  oder respiratorische Insuffizienz

Abdomen:
- Schwerste Prellungen der Bauchwand

Extremitäten und Becken:
- Trümmerfrakturen der Finger
- Nicht dislozierte Frakturen eines langen Röhrenknochens oder des Beckens
- Schwerste Verstauchungen großer Gelenke

3 Punkte

Allgmein:
- Ausgeprägte Prellungen, Schürfungen, Rißwunden, die mehr als 2 Extremitäten betreffen
- 2°- und 3°-Verbrennungen von 20–30 % der Körperoberfläche

Tabelle 9. (Fortsetzung)

Kopf und Hals
- Hirnverletzung mit und ohne Schädelbruch sowie Bewußtlosigkeit
  von mehr als 15 min, ohne schwere neurologische Zeichen,
  kurze posttraumatische Amnesie (weniger als 3 h)
- Dislozierte geschlossene Schädelfraktur ohne Bewußtlosigkeit
  oder andere Zeichen intrakranieller Verletzungen
- Verlust eines Auges oder Abriß des N. opticus
- Dislozierte Gesichtsschädelfrakturen oder Frakturen mit Beteiligung der Orbita
- HWS-Frakturen ohne Rückenmarkverletzung

Thorax:
- Rippenserienfraktur ohne respiratorische Insuffizienz
- Hämato- oder Pneumothroax
- Zwerchfellruptur
- Lungenkontusion

Abdomen:
- Kontusion von Bauchorganen
- Extraperitoneale Blasenruptur
- Retroperitoneales Hämatom
- Ureter- oder Urethraabriß
- BWS- oder LWS-Frakturen ohne neurologische Zeichen

Extremitäten und Becken:
- Dislozierte Frakturen eines langen Röhrenknochens und/oder
  multiple Hand- und Fußfrakturen
- Einzelne offene Frakturen eines langen Röhrenknochens
- Beckenfraktur mit Dislokation
- Luxation großer Gelenke
- Multiple Fingeramputationen
- Riß großer Nerven oder Gefäße an Extremitäten

4 Punkte

Allgemein:
- Schwerste Rißverletzung oder Abrisse mit bedrohlichen Blutungen
- 2°- und 3°-Verbrennungen von 30–50 % der Körperoberfläche

Kopf und Hals:
- Hirnverletzung mit und ohne Schädelfrakturen, mit Bewußtlosigkeit
  über 15 min und neurologischen Zeichen, posttraumatischer Amnesie von 3–12 h
- Schädeltrümmerfrakturen

Thorax:
- Offene Thoraxwunde, instabiler Thorax, Pneumomediastinum,
  Herzkontusion ohne Kreislaufbeeinträchtigung, Perikardverletzung

Abdomen:
- Kleinere Verletzungen intraabdomineller Organe
  (einschließlich Milzruptur, Niere, Pankreasschwanz)
- Intraperitoneale Blasenruptur
- Abriß der Genitalien
- BWS- und LWS-Frakturen mit Querschnittslähmung

24

Tabelle 9. (Fortsetzung)

Extremitäten und Becken:
– Multiple geschlossene Frakturen langer Röhrenknochen und des Beckens
– Amputationsverletzung des Arms oder Beins

5 Punkte

Allgemein:
– 2°- und 3°-Verbrennungen von > 50 % der Körperoberfläche

Kopf und Hals:
– Hirnverletzungen mit und ohne Schädelfraktur mit Bewußtlosigkeit über 24 h,
  posttraumatischer Amnesie über 12 h , intrakranieller Blutung, erhöhtem Hirndruck
– HWS-Verletzung mit Querschnittslähmung
– Schwerster Atemwegsverschluß

Thorax:
– Schwerste Thoraxverletzung mit schwerster respiratorischer Insuffizienz
  (Tracheariß, Hämatomediastinum usw.)
– Aortenruptur
– Herzmuskelruptur oder -kontusion mit Beeinträchtigung des Kreislaufs

Abdomen:
– Ruptur, Abriß oder schwerer Einriß intraabdomineller Gefäße
  oder Organe außer Niere, Milz und Ureter

Extremitäten und Becken:
– Multiple offene Frakturen der Arme, Beine und des Beckens

---

der oberen Extremität, einer einzelnen Fraktur des Unterschenkels, stabiler Wirbelfraktur, Beckenrandbruch oder einseitigem vorderem Beckenringbruch.

Schweregrad II: „schwer verletzt, nicht lebensbedrohlich"
Schock mit klinisch signifikantem Blutverlust bis zu 25 % der zirkulierenden Blutmenge; arterieller pO_2 gering erniedrigt; eine Oberschenkelfraktur, 2 Unterschenkelschaftfrakturen, Trümmerfrakturen (besonders der unteren Extremität), komplexe Beckenringfrakturen, offene Frakturen II. und III. Grades, ausgedehnte tiefgreifende Weichteilwunden mit oder auch ohne Schädel-Hirn-Trauma II. Grades.

Schweregrad III: „lebensbedrohlich verletzt"
Schwerer Schock mit einem geschätzten Blutverlust über 25 % der zuirkulierenden Blutmenge; arterieller pO_2 unter 60 mmHg; gefährliche Thorax- und Bauchverletzungen; Wunden mit gefährlicher Blutung; Schädel-Hirn-Trauma III. und IV. Grades. Diese Verletzungen kombiniert mit offenen oder geschlossenen Extremitätenfrakturen.

2.1.5.3 Injury Severity Score (ISS)

Diese rein morphologische Klassifizierung von Baker [16] stellt den in der Literatur am häufigsten verwendeten Traumascore dar. Er basiert auf der tabellarischen Erfassung des Verletzungsmusters durch den Abbreviated Injury Scale (AIS) des „Commitee on Medical Aspects of Automotive Savety" [30,31]. Dabei werden allgemeine Verletzungszeichen

(z. B. Weichteilwunden, Verbrennungen) sowie Traumen der 4 Körperregionen (Schädel, Thorax, Abdomen und Bewegungsapparat) in 5 Bewertungsgebieten erfaßt und jeweils in 5 Schweregrade unterteilt (Tabelle 9). Die ISS-Punktzahl errechnete sich aus der Summe der quadrierten Schweregradpunktzahlen der 3 am wertigsten betroffenen Gebiete:

$$ISS = AIS_1^2 + AIS_2^2 + AIS_3^2 \ .$$

2.1.5.4 *Hospital Trauma Index-Injury Severity Score (HTI-ISS)*

Diese Modifikation des tatsächlichen ISS [16] durch das American College of Surgeons [10] wird in einer Reihe von Publikationen über die Versorgung der Oberschenkelfraktur beim Polytrauma verwendet. Der Score basiert auf einer gegenüber dem AIS [30,31] veränderten Schweregradbeschreibung, wobei ebenfalls die Quadrate der 3 wertigsten und ebenfalls mit Schweregrad 1–5 beurteilten Regionen addiert werden. Im Gegensatz zum AIS sind jedoch 6 Regionen angegeben, wobei als zusätzliche Region die Kreislaufbeurteilung hinzukommt. Dabei ergibt bereits ein systolischer Blutdruckwert < 80 mmHg 4 Punkte und ein geschätzter Blutverlust von mehr als 50 % 5 Punkte. Außerdem werden bei diesem Scoresystem die Verletzungen des Bewegungsapparates wesentlich höher, die Abdominalverletzungen jedoch etwas niedriger bewertet. Daraus resultiert eine um 5–10 Punkte höhere Bewertung als beim Original-ISS, wobei die Differenz bei den leichter Verletzten etwas geringer, bei den Schwerstverletzten jedoch deutlich höher ausfällt.

2.1.5.5 *Polytraumaschlüssel (PTS)*

Der Polytraumaschlüssel wurde durch Auswertung der entsprechenden Daten von 696 polytraumatisierten Patienten der Unfallchirurgischen Klinik der Medizinischen Hochschule Hannover erstellt [163]. Dabei werden verschiedenen Verletzungen, entsprechend ihrer prognostischen Bedeutung, variierende Punktzahlen zugeordnet. Zusätzlich wird das Lebensalter mit erheblicher Gewichtung berücksichtigt; so erhalten z. B. über 70jährige 21 Punkte. Die Punktzahl aller Einzelverletzungen wird addiert und ergibt damit die PTS-Punktzahl (Tabelle 10).

2.1.6 Auswertungsverfahren

Pro Patient wurden insgesamt ca. 5000 Daten dokumentiert und archiviert. Davon wurden für die statistischen und graphischen Auswertungen pro Patient ungefähr 2300 Daten in das eigens für die Studie angefertigte Computerprogramm (Fa. EDV Lehn, München) eingegeben. Eine menügesteuerte Datenbank ermöglichte dazu den Datentransfer über ASCII-Files in kommerzielle Programme (Word-Star 4.0, Multiplan, Statgraf, Grafikprogramm EDV-Lehn).

2.1.6.1 *Patientengruppierungen*

Für die vergleichenden und statistischen Auswertungen der Fragestellungen wurde das Patientenkollektiv in verschiedene Gruppen unterteilt. Zur Untersuchung der Hauptfragestellung, nämlich der prognostischen Beurteilung, erfolgte die Aufschlüsselung des Patientenkollektivs in 4 Gruppen:

26

Tabelle 10. Punkteverteilung des Polytraumaschlüssel (PTS)
nach Oestern et al. [163]

Schädel	SHT Grad 1	4
	SHT Grad 2	8
	SHT Grad 3	12
	Mittelgesichtsfraktur	2
	Schwere Mittelgesichtsfraktur	4
Abdomen	Milzruptur	9
	Milz- und Leberruptur	13 (18)
	Leberruptur (ausgedehnt)	13 (18)
	Darm-, Mesenterium-, Nieren-, Pankreas-, Zwerchfellverletzung	9
Thorax	Sternum, Rippenfrakturen (1–2)	2
	Rippenserienfrakturen	5
	Rippenserienfrakturen beidseitig	10
	Hämato-, Pneumothorax	2
	Lungenkontusion	7
	Lungenkontusion beidseitig	9
	Instabiler Thorax zusätzlich	3
	Aortenruptur	7
Becken	Einfache Beckenfraktur	3
	Kombinierte Beckenfraktur	9
	Becken- und Urogenitalverletzungen	12
	Wirbelfraktur	3
	Wirbelfraktur mit Querschnitt	3
	Beckenquetschung	15
Extremitäten	Zentraler Hüftverrenkungsbruch	12
	Oberschenkelfraktur einfach	8
	Oberschenkelstück-, -trümmerfraktur	12
	Unterschenkelfraktur	4
	Knieband-, Patella-, Unterarm-, Ellenbogen-, Sprunggelenkverletzung	2
	Oberarm-, Schulterfraktur	4
	Gefäßverletzung oberhalb Ellenbogen bzw. Kniegelenk	8
	Gefäßverletzung unterhalb Ellenbogen bzw. Kniegelenk	4
	Oberschenkel-, Oberarmamputation	12
	Unterarm-, Unterschenkelamputation	8
	Offene Fraktur Grad 2 und 3	4
	Große Weichteilquetschung, offene Fraktur Grad 1	2
Alterseinfluß	Alter (Jahre)	
	0–39	0
	40–49	1
	50–54	2
	55–59	3
	60–64	5
	64–69	8
	70–74	13
	≥ 75	21

Gruppe 1
Patienten, welche primär in der Stabilisierungsphase innerhalb der ersten Stunden verstorben sind.

Gruppe 2
Patienten, welche sekundär (nach dem 3. Tag) im Multiorganversagen verstorben sind.

Gruppe 3
Patienten, welche definierte Organfunktionsstörungen bis zur Entlassung aus der Klinik überlebt haben.

Gruppe 4
Patienten mit komplikationslosem Krankheitsverlauf bis zur Entlassung.

Nachdem für die Patienten der Gruppe 1 nur präklinische Daten sowie Klinikaufnahmedaten aus der Stabilisierungsphase existieren, wurde diese Gruppe überwiegend gesondert analysiert und nur bei einzelnen Fragestellungen mit den übrigen Patienten verglichen. Sämtliche Verlaufsanalysen und prognostische Beurteilungen wurden für die primär Überlebenden durchgeführt. Zur Überprüfung der prognostischen Aussagekraft bezüglich „Organversagen" wurden die Gruppen 2 und 3 der Gruppe 4 gegenübergestellt, bezüglich „Versterben" die Gruppe 2 den Gruppen 3 und 4.

Die Untersuchung verschiedener Fragestellungen führte zur Bildung einer Reihe von Untergruppen:

- Gruppen verschiedener Verletzungsschweregrade (ISS, PTS),
- Gruppen mit verschiedenen Verletzungsregionen (schweres Thoraxtrauma, schweres Bewegungsapparattrauma, schweres Abdominaltrauma),
- Gruppen mit unterschiedlichen Organversagen (Lungenversagen, Leberversagen, Nierenversagen, Multiorganversagen),
- Gruppen mit verschiedenen Infektionsformen (Sepsis, Pneumonie).

2.1.6.2 Statistische Verfahren

Die physiologischen und laborchemischen Meßwerte wurden im Einzel- und im Mittelwertsverlauf sowohl für die verschiedenen Gruppen, als auch in Korrelation zu anderen Meßwerten analysiert.

Zur graphischen Auswertung wurden die Mittelwerte ($\bar{x}$) für verschiedene Gruppen dargestellt. Als Streumaß wurde die Standardabweichung der Mittelwerte (Standard error of the mean = SEM) angegeben.

Zur statistischen Auswertung einzelner Meßzeitpunkte wurden die Daten über ein Computerprogramm (Statgraf) graphisch mittels Normalverteilungsplots überprüft. Nachdem die meisten Daten nicht normal verteilt waren, wurde zur Prüfung statistischer Unterschiede der Wilcoxon-Test für unverbundene Stichproben [79] verwendet.

Als Irrtumswahrscheinlichkeit wurde $\alpha = 0,05$ gewählt.

Um die Beziehung zwischen je 2 Parametern zu überprüfen, wurde der lineare Korrelationskoeffizient für einzelne Meßzeitpunkte berechnet. Nach Immich [90] resultieren daraus folgende Beziehungen:

R = 0,20–0,49 schwache Korrelation
R = 0,50–0,74 mittelstarke Korrelation
R = 0,75–0,95 starke Korrelation.

Die prognostische Aussagekraft einzelner Parameter wurde hinsichtlich der Vorhersage von Organkomplikationen bzw. Versterben für verschiedene Meßzeitpunkte bestimmt. Dazu wurde rechnerisch für den jeweiligen Meßzeitpunkt der beste Diskriminanzwert ermittelt. In den zu vergleichenden Gruppen (Patienten mit und ohne Organversagen bzw. Überlebende und Versterbende) wurde die Anzahl richtig bzw. falsch positiver und richtig bzw. falsch negativer Vorhersagen überprüft. Daraus lassen sich, wie in Tabelle 11 angegeben, Sensitivität, Spezifität sowie der positiv und negativ prädiktive Wert errechnen.

Tabelle 11. Wahrscheinlichkeitswerte zur prognostischen Beurteilung

Sensitivität	RP : (RP + FN)
Spezifität	RN : (RN + FP)
Positiv prädiktiver Wert	RP : (RP + FP)
Negativ prädiktiver Wert	RN : (RN + FN)

(*RP* richtig positiv, *FP* falsch positiv,
RN richtig negativ, *FN* falsch negativ)

Für eine prognostische Beurteilung muß zum einen ein genügend hoher Prozentsatz der Verletzten der zu vorhersagenden Patientengruppe den pathologischen (positiven) Wert aufweisen (Sensitivität), und zum anderen mit einem pathologischen (positiven) Wert das Ereignis gleichzeitig mit genügend hoher Treffsicherheit vorausgesagt werden können (positiv prädiktiver Wert).

Im Sinne des explorativen Charakters der Untersuchungen wurden Parameter dann als „klinisch relevant" angesehen, wenn sowohl die Sensitivität als auch der positiv prädiktive Wert mehr als 60 % betrugen. Werden diese Minimalanforderungen nicht erfüllt, so ist aus den betreffenden Untersuchungsergebnissen keine zusätzliche diagnostische Hilfe zu erwarten.

2.2 Ergebnisse

2.2.1 Klinische Ergebnisse

2.2.1.1 *Patientenbeschreibung*

2.2.1.1.1 *Epidemiologische Daten*

Im Untersuchungszeitraum vom 01. 01. 1986 bis zum 31. 12. 1988 erfüllten 84 Patienten (64 Männer und 20 Frauen) die geforderten Aufnahmekriterien. Das Durchschnittsalter betrug 36 Jahre. Die Altersverteilung ist in Abb. 2 dargestellt. Abgesehen von einem deutlichen Altersgipfel in der 3. Lebensdekade, zeigte sich ansonsten eine gleichmäßige Altersverteilung mit einer geringgradigen Abnahme in den höheren Lebensjahren.

Tabelle 12. Prospektive Polytraumastudie: Patientenkollektiv ($n = 84$)

Es werden folgende Abkürzungen verwendet:

Verletzungsmuster	S = Schädeltrauma, T = Thoraxtrauma, A = Abdominaltrauma, B = Bewegungsapparattrauma
Verletzungsschwere	ISS = Punkte des Injury Severity Score, PTS = Punkte des Polytraumaschlüssels
Organversagen	R = respiratorisches Versagen, L = Leberversagen, N = Nierenversagen, D = Gerinnungsversagen (DIC), G = gastrointestinales Versagen
Infektionen	S = Sepsis, P = Pneumonie, H = Harnwegsinfekt, W = Wunddefekt
Gruppen	1 = primär verstorben, 2 = sekundär verstorben, 3 = überlebt mit Organversagen, 4 = überlebt ohne Organversagen

Nr.	Initiale	Alter	Verletzungs-muster	ISS	PTS	Organ-versagen	Infekt	Gruppe
1	S.C.	23	T,A,B	29	35	L,G	P	3
2	H.P.	67	S,B	32	45	–	–	4
3	T.M.	22	S,A,B	30	29	–	–	4
4	B.J.	20	S,T,A,B	66	62			1
5	S.M.	65	S,T,B	38	36	–	–	4
6	H.K.	23	S,T,A,B	43	39	–	–	4
7	K.A.	31	S,A,B	50	28	–	–	4
8	E.J.	19	S,T,A,B	50	35	R,L	S,P	3
9	S.G.	28	S,T,A,B	66	63			1
10	S.A.	22	S,T,A,B	66	52			1
11	W.M.	22	S,A,B	45	28	–	S,P	4
12	H.E.	27	S,T,A	34	20	–	–	4
13	Z.E.	32	A,B	30	30	–	S,P,W	3
14	M.A.	20	S,A,B	57	53	L,G	S,P	3
15	S.R.	50	T,A,B	59	57	R,L,N,D	–	2
16	S.K	71	T,A,B	34	52	R,L	P	2
17	S.J.	22	A,B	25	32	R,L,N,G	W	3
18	F.F.	42	T,A,B	43	52	R,L,N	–	2
19	K.A.	23	S,A,B	75	66			1
20	J.K.	56	S,T,A,B	57	62			1
21	A.M.	20	S,B	29	20	L	–	3
22	H.R.	37	T,B	29	32	R,L,G	–	3
23	S.B.	45	T,B	43	58	R,L,N,D	P	2
24	W.M.	34	S,B	29	48		H	4
25	D.F.	26	T,A,	25	21	–	–	4
26	D.M.	29	S,T,A,B	59	59			1
27	H.F.	42	T,B	34	34	R,L	S,P	3
28	K.W.	30	S,B	25	17	–	–	4
29	M.F.	64	S,B	25	38	–	–	4
30	B.W.	20	S,A,B	34	33	L	P	3
31	P.A.	57	S,T,B	34	43	R	P	3
32	K.J.	23	S,B	20	22	–	–	4
33	S.J.	41	T,B	25	42	R,L,N	S,P	2
34	K.G.	52	S,T,B	38	26	R	P	3
35	K.E.	53	S,T,A,B	38	32	R,L,N,D	P	3
36	S.E.	62	S,T,B	17	21	L	–	3

Tabelle 12. (Fortsetzung)

Nr.	Initiale	Alter	Verletzungs-muster	ISS	PTS	Organ-versagen	Infekt	Gruppe
37	H.A.	19	S,T,B	45	42	R	S,P	3
38	W.J.	37	S,B	22	13	–	–	4
39	K.W.	42	B	25	34	L	–	3
40	A.E.	54	S,T,B	27	24	–	–	4
41	M.R.	22	S,B	45	22		P,H,W	4
42	H.P.	22	S,T,B	29	27	R,L	S,P	2
43	R.K.	32	B	34	28		W	4
44	S.J.	21	S,B	50	57	L	P,W	3
45	L.A.	45	S,T,A,B	57	89	R,L,N	S,P	2
46	J.K.	41	S,A,B	34	26			1
47	M.K.	27	T,B	50	55	–	S,P,H	4
48	Z.K.	22	B	22	31	–	–	4
49	D.E.	28	S,T,B	43	42	R	S,P,W	3
50	W.I.	25	S,A,B	54	54	L	P	3
51	R.S.	44	T,A,B	34	19	–	–	4
52	G.M.	39	S,B	41	45			1
53	B.J.	54	B	26	24	R,L,N	–	2
54	J.W.	32	S,T,A,B	59	68	R,L,N,D	–	2
55	S.R.	21	T,A,B	29	28	–	–	4
56	J.W.	20	T,B	29	26	–	–	4
57	V.U.	47	S,T	19	18	–	–	4
58	W.F.	40	T,B	26	33	L	P,H	3
59	G.H.	52	T,B	33	32	R,L	P	3
60	Z.H.	26	S,T,A,B	34	36	–	P	4
61	Ö.M.	44	T,B	45	56	R,L,N,G	S,P,W	2
62	O.A.	52	B	29	28	–	–	4
63	B.T.	27	S,B	41	24	–	–	4
64	L.L.	53	S,T,B	34	29	–	–	4
65	H.A.	20	S,T,B	34	21	R	P	3
66	L.U.	25	S,T,B	34	40	R	P,W	3
67	W.A.	44	S,T,A,B	34	42	R	W	3
68	P.P	28	B	18	16	–	–	4
69	E.F.	24	A,R,A,B	57	64			1
70	L.S.	20	T,B	45	40	R,L	S,P	2
71	K.W.	40	S,A	51	51			1
72	S.U.	20	S,A,B	45	41	R	P,H	3
73	S.H.	50	T,A,B	57	81	R,L,N,D	P,W	2
74	M.H.	37	A,R,V	43	36	–	P,W	4
75	W.W.	40	S,T,B	27	26	R	P	3
76	S.M.	20	A,B	42	37	L	S	3
77	M.D.	24	S,A,B	59	60			1
78	K.P.	18	S,T,A,B	57	58			1
79	D.R.	53	S,T,B	27	27	R	P	3
80	H.H.	19	S,B	35	20			1
81	M.A.	46	S,T,B	38	22	–	P	4
82	D.M.	27	S,T,B	35	25			1
83	R.G.	33	T,A,B	50	77	R,L,N	–	3
84	U.H.	64	S,T,B	45	45			1

Sämtliche 84 Patienten sind in Tabelle 12 in der Reihenfolge der Aufnahme in die Studie beschrieben. Angegeben sind die Initialen, Alter, Verletzungsmuster, Schweregrad (ausgedrückt durch die ISS- und PTS-Punktzahl), individuelle Organversagen, aufgetretene Infektionen sowie die Einteilung in die 4 Hauptgruppen, welche zwischen primär und sekundär Verstorbenen und Überlebenden mit und ohne Organversagen differenzieren.

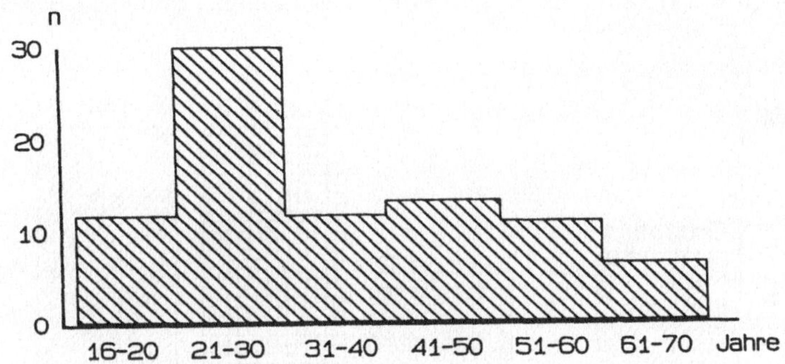

Abb. 2. Altersverteilung der 84 Polytraumapatienten (Ordinate: n = Anzahl der Patienten)

2.2.1.1.2 Unfallursachen

Die verschiedenen Unfallursachen sind in Tabelle 13 aufgeschlüsselt. Dabei fällt der überdurchschnittlich hohe Anteil von Stürzen aus großer Höhe (25 %) und die geringe Anzahl von Motorradunfällen (10 %) auf. Dies liegt am Einzugsgebiet unserer Klinik in der Mitte einer Großstadt mit einer hohen Anzahl von Suiziden (16 Patienten = 19 %). So stürzten sich in suizidaler Absicht 11 Patienten aus großer Höhe hinab und 5 Patienten sprangen vor die U- oder S-Bahn. Unter die 3 „sonstigen Unfälle" fallen 2 Arbeitsunfälle, einer durch Quetschungsverletzungen im Förderband, der andere durch Verschüttung unter umstürzenden Verschalungen. Dazu kommt eine schwere Schlägerei mit abdominellen und thorakalen Messerstichverletzungen sowie zusätzlich Frakturen. Bei den Unfällen der Frauen stehen Stürze aus großer Höhe und Fußgängerunfälle mit jeweils 30 % im Vordergrund, während bei den Männern die Verkehrsunfälle mit 52 % überwiegen.

Tabelle 13. Unfallursachen

	n	%
Autounfall	29	35
Motorradunfall	9	10
Sturz aus großer Höhe	21	25
Fahrradunfall	4	5
Fußgängerunfall	10	12
Zugunfälle	8	9
Sonstige Unfälle	3	4
Gesamt	84	100

2.2.1.1.3 Gruppeneinteilung und Schweregradklassifizierung

Die 84 Patienten wurden in 4 Hauptgruppen unterteilt (s. Abb. 3). Die Patienten der Gruppe 1 (n = 15) verstarben primär innerhalb der ersten Stunden während der Stabilisierungsphase, die der Gruppe 2 (n = 11) sekundär im Multiorganversagen 3–28 Tage nach dem Trauma. Die Patienten der Gruppe 3 (n = 29) überlebten ein Organversagen, während die der Gruppe 4 (n = 29) keine manifesten Funktionsstörungen erkennen ließen.

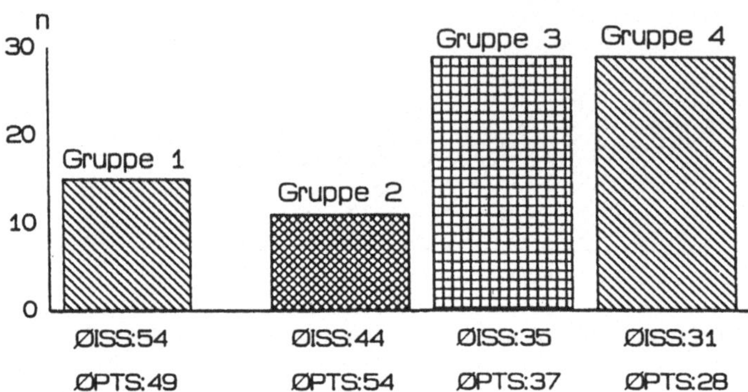

Abb.3. Einteilung der 84 Patienten in 4 Gruppen mit Angabe des jeweiligen durchschnittlichen Schweregrades nach dem ISS und PTS (Ordinate: n = Anzahl der Patienten)

Schweregradeinteilung nach Schweiberer [212]
25 der 26 verstorbenen Patienten der Gruppen 1 und 2 gehörten dem Schweregrad II an. Ein Patient der sekundär Verstorbenen hatte lediglich schwere Verletzungen des Bewegungsapparates (Schweregrad II), jedoch ein hohes Risiko aufgrund multipler Vorerkrankungen. Von den 58 überlebenden Patienten der Gruppen 3 und 4 wiesen 43 Schweregrad III, 12 Schweregrad II und 3 Schweregrad I auf, wobei die leichteren Verletzungsgrade II und I gleichmäßig auf die Patienten mit und ohne Organversagen verteilt waren. Die Schweregradeinteilung ermöglichte keine Differenzierung zwischen den Gruppen.

Injury Severity Score [16]
Der ISS differenziert hochsignifikant zwischen den Verstorbenen (Gruppe 1 und 2) und den Überlebenden (Gruppe 3 und 4) mit $p < 0,001$. Er unterscheidet nicht zwischen Überlebenden der Gruppen 3 und 4, läßt aber mit $p \leq 0,05$ zwischen primär Überlebenden mit (Gruppe 2 und 3) und ohne (Gruppe 4) Organversagen differenzieren.

Polytraumaschlüssel [163]
Der PTS unterscheidet ebenfalls hochsignifikant zwischen Versterben und Überleben und außerdem, wesentlich deutlicher als der ISS, zwischen primär Überlebenden mit und ohne Organversagen ($p \leq 0,01$). Im Gegensatz zum ISS läßt der PTS auch eine signifikante Unterscheidung mit jeweils $p < 0,005$ zwischen allen 3 die Primärphase überlebenden Patientengruppen zu. Nach diesen statistischen Berechnungen ermöglicht der PTS offensichtlich eine bessere Differenzierung als der ISS.

Die Auswertung der 69 primär überlebenden Patienten ergab für das Gesamtkollektiv sowohl nach dem ISS als auch nach dem PTS dieselbe durchschnittliche Punktzahle von 36. Im Einzelfall zeigten sich jedoch erhebliche Differenzen bis zu 32 Punkten (s. Tabelle 12) zwischen den beiden Scores. Während der ISS das Schädel-Hirn- und Abdominaltrauma höher einstuft, findet beim PTS v. a. das Verletzungsausmaß des Bewegungsapparates sowie zusätzlich das Lebensalter eine besondere Beachtung. Daraus resultiert ein durchschnittlicher Unterschied von 7,9 Punkten pro Patient.

2.2.1.1.4 Verletzungsmuster und -kombinationen

Alle 15 primär im Schockraum verstorbenen Patienten hatten ein Schädel-Hirn-Trauma. Jedoch war dieses nur in 6 Fällen die Todesursache. 9 Patienten verstarben an einer Massenblutung im nicht beherrschbaren hypovolämischen Schock. 67 % der Patienten der Gruppe 1 hatten ein schweres Thoraxtrauma, 73 % ein Abdominaltrauma, bei 93 % war der Bewegungsapparat betroffen. Davon hatte mit 8 Patienten (53 %) die Hälfte ein schweres Beckentrauma. Die Schwere der Verletzungen drückt sich auch in der Anzahl der beteiligten Regionen aus: 6 Patienten hatten ein 4-Regionen-Trauma, 5 ein 3-Regionen-Trauma, 4 ein 2-Regionen-Trauma.

Das Verletzungsmuster der 69 primär überlebenden Patienten der Gruppen 2–4 ist in Abb. 4 dargestellt. 59 % hatten eine Traumatisierung des Schädels. Der Anteil der Thoraxregion an den Verletzungen betrug 62 %, das Abdomen war in 39 % betroffen. Lediglich 4 Patienten wiesen keine Verletzung des Bewegungsapparates auf, was bedeutet, daß diese Region in 94 % am Verletzungsmuster beteiligt war.

Abbildung 5 zeigt die verschiedenen Verletzungskombinationen: 10 % bzw. 43 % der Patienten hatten ein 4- bzw. 3-Regionen-Trauma, 38 % ein 2-Regionen-Trauma und 6 Patienten (9 %) isolierte schwere Verletzungskombinationen des Bewegungsapparates. Die häufigsten Verletzungskombinationen sind Thorax/Bewegungsapparat mit und ohne zusätz-

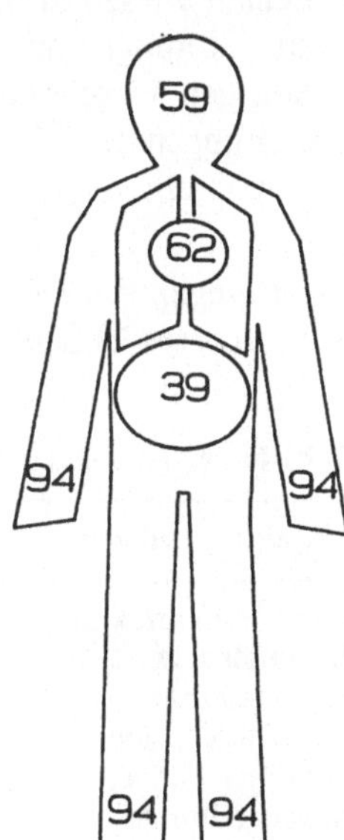

Abb. 4. Verteilung der Verletzungen (in %) auf die verschiedenen Körperregionen bei den 69 primär überlebenden Patienten der Gruppen 2, 3 und 4

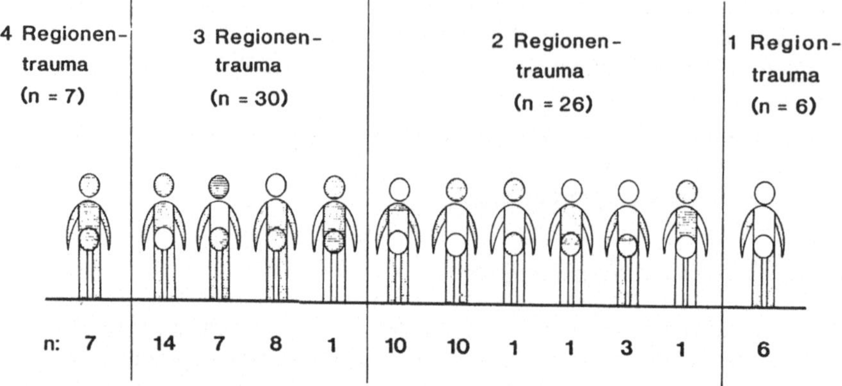

Abb. 5. Verletzungskombinationen der 69 primär überlebenden Patienten der Gruppen 2, 3 und 4 (*n* = Patientenzahl der jeweiligen Verletzungskombination)

licher Beteiligung der Schädelregion. Jeweils halb so häufig sind die 3-Regionen-Traumen Thorax/Abdomen/Bewegungsapparat und Schädel/Abdomen/Bewegungsapparat sowie die 2-Regionen-Verletzung Schädel/Bewegungsapparat.

2.2.1.1.5 Einzelverletzungen

Verletzungen des Schädels

39 Patienten wiesen ein Schädel-Hirn-Trauma auf. Dabei kamen die höhergradigen Schädel-Hirn-Traumen (SHT) mit einer Bewußtlosigkeitsdauer > 1 h (n = 20) ebenso häufig vor, wie die erstgradigen Schädel-Hirn-Traumen mit kurzzeitiger Bewußtlosigkeit (n = 19). 14 Patienten hatten zusätzlich Frakturen im Bereich des Gesichtsschädels. Zwei weitere Patienten wiesen in dieser Region isolierte Verletzungen der Gesichtspartie ohne neurologische Störungen auf.

Von den 11 sekundär verstorbenen Patienten erlitten lediglich 3 Patienten ein SHT. In den Gruppen der Überlebenden mit und ohne Organversagen kam diese Verletzungsregion gleich häufig vor.

Verletzungen des Thorax

Ein schweres Thoraxtrauma erlitten 43 Patienten (Tabelle 14).

Tabelle 14. Thoraxverletzungen bei 43 Patienten

Einzelverletzungen	*n*
Rippenserienfraktur	27
Hämatothorax	25
Pneumothorax	18
Lungenkontusion	19
Instabiler Thorax	2
Zwerchfellruptur	3

Bei den Thoraxverletzungen waren 31mal eine und 12mal beide Seiten betroffen. Die häufigste Thoraxverletzung war die Rippenserienfraktur, gefolgt von Hämato-, Pneumothorax und Lungenkontusion zu ungefähr gleichen Anteilen. Außer den 3 Patienten mit Zwerchfellruptur mußte ein weiterer operativ versorgt werden: Bei anhaltender arterieller Lungenparenchymblutung kam es bei diesem während der primären Laparotomie wegen Leber- und Milzruptur zum Herzstillstand. Bei der daraufhin sofort durchgeführten anteromedialen Notthorakotomie konnte die Blutung operativ gestillt und die Kreislauffunktion durch offene Herz-Druck-Massage wieder hergestellt werden (Patient Nr. 83). Der Patient überlebte ohne zerebralen Schaden. Alle übrigen Patienten konnten konservativ behandelt werden. Die Letalitätsrate der 43 Patienten mit Thoraxtrauma ist mit 23 % wesentlich höher als die der 26 Patienten ohne Thoraxtrauma (3,8 %).

Verletzungen des Abdomens
Ein Abdominaltrauma wiesen 27 Patienten (39 %) auf (Tabelle 15). Die Letalität der Patienten mit Abdominaltrauma ist mit 18,5 % nur geringgradig höher als die der Patienten ohne Verletzung des Bauchraums (14,5 %).

Tabelle 15. Abdominalverletzungen bei 27 Patienten

Einzelverletzungen	n
Milzruptur	16
Leberruptur	8
Magen-, Darmperforation	3
Mesenterialeinriß	5
Pankreasruptur	2
Blasenruptur	1
Urethraabriß	2
Nierenverletzung	9

Über die Hälfte der Patienten mit Abdominaltrauma hatten eine Milzruptur, 1/4 der Patienten eine Leberruptur, 5mal wurden Mesenterialeinrisse diagnostiziert. Hohlorgan- (n = 3) und Pankreasrupturen (n = 2) stellten ein besonderes diagnostisches Problem dar: So wurde eine Duodenalruptur erst sekundär erkannt und der Operation zugeführt. Bei den 9 Nierenverletzungen handelte es sich um 2 zentrale Rupturen, welche zur Nephrektomie führten. Die übrigen Nierenverletzungen – ein oberer Poleinriß sowie 6 Kontusionen mit Makrohämaturie – konnten konservativ behandelt werden. Mit Ausnahme dieser 7 urologisch verletzten Patienten wurden sämtliche Abdominaltraumen operativ versorgt.

Verletzungen des Bewegungsapparates
94 % der Patienten hatten Verletzungen des Bewegungsapparates erlitten. Dabei fiel sowohl der überdurchschnittlich hohe Anteil von Wirbelsäulenverletzungen (29 %) als auch von Beckenverletzungen (49 %) auf.
Bei 20 Patienten mit Wirbelsäulenverletzungen (Tabelle 16) waren 24 Wirbelkörper betroffen, zu 2/3 im LWS-Bereich. Die übrigen Frakturen teilten sich auf die Hals- bzw. Brust-

wirbel im Verhältnis 2:1 auf. Annähernd die Hälfte der Verletzungen war, gleichmäßig über alle Regionen verteilt, instabil. Entsprechend wurden 10 Patienten operativ stabilisiert. Dazu gehörten 4 Patienten mit kompletter Querschnittssymptomatik. Diese war 3mal primär sowie 1mal (fraglich) sekundär aufgetreten. Postoperativ blieb die neurologische Symptomatik bei 3 Patienten unverändert: Ein Konus-Kauda-Querschnittssyndrom bei instabiler LWK-I-Fraktur Typ Mc Affee III, eine komplette Querschnittssymptomatik bei Translationsverletzung in Höhe BWK VII/VIII sowie eine Paraplegie bei HWK-VI/VII-Luxationsfraktur. Eine primäre Paraplegie bei HWK-V- und -VI-Fraktur sowie BWK-IV-Kompressionsfraktur mit komplettem sensiblem Ausfall ab dem 3. Thorakalsegment zeigte bei Entlassung trotz unveränderter motorischer Störung eine Verbesserung der Sensibilität der unteren Extremität.

Tabelle 16. Wirbelsäulenverletzungen bei 20 Patienten

Einzelverletzungen	n
HWS-Fraktur	6
BWS-Fraktur	3
LWS-Fraktur	15
Querfortsatzfraktur	7
Querschnittssymptomatik	4

Die hohe Verletzungsschwere des Patientenkollektivs drückt sich auch in der großen Anzahl (34 Patienten = 49 %) von Beckenverletzungen aus (Tabelle 17).

Tabelle 17. Beckenverletzungen bei 34 Patienten

Einzelverletzungen	n
Vordere und hintere Beckeninstabilität	15
Isolierte vordere Beckenringverletzung	11
Symphysenruptur	3
Azetabulumfraktur	11
Hüftgelenkluxation	5
Beckenschaufelfraktur	2

In gleicher Häufigkeit kamen kombinierte vordere und hintere und isolierte vordere Beckenringinstabilitäten sowie Acetabulumfrakturen vor. Die übrigen Verletzungen waren seltener. Bei 1/3 dieser Patientengruppe (n = 12) wurde eine operative Versorgung durchgeführt. Dazu gehörten 3 Symphysenrupturen, 2mal mit begleitenden Urethraverletzungen. Eine ausgedehnte Quetschverletzung mußte mit dem Fixateur externe versorgt werden, ansonsten wurde immer eine stabilere Montage angestrebt. Von den 5 Hüftluxationen konnten 3 geschlossen reponiert werden. Bei 2 Patienten mußte eine operative Reposition durchgeführt werden. In beiden Fällen lagen zusätzlich Pipkinfrakturen vor, welche mittels Schraubenosteosynthese behandelt werden konnten. Fünf der sekundär verstorbenen

Patienten (Patienten Nr. 15, 16, 33, 45, 73) befanden sich ab Klinikaufnahme im schwersten Organversagen, so daß die vorgesehenen Beckenstabilisierungen nicht durchgeführt werden konnten.

Verletzungen der Extremitäten wiesen 59 Patienten (86 %) auf, wobei die unteren Extremitäten (68 %) häufiger betroffen waren als die oberen Extremitäten (49 %).

14 % der Frakturen der oberen Extremität (Tabelle 18) waren offen, dazu gehörten 2 Amputationsverletzungen im Oberarmbereich sowie eine Fingeramputation im Grundphalanxbereich. Von diesen 59 Verletzungen wurden 23 (39 %) operativ versorgt.

Tabelle 18. Frakturen der oberen Extremitäten bei 34 Patienten

Einzel-verletzungen	Summe	Geschlossene Frakturen	Offene Verletzungen	
			Frakturen	Amputationen
	(n)	(n)	(n)	(n)
Klavikula	9	9	–	–
Skapula	5	5	–	–
Oberarm	20	14	4	2
Unterarm	7	6	1	–
Handgelenk und Hand	18	17	–	1
Gesamtzahl	59	51	5	3

Tabelle 19. Frakturen der unteren Extremitäten bei 47 Patienten

Einzel-verletzungen	Summe	Geschlossene Frakturen	Offene Verletzungen		Anteil
			Fraktur	Amputation	
	(n)	(n)	(n)	(n)	$(\%)$
Oberschenkel	29	19	6	4	34
Unterschenkel	21	8	8	5	62
Sprunggelenk	12	7	4	1	42
Fuß	21	9	11	1	57
Patella	2	2	–	–	–
Gesamtzahl	85	45	29	11	47

Verletzungen an den unteren Extremitäten hatten 47 Patienten (68 %) erlitten (Tabelle 19). Fast die Hälfte der Frakturen war offen (47 %). Dazu gehörten 11 Amputationsverletzungen: 4 im Oberschenkel-, 5 im Unterschenkel- und jeweils eine im Sprunggelenk- und Fußbereich. 8mal konnte dabei nur eine Primärstumpfversorgung durchgeführt werden; 3 abgetrennte Unterschenkel sowie ein Fuß wurden replantiert, wovon 2 Unterschenkelreplantationen mit gutem funktionellen Ergebnis ausheilten. Zu den 29 Frakturen im Oberschenkelbereich gehörten 2 Pipkinverletzungen bei Hüftgelenkluxationen, 6 Trümmerfrakturen im subtrochantären Bereich, 15 Schaftfrakturen sowie 6 Verletzungen des distalen Femurs. Bei den Verletzungen des Fußes standen Kalkaneusfrakturen (n = 9), Talusfrakturen (n = 4) sowie Mittelfußluxationsfrakturen (n = 4) an erster Stelle. Zu den 85 in Tabelle 18 aufgeführten Frakturen kamen 9 Kniegelenkinstabilitäten, davon 2 komplexe Bandverletzungen bei Kniegelenkluxationen, hinzu.

Von den 85 Frakturen der unteren Extremität wurden 74 operativ stabilisiert. Zusätzlich wurden 5 Bandverletzungen rekonstruiert.

2.2.1.1.6 Vorerkrankungen

Über die primär im Schockraum Verstorbenen der Gruppe 1 ist anmanestisch wenig bekannt. Von den 69 die Primärphase Überlebenden konnten bei 28 Patienten (41 %) Vorerkrankungen eruiert werden (Tabelle 20).

Tabelle 20. Vorerkrankungen der 69 primär Überlebenden

Vorerkrankungen	Gruppe 2 (n)	Gruppe 3 (n)	Gruppe 4 (n)	Gesamt (n)
Psychiatrisch/neurologisch	1	3	6	10
Alkoholabusus	1	6	3	10
Stoffwechsel	2	–	1	3
Leber	1	2	–	3
Nieren	–	1	1	2
Herz/Kreislauf	1	3	1	5
Arterielle Verschlußkrankheit	2	–	–	2
Keine Vorerkrankung	5	18	18	41

Der Gesamtanteil an Vorerkrankungen ist mit jeweils 38 % für die Gruppen 3 und 4 gleich, während er bei der Gruppe 2 etwas höher liegt (55 %). Am häufigsten lagen psychiatrisch/neurologische Vorerkrankungen sowie chronischer Alkoholabusus vor. Sie stellten den Hauptanteil in der Gruppe mit komplikationslosem Verlauf. Daneben befand sich in dieser Gruppe noch ein Patient mit oral eingestelltem Diabetes mellitus, Zustand nach Nephrektomie und bekanntem Hypertonus (Patient Nr. 40). Bei den Überlebenden mit Organkomplikationen kam es bei Zustand nach Hepatitis A und B zum isolierten Leberversagen (Patient Nr. 59) und bei bekannter Fettleber und chronischem Alkoholabusus zum isolierten primären respiratorischen Versagen (Patient Nr. 75). Eine vorbestehende kompensierte Niereninsuffizienz führte bei gleichzeitiger Hypertonie im Rahmen eines Multiorganversagens zur Dekompensation (Patient Nr. 35). Bei den Herz-Kreislauferkrankungen handelte es sich neben dem Hypertonus um eine überstandene Lungenembolie (Patient Nr. 35) sowie eine kompensierte Herzinsuffizienz (Patient Nr. 65). Von den sekundär Verstorbenen der Gruppe 2 hatten 2 Patienten mit geringerem Schweregrad (ISS: 34 und 26 Punkte) eine generalisierte arterielle Verschlußkrankheit (Patient Nr. 16 und 53), wobei der Patient Nr. 53 zusätzlich einen Diabetes mellitus und eine Hyperurikämie aufwies. Darüber hinaus wurde in dieser Gruppe eine überwundene Hepatitis verzeichnet (Patient Nr. 61).

2.2.1.2 Präklinische Phase

Die präklinische Phase entspricht der Stufe I der lebensrettenden Sofortmaßnahmen unseres diagnostischen und therapeutischen Stufenplans. Sie beginnt mit dem Unfallereignis und endet mit dem Eintreffen im Schockraum der Klinik.

2.2.1.2.1 Zeitfaktor

Bei den 64 direkt vom Notarzt in unser Haus verbrachten Patienten dauerte die präklinische Phase im Durchschnitt 49 min. Dabei vergingen im Mittel 12,5 min zwischen dem Unfallereignis und dem Eintreffen des Notarztes.

Weitere 20 Patienten wurden innerhalb der ersten 6 h zu uns verlegt.

Wie Tabelle 21 aufzeigt, wurden rund 25 % der Patienten bereits innerhalb 1/2 h, 70 % innerhalb 1 h und 86 % bis zu 90 min nach dem Unfall in die Klinik eingeliefert. Allerdings hatten nach 2 h 5 % der Patienten den Schockraum noch nicht erreicht.

86 % der schwerstverletzten, primär im Schockraum verstorbenen Patienten der Gruppe 1 wurden, teils unter Reanimation, innerhalb 1 h in die Klinik eingeliefert.

Tabelle 21. Zeitdauer der präklinischen Phase bei dem angegebenen Prozentsatz der Patienten

Minuten	%
< 30	27
30– 59	43
60– 89	16
90–119	9
≥ 120	5

Von den 69 primär Überlebenden konnte in 65 Fällen der präklinische Zeitablauf exakt rekonstruiert werden. Für diese Patienten wurde der Zusammenhang zwischen der präklinischen Behandlungsdauer und dem weiteren Krankheitsverlauf detailliert überprüft (Tabelle 22).

35 Patienten (mittlerer ISS: 37) erreichten unsere Klinik innerhalb von 60 min. Davon verstarben 14 %, 31 % entwickelten ein Organversagen, 55 % hatten einen komplikationslosen Verlauf. 29 Schwerverletzte (mittlerer ISS: 35) wurden nach Ablauf der ersten Stunde

Tabelle 22. Abhängigkeit des Krankheitsverlaufs von der präklinischen Verweildauer

Verweildauer	< 1 h		> 1 h	
Patientenzahl (n)	35		29	
ISS-Punkte ($\bar{x}$)	37		35	
	n	%	n	%
Verstorben im Organversagen	5	14	5	17
Überlebt mit Organversagen	11	31	15	52
Überlebt ohne Organversagen	19	55	9	31

eingeliefert. Der Anteil der sekundär Verstorbenen war mit 17 % – unabhängig von der präklinischen Verweildauer – gleich groß. Die Relation zwischen den Überlebenden mit und ohne Organversagen kehrte sich im Vergleich zu den Patienten mit kürzerer präklinischer Verweildauer um: 52 % erlitten in der Folge Organfunktionsstörungen, während lediglich 31 % ohne Komplikationen verblieben.

Diese Ergebnisse zeigen, daß in unserem Krankengut die Zeit zwischen Unfall und Klinikaufnahme zwar keinen Einfluß auf das sekundäre Versterben hat, jedoch – möglicherweise durch die verlängerte Schockphase – die Ausbildung des späteren Oganversagens zu beeinflussen scheint.

2.2.1.2.2 Kreislaufschock

Zur ersten Überprüfung der Vitalfunktionen erfolgt die Kreislaufbeurteilung durch Erfassung des peripheren und zentralen Pulsstatus. Eine apparative Blutdruckmessung ist erst sekundär zur Verlaufskontrolle erforderlich. Deshalb lagen lediglich von 58 Patienten Angaben zum primären systolischen Blutdruckwert bei Eintreffen des Notarztes vor. Mit zusätzlich dokumentierten Pulsfrequenzwerten ließ sich für 44 Patienten der *Schockindex* nach Allgöwer [9] bestimmen:

$$Schockindex = \frac{Pulsfrequenz}{SystolischerBlutdruck} \cdot$$

Die Auswertung der vorliegenden Kreislaufparameter (Tabelle 23) zeigte, daß 2/3 der Patienten der Gruppe 1 einen systolischen Blutdruckwert < 90 mmHg aufwiesen, im Gegensatz zu lediglich 15 % der Gruppe 4. Dazwischen lag die Gruppe 2 mit 50 % und die Gruppe 3 mit 28 %.

Tabelle 23. Pathologische Kreislaufparameter bei Eintreffen des Notarztes für 58 bzw. 44 Patienten, unterteilt in die 4 Auswertungsgruppen

	Systolischer Blutdruck		Schockindex	
	Patienten (*n*)	RR < 90 mmHg (%)	Patienten (*n*)	Index > 1 (%)
Gruppe 1	11	63	6	67
Gruppe 2	6	50	5	80
Gruppe 3	21	38	18	39
Gruppe 4	20	15	15	20
Gesamt	58	36	44	41

41 % der diesbezüglich auswertbaren Patienten wiesen einen pathologischen Schockindex > 1 auf. Der Anteil pathologischer Werte ist bei den Gruppen der primär und sekundär Verstorbenen mit 67 bzw. 80 % deutlich höher als bei den Gruppen der Überlebenden mit und ohne Organversagen mit 39 bzw. 20 %.

2.2.1.2.3 Intubation

48 % der Patienten wurden durch den Notarzt intubiert (Tabelle 24). Dabei war wiederum der Anteil der verstorbenen Patienten mit 87 bzw. 59 % deutlich höher als der der überlebenden Patienten mit 38 bzw. 31 %. Nach Eintreffen im Schockraum wurden weitere 46 % der Patienten intubiert, so daß die frühe Intubationsrate insgesamt 94 % beträgt. Nicht intubiert wurden lediglich ein Patient der Gruppe 3 sowie 4 Patienten der Gruppe 4; 3 dieser Patienten wurden dann später während der Intensivphase sekundär intubiert. Bei der im Durchschnitt kurzen präklinischen Behandlungsdauer und der insgesamt hohen frühzeitigen Intubationsrate läßt sich an unserem Krankenkollektiv die tatsächliche Bedeutung des präklinischen Intubationsverhaltens nicht herausstellen.

Tabelle 24. Intubationsrate (in %) der 4 Auswertungsgruppen durch den Notarzt sowie bei Klinikaufnahme im Schockraum

	Notarzt (%)	Schockraum (%)	Gesamt (%)
Gruppe 1	87	13	100
Gruppe 2	59	41	100
Gruppe 3	38	59	97
Gruppe 4	31	55	86
Gesamt	48	46	94

2.2.1.2.4 Thoraxdrainage

Von den 15 primär verstorbenen Patienten hatten 9 ein schweres Thoraxtrauma. Von dieser Gruppe erhielten einer präklinisch und 6 im Schockraum eine Thoraxdrainage.

Die Anzahl sowie der Zeitpunkt der Thoraxdrainagen bei den 43 primär überlebenden Patienten mit Thoraxtrauma sind in Tabelle 25 dargestellt. Bei 77 % dieser Patientengruppe wurde eine Thoraxdrainage gelegt, jedoch nur in 12 % bereits präklinisch.

Tabelle 25. Thoraxdrainageversorgungen durch den Notarzt sowie im Schockraum bei 43 primär Überlebenden mit schwerem Thoraxtrauma (n = Anzahl der Patienten)

	Thoraxtrauma (n)	Notarzt (n)	Schockraum (n)	Gesamt (n)
Gruppe 2	10	–	9	9
Gruppe 3	19	5	9	14
Gruppe 4	14	–	10	10
Gesamt	43	5	28	33

2.2.1.2.5 Volumentherapie

Die Ergebnisse der Auswertungen der präklinischen Volumentherapie sind in Tabelle 26 dargestellt. Die durchschnittliche Infusionsmenge betrug für das gesamte Patientenkollektiv 1677 ml, wobei die Gruppe 1 mit 2300 ml die größte, die Gruppe 4 mit 1207 ml die geringste Volumenmenge erhielt. Dieser Unterschied wird noch deutlicher, wenn man die Unterscheidung in kristalloide und kolloidale Infusionen berücksichtigt, denn die Patienten der Gruppe 1 erhielten fast doppelt soviel Kolloide wie die der übrigen Gruppen. Die unterschiedlichen Infusionsvolumina sind demnach Ausdruck der bereits vom Notarzt erkannten unterschiedlichen Verletzungsschwere.

Tabelle 26. Durchschnittliche Volumenmenge (ml) bei der präklinischen Infusionstherapie

	Kristalloide (ml)	Kolloide (ml)	Gesamtmenge (ml)
Gruppe 1	1367	933	2300
Gruppe 2	1350	450	1800
Gruppe 3	1170	583	1753
Gruppe 4	796	411	1207
Gesamt	1103	574	1677

2.2.1.2.6 Behandlungserfolg

Zur Beurteilung der durch den Notarzt präklinisch durchgeführten Volumentherapie wurden die Kreislaufparameter bei Beginn der präklinischen Behandlung am Unfallort und bei Klinikaufnahme miteinander verglichen (Tabellen 23 und 27). Während bei der Erstuntersuchung durch den Notarzt 36 % der Patienten einen systolischen Blutdruck < 90 mmHg aufwiesen (Tabelle 23), reduzierte sich diese Zahl bei Klinikaufnahme auf 17 %. Diese Verbesserung betraf v. a. die Gruppe 1, während für Gruppe 2 und 3 nur tendenzielle Unterschiede zu erkennen waren und die Werte für Gruppe 4 unverändert blieben. Der Anteil pathologischer Schockindexwerte (> 1) konnte gegenüber dem Erstbefund durch den Notarzt von 41 auf 29 % reduziert werden, wobei sich für die ersten 3 Gruppen eine Abnahme, für die 4. Gruppe jedoch eine geringgradige Zunahme feststellen läßt, was mit der deutlich niedrigeren durchschnittlichen Volumentherapie in Zusammenhang gebracht werden kann.

Tabelle 27. Prozentanteil pathologischer Kreislaufparameter bei den einzelnen Auswertungsgruppen zum Zeitpunkt der Klinikaufnahme

	Systolischer Blutdruck RR < 90 mmHg (%)	Schockindex Index > 1 (%)
Gruppe 1	38	50
Gruppe 2	45	55
Gruppe 3	17	24
Gruppe 4	17	24
Gesamt	24	29

Diese Ergebnisse zeigen, daß der Blutdruckwert und Schockindex zur Kontrolle und Beurteilung der primären Kreislauftherapie durchaus geeignet sind. Die Befunde erlauben jedoch keine prognostischen Aussagen: So wiesen über die Hälfte der Verstorbenen bei Klinikaufnahme normalwertige Kreislaufparameter auf, während 24 % der Überlebenden mit und ohne Organversagen pathologische Aufnahmewerte des Schockindex und 17 % des systolischen Bludrucks hatten.

2.2.1.3 Stabilisierungsphase

2.2.1.3.1 Diagnostikmaßnahmen

Die Kreislaufsituation bei Klinikaufnahme ist dem vorhergehenden Kapitel (Tabelle 26) zu entnehmen.

Zur Beurteilung der neurologischen Symptomatik hat sich der Glasgow Coma Scale [238] am besten bewährt. 76 Patienten wurden damit primär neurologisch beurteilt (Tabelle 28). Dabei ist jedoch zu berücksichtigen, daß bereits bei Klinikaufnahme 48 % der Patienten intubiert und davon über 3/4 zusätzlich sediert und analgesiert waren. Daraus resultierte, daß 6 von 30 Patienten (20 %) mit einer Punktzahl $\leq$ 5 kein Schädel-Hirn-Trauma aufwiesen. Trotz dieser eingeschränkten Aussagekraft fiel auf, daß fast alle Patienten der Gruppe 1 eine prognostisch ungünstige Punktzahl hatten. Mit zunehmend besserem späterem Krankheitsverlauf verschob sich die primäre Beurteilung der Bewußtseinslage von der Gruppe 2 zur Gruppe 4 zu überwiegend unauffälligen Punktzahlen ($\geq$ 10).

Tabelle 28. Glasgow Coma Scale bei Klinikaufnahme

Beurteilte Patienten	Gesamt	In den Punktbereichen		
		15–20	9–6	5–3
	(*n*)	(*n*)	(*n*)	(*n*)
Gruppe 1	14	2	1	11
Gruppe 2	8	4	1	3
Gruppe 3	26	12	4	10
Gruppe 4	28	20	2	6
Gesamt	76	38	8	30

Die Analyse der während der Stabilisierungsphase durchgeführten Röntgendiagnostik (Tabelle 29) zeigt, daß bei jedem Patienten Thoraxaufnahmen angefertigt wurden. Die radiologische Abklärung des Schädels, der Wirbelsäule und des Beckens erfolgte bei 67–81 % aller Patienten, wobei diese Maßnahmen bei der Gruppe 1, bedingt durch die laufenden Reanimationsmaßnahmen, am unvollständigsten durchgeführt wurden. Einen festen Platz im Diagnostikregime hatten die Computertomographie und die Angiographie, die bei 1/3 bzw. bei 1/4 der Patienten zur Anwendung kamen.

44

Tabelle 29. Anzahl der Diagnostikmaßnahmen während der Stabilisierungsphase (mit Prozentangabe) bezogen auf die Gesamtzahl der Patienten

Gruppe	1	2	3	4	Gesamt	
	(n)	*(n)*	*(n)*	*(n)*	*(n)*	*(%)*
Patientenzahl	15	11	29	29	84	100
Rö-Thorax	15	11	29	29	84	100
Rö-Schädel	12	10	23	22	67	80
Rö-HWS	8	10	26	24	68	81
Rö-BWS	6	9	22	19	56	67
Rö-LWS	10	10	21	18	59	70
Rö-Becken	11	10	25	22	68	81
Rö-untere Extremität	5	10	20	18	53	63
Rö-obere Extremität	5	4	11	11	31	37
CT	5	3	9	9	26	31
Angiographie	2	6	8	7	23	25
Urographie	2	3	3	2	10	12
Sonographie	5	9	16	13	43	51
Lavage	13	9	26	22	70	83

Im Verlauf der Studie hat sich das Vorgehen bei der Abdominaldiagnostik geändert: Während anfangs die Peritoneallavage für jeden Schwerverletzten obligat war, erlangte im weiteren Verlauf die Ultraschalluntersuchung zunehmende Bedeutung; sie stellte seit 1988 das primäre Diagnostikverfahren dar. So wurden 9 Patienten ausschließlich sonographiert, 29 vor Durchführung der Peritoneallavage; 28mal wurde nur die invasive Untersuchungsmethode angewendet.

Zur urologischen Diagnostik und zur Beurteilung der Kreislauftherapie erhielten bis auf jeweils 2 Patienten der Gruppen 2, 3 und 4 sämtliche Patienten während der Stabilisierungsphase einen Blasenkatheter, und zwar durchschnittlich 10 min nach Eintreffen im Schockraum.

2.2.1.3.2 Therapiemaßnahmen

Während der Stabilisierungsphase wurden 39 Patienten im Schockraum intubiert (s. Tabelle 24). Die Intubation erfolgte im Durchschnitt 13 min nach Klinikaufnahme ohne signifikante Unterschiede zwischen den Gruppen.

28 Patienten bekamen eine Thoraxdrainage, 17 von ihnen innerhalb der ersten 15 min, 8 innerhalb 1 h. Bei 3 Patienten wurde die Drainage mit einer Verzögerung von 70, 115 bzw. 155 min gelegt.

Bis auf jeweils einen Patienten der Gruppen 1, 2 und 3 sowie 8 Patienten der Gruppe 4 erhielten sämtliche Patienten (87 %) einen zentralvenösen Verweilkatheter.

Zur Therapiesteuerung wurde bereits im Schockraum bei 58 Patienten (69 %) ein arterieller Katheter gelegt.

Wie bereits dargestellt, zeigten sich bei Klinikaufnahme tendenzielle Unterschiede zwischen den 4 Gruppen bezüglich der erhobenen Kreislaufparameter (Tabelle 27). Die Analyse der durchgeführten Volumentherapie während der Stabilisierungsphase (Tabelle 30) ergab einen signifikanten Unterschied (p $<$ 0,01) für die durchschnittliche Volumengesamtmenge zwischen Versterbenden (Gruppe 1 + 2) und Überlebenden (Gruppe 3 + 4). Dies gilt auch für sämtliche Einzelkomponenten wie kristalloide und kolloidale Lösungen, Plasma (ausschließlich in Form von Fresh-frozen-Plasma gegeben) und Blutersatz (ausschließlich als Erythrozytenkonzentrate verabreicht).

Tabelle 30. Durchschnittliche Volumensubstitution während der Stabilisierungsphase

	Kristalloide (ml)	Kolloide (ml)	FFP (ml)	Blut (ml)	Gesamt (ml)
Gruppe 1	3900	1200	760	1600	7460
Gruppe 2	3900	770	470	1200	6340
Gruppe 3	2500	560	200	300	3560
Gruppe 4	2600	670	40	250	3560

Der Unterschied bei der Volumentherapie drückte sich insbesondere aus in der Zahl der Transfusionen: So bekamen in den Gruppen 1 und 2 mit 13 bzw. 9 Patienten jeweils 90 % Blut substituiert, während der Anteil bei den Überlebenden der Gruppen 3 und 4 mit 10 bzw. 11 Patienten jeweils nur 1/3 betrug. Die differente Volumenmenge zwischen den primär und sekundär Verstorbenen war nicht signifikant. Die überlebenden Patienten der Gruppen 3 und 4 mit und ohne Organversagen bekamen während der Stabilisierungsphase durchschnittlich die gleichen Volumenmengen.

Der Erfolg der Kreislaufstabilisierung innerhalb der ersten 6 h nach dem Trauma ist in Tabelle 31 dargestellt. Dazu wurden die Meßwerte bei Klinikaufnahme (MZ 2) mit denen der nächsten Abnahme verglichen: Als Kreislaufstabilisierungskriterien wurden ein systolischer Blutdruckwert $>$ 90 mm/Hg, ein Schockindex $\leq$ 1 sowie ein Hämoglobinwert $>$ 9 g/dl angenommen. Diese 3 Kriterien zeigten in identischer Weise für alle primär überlebenden Patienten eine Verbesserung der Kreislaufsituation an.

Da 94 % der Patienten entweder präklinisch oder unmittelbar nach Klinikaufnahme intubiert wurden und vor der ersten Blutgasabnahme zunächst immer mit FiO_2 beatmet worden

Tabelle 31. Prozentangabe der erreichten Kreislaufstabilisierung bezogen auf die jeweilige Gesamtzahl der Patienten, bei Klinikaufnahme (MZ 2) und 6 h nach dem Trauma (MZ 3), ausgedrückt durch den RR-, Schockindex- und Hb-Wert

	Gruppe 2		Gruppe 3		Gruppe 4		Gesamt	
	MZ 2 (%)	MZ 3 (%)	MZ 2 (%)	MZ 3 (%)	MZ 2 (%)	MZ 3 (%)	MZ 2 (%)	MZ 3 (%)
RR $>$ 90 mmHg	55	73	83	90	83	97	78	96
Schockindex $\leq$ 1	45	64	76	97	76	93	71	90
Hb $>$ 9 g/dl	45	64	66	76	66	79	62	75

46

waren, läßt sich ein entsprechender Vergleich für die Stabilisierung der Atmungsfunktion nicht durchführen.

2.2.1.4 Operationen

Bei den 15 primär verstorbenen Patienten der Gruppe 1 wurde in 6 Fällen erfolglos versucht, durch eine notfallmäßige Sofortoperation der Stufe Ia das Leben des Patienten zu retten: 2mal erfolgte eine alleinige Notthorakotomie (Patienten Nr. 4 und 69), einmal mit dem Ziel der offenen kardiopulmonalen Reanimation in Verbindung mit einer Laparotomie (Patient Nr. 19). Auch bei 3 weiteren Patienten (Nr. 10, 71 und 26) war es nicht möglich, die intraabdominelle Massenblutung operativ zu stillen, wobei im 3. Fall bei zusätzlichem schweren Schädel-Hirn-Trauma simultan eine kranielle Dekompression durch osteoplastische Kraniotomie durchgeführt wurde.

Bei den 69 die Primärphase überlebenden Patienten wurden insgesamt 190 Operationen durchgeführt, wobei lediglich die primären bzw. geplanten sekundären Versorgungen mitgerechnet wurden (Tabelle 32). Entsprechend unserem diagnostischen und therapeutischen Stufenplan (Tabelle 6) teilen sich die Eingriffe in 82 Frühoperationen der Stufe III (innerhalb von 12 h nach dem Trauma) sowie 105 Spätoperationen der Stufe V (ab 12 h bis zum 14. Tag nach dem Trauma) auf. Sofortoperationen der Stufe Ia kamen hier nicht vor.

Tabelle 32. Durchgeführte Operationen (n = Anzahl)

	Frühoperation (n)	Spätoperation (n)	Gesamt (n)
Schädel-Hirn-Trauma	6	1	7
Gesichtsschädel	3	18	21
Auge	1	–	1
Thorax	1	–	1
Zwerchfellnaht	3	–	3
Abdomen	18	7	25
Bewegungsapparat	50	79	129
Gesamt	82	105	187

2.2.1.4.1 Schädel

Sechsmal wurde primär ein intraventrikulärer Druckabnehmer angelegt, 3mal nach Ausräumung von akuten epi- bzw. subduralen Hämatomen, 3mal bei anhaltend tiefer Bewußtlosigkeit und computertomographisch nachgewiesenem Hirnödem. Einmal wurde ein Druckabnehmer am 2. Tag sekundär implantiert.

Neben einer perforierenden Augenverletzung wurden 3 offene Gesichtsschädelverletzungen in der frühen operativen Phase versorgt; die Regelversorgung der Gesichtsschädelverletzungen fand jedoch in der späten Operationsphase statt. Bis auf eine Ausnahme erfolgten die kieferchirurgischen Rekonstruktionen sowie die HNO-ärztlichen Frontobasisrevisionen in 2 Sitzungen, wobei die kieferchirurgische Versorgung – durchschnittlich am 6. Tag (4.–8. Tag) – immer vor der HNO-ärztlichen Versorgung – durchschnittlich am 10,5. Tag (6.–23. Tag) – durchgeführt wurde.

2.2.1.4.2 Thorax

Wie bereits beschrieben, mußte von den 43 Thoraxverletzten ein Patient wegen massivster thorakaler Blutungen und Herzkreislaufstillstand primär thorakotomiert, operativ blutgestillt und offen reanimiert werden (Patient Nr. 83). Die 3 Zwerchfellrupturen wurden ebenfalls in der frühen Operationsphase jeweils über einen abdominellen Zugang versorgt. Alle übrigen Verletzungen konnten konservativ behandelt werden.

2.2.1.4.3 Abdomen

Im Gegensatz zu den Thoraxverletzungen mußten bis auf einige wenige Nierenkontusionen alle Abdominalverletzungen operativ versorgt werden, bei primärer Diagnosestellung immer in der frühen Operationsphase der Stufe III. Wie bereits dargestellt, konnten Versorgungen nach verzögerter bzw. primär fehlinterpretierter Diagnostik erst sekundär erfolgen. In der späten Operationsphase waren weiterhin 2 Cholezystektomien bei posttraumatischer akuter Cholezystitis sowie die Anlage von 2 Transversusschutzkolostomien erforderlich. Weiterhin mußte bei einem Patienten am 2. Tag eine akute gastrale Blutung operativ gestillt werden.

2.2.1.4.4 Bewegungsapparat

Am Bewegungsapparat waren insgesamt 129 operative Rekonstruktionen notwendig. Entsprechend dem hohen Anteil an offenen Verletzungen wurden 50 Frühoperationen sowie 79 geplante Spätoperationen durchgeführt. Die Eingriffe am Bewegungsapparat sind im einzelnen in Tabelle 33 zusammengestellt.

Tabelle 33. Durchgeführte Operationen am Bewegungsappart bei 69 Patienten (n = Anzahl)

	Frühoperation (n)	Spätoperation (n)	Gesamt (n)
Wirbelsäule	3	7	10
Becken	4	8	12
Obere Extremität	7	16	23
Oberschenkel	4	17	21
Unterschenkel	13	13	26
Sonstige untere Extremität	11	16	27
Amputationen	8	2	10
Gesamt	50	79	129

Primäre Querschnittsläsionen waren die Indikation zur frühen operativen Versorgung von Wirbelkörperfrakturen. Auch bei den Beckenverletzungen bestimmten die Begleitverletzungen in 4 Fällen die Indikation zur Frühoperation. Ansonsten wurden beide Verletzungsregionen sekundär in der späten Operationsphase versorgt, die Verletzungen der Wirbelsäule durchschnittlich am 6. Tag (2–17 Tage) nach Trauma, die des Beckens durchschnittlich nach 7 Tagen (1–15 Tage).

An der oberen Extremität waren 2 nicht reponierbare Humeruskopfluxationsfrakturen Ausnahmeindikationen zur primären offenen Reposition und Minimalosteosynthese mittels Kirschner-Drähten und Zuggurten; außerdem wurden 5 offene Frakturen primär versorgt. Die operative Stabilisierung der oberen Extremitäten erfolgte in der Mehrzahl der Fälle in der späten Operationsphase.

Die große Zahl der Primärversorgungen der unteren Extremität, insbesondere der Unterschenkel- und Fußregion, resulierte aus dem hohen Anteil offener Verletzungen. Hierzu gehören 3 Replantationen. Entsprechend stellte die Fixateur-externe-Osteosynthese bei den Frühverosrgungen das am häufigsten verwendete Verfahren dar. Bei den sekundären operativen Stabilisierungen wurde immer eine Mark- bzw. Verriegelungsnagelung angestrebt.

Wie bereits erwähnt, war bei 8 Amputationsverletzungen keine Rekonstruktion möglich; es erfolgen primäre Stumpfversorgungen. Von 4 replantierten Extremitäten mußten 2 sekundär amputiert werden, 2 konnten mit gutem funktionellen Ergebnis zur Ausheilung gebracht werden.

2.2.1.4.5 Spezielle Problematik der Oberschenkelfraktur

Bei der Frage des optimalen Operationszeitpunkts für die Frakturen des Bewegungsapparates beim Polytrauma steht insbesondere die operative Stabilisierung der Oberschenkelfraktur im Mittelpunkt der Diskussion. Ohne Berücksichtigung der 4 Amputationsverletzungen erlitten 20 Patienten 25 Frakturen des Femurs. Diese Verletzungen wurden bezüglich Schweregrad, Operationszeitpunkt, respiratorischem Versagen und lokal aufgetretenen Komplikationen analysiert (Tabelle 34).

Um den Vergleich mit anderen Kollektiven zu ermöglichen, wurde neben dem ISS [16] zusätzlich der in diesem Zusammenhang häufig verwendete HTI-ISS [10] berechnet. Dieser lag mit durchschnittlich 51 Punkten (Bereich: 29–75) wesentlich höher als der ISS mit durchschnittlich 40 Punkten (Bereich: 25–59). Die für das Gesamtkollektiv dargestellte prognostische Bedeutung des Thoraxtraumas zeigte sich auch für die Patienten mit Femurfrakturen: Von 9 Patienten mit zusätzlichem schweren Thoraxtrauma wiesen 7 Patienten ein primäres respiratorisches Versagen ab Klinikaufnahme auf. Vier dieser Patienten (Nr. 15, 23, 45, 54) mit HTI-ISS-Werten von 75, 59, 75 bzw. 75 Punkten verstarben nach 10, 14, 21 bzw. 3 Tagen. Bei 3 Patienten konnte wegen eines schweren primären Organversagens keine operative Stabilisierung der Femurfraktur durchgeführt werden. Die 4. Patientin (Nr. 15) hatte sich ab dem 7. Tag von dem primären respiratorischen Versagen erholt und die Femurschaftfraktur wurde am 8. Tag mittels Verriegelungsnagelung stabilisiert. Daraufhin entwickelte sich sofort ein ARDS, welches 2 Tage später zum Versterben im Multiorganversagen führte. Elf Patienten hatten Oberschenkelfrakturen ohne begleitendes Thoraxtrauma. Von den 3 Frühoperierten entwickelten 2 Komplikationen: Nach primärer Plattenosteosynthese einer 2gradig offenen Fraktur blieb die Frakturdurchbauung aus, und die Ausheilung erfolgte über einen Verfahrenswechsel auf Verriegelungsnagelung (Patient Nr. 24). Der 2. Patient (Nr. 72) entwickelte ein sekundäres respiratorisches Versagen vom 7.–9. Tag. Bei den 8 sekundär Versorgten dieser Gruppe konnte bei 2 Patienten die Erholung vom primären respiratorischen Versagen abgewartet werden. Von diesen 8

Tabelle 34. Bedeutung der Thoraxverletzung und des Operationszeitpunktes für Polytraumatisierte ($n = 20$) mit Femurfrakturen ($n = 25$). *ØISS Pkt.* durchschnittliche ISS-Punktzahl, *RV* respiratorisches Versagen

	Patienten	Frakturen	ØISS	RV primär	RV sekundär	Verstor-ben	Lokale Kompli-kation
	(n)	(n)	Pkt.	(n)	(n)	(n)	(n)
Oberschenkelfraktur + Thoraxtrauma	9	11	46	7	–	4	–
Primäroperation	–	–	–	–	–	–	–
Sekundäroperation	6	7	43	4	–	1	–
Keine Operation	3	4	53	3	–	3	–
Oberschenkelfraktur ohne Thoraxtrauma	11	14	34	2	1	–	2
Primäroperation	3	4	34	–	1	–	1
Sekundäroperation	8	10	34	2	–	–	1
Gesamt	20	25	40	9	1	4	2

Patienten entwickelte einer nach Wundheilungsstörungen im Bereich des Abdomens und Beckens eine Osteomyelitis des Femurs, welche die Weiterbehandlung mit dem Fixateur externe erforderlich machte (Patient Nr. 71).

2.2.1.5 Komplikationen

Von den 69, die Primärphase überlebenden Patienten entwickelten im Sinne der in Tabelle 5 angegebenen Definitionen 68 % Komplikationen, davon 58 % ein Organversagen und 10 % Infektionen ohne Funktionsstörungen. 32 % der Patienten hatten einen unauffälligen Krankheitsverlauf.

Die Art und Häufigkeit der einzelnen Komplikatikonen ist in Abb. 6 dargestellt.

Bei 20 Patienten (29 %) kam es zur Ausbildung eines Multiorganversagens (MOV), und zwar bei allen 11 sekundär verstorbenen Patienten der Gruppe 2 sowie bei weiteren 9 überlebenden Patienten. Somit betrug die Letalität des Multiorganversagens 55 %.

29 Patienten (42 %) wiesen eine Atemfunktionsstörung (Horovitz-Quotient < 280 und Notwendigkeit der maschinellen Beatmung für mindestens 48 h) im Sinne eines respiratorischen Versagens (RV) auf. Mit dem zusätzlichen röntgenologischen Nachweis eines interstitiellen Lungenödems ergab sich für 17 % der Patienten die Diagnose eines Adult Respiratory Distress Syndroms (ARDS).

Ebenso häufig wie das Lungenversagen kam das Leberversagen (LV) vor (42 %); 12 Patienten (17 %) entwickelten ein Nierenversagen (NV). Ein gastrointestinales Versagen (GI) bzw. ein Gerinnungsversagen (DIC) lagen bei jeweils 7 % der Patienten vor.

Bei 1/3 der Patienten begannen die Komplikationen innerhalb der ersten 3 Tage, bei 2/3 nach dem 3. Tag. Eine Sepsis entwickelte sich bei 20 % des Gesamtkollektivs, eine Pneumonie in 49 % der Fälle.

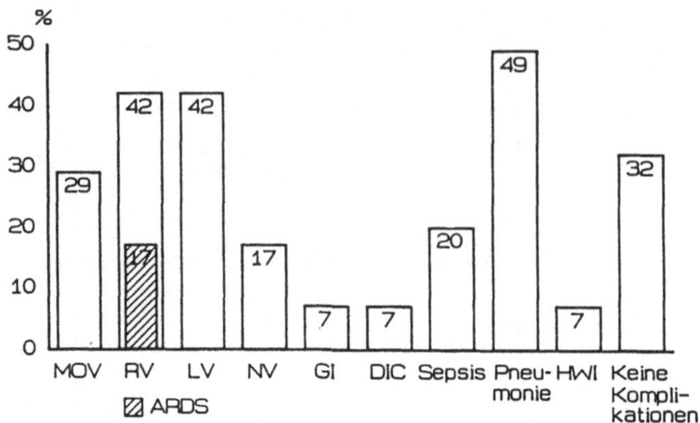

Abb. 6. Komplikationsrate (in %) bei 69 primär überlebenden Patienten (Definition: s. Tabelle 7; *MOV* Multiorganversagen, *RV* respiratorisches Versagen, *LV* Leberversagen, *NV* Nierenversagen, *GI* gastrointestinales Versagen, *DIC* Gerinnungsversagen, *HWI* Harnwegsinfekt)

2.2.1.5.1 Respiratorisches Versagen

Das respiratorische Versagen stellte gemeinsam mit Leberschäden die häufigste Organfunktionsstörung in unserem Patientenkollektiv dar. Es betraf 29 Patienten (mit allen Verstorbenen). Bei 11 Patienten trat die Lungenfunktionsstörung isoliert, bei 18 im Rahmen eines Multiorganversagens auf. Dabei manifestierte sich in 89 % der Fälle das Lungenversagen als erste Organdysfunktion. Es begann, im Gegensatz zu den übrigen Organkomplikationen, bei 59 % der Betroffenen bereits am Unfalltag in 68 % der Fälle innerhalb der ersten 3 Tage. Die respiratorische Funktionsstörung trat überdurchschnittlich häufig nach Verletzungen des Thorax (60 %) und der Kombination von Thorax- und Bewegungsapparatschäden (67 %) auf. Bei 9 von 11 Verstorbenen lag diese Verletzungskombination vor; von den 2 weiteren verstorbenen Patienten erlitt einer im Rahmen der Mehrfachverletzung ein schweres Thoraxtrauma ohne Bewegungsapparatverletzung und einer ein schweres Trauma des Bewegungsapparates ohne Thoraxverletzung. Dies zeigt, daß die lokale Organschädigung der Lunge offensichtlich ein wesentlicher Schrittmacher für die Ausbildung des respiratorischen Versagens und damit auch für den letalen Ausgang ist.

Die Beurteilung der täglich angefertigten Röntgenthoraxaufnahme erfolgte gemeinsam durch die Leiter der Röntgenabteilung und der Intensivstation. Dabei war es häufig ausgesprochen schwierig, zwischen Lungenkontusion, pneumonischen Infiltraten und interstitiellem Lungenödem zu unterscheiden. Während Kontusion, Lobärpneumonie und auch die peribronchiale pneumonische Infiltration in der Regel gut abgrenzbar sind, läßt sich röntgenologisch oft nicht zwischen interstitiellem Ödem und pneumonischem Infiltrat unterscheiden. Die Differentialdiagnose mußte in diesen Fällen aufgrund klinischer Kriterien (Infektionszeichen, Krankheitsverlauf, Beatmungsparameter) vorgenommen werden. So wurde in gemeinsamer Entscheidung bei 12 Patienten (17 %) die Diagnose ARDS gestellt; von diesen verstarben 8 im Multiorganversagen.

2.2.1.5.2 Leberversagen

Ebenso häufig wie das Lungenversagen manifestierte sich das Leberversagen (29 Patienten = 42 %). Im Gegensatz zur respiratorischen Dysfunktion begann die hepatische Störung überwiegend ab dem 4. Tag (86 %), und zwar gleichhäufig zum Ende der 1. wie zum Beginn der 2. Woche. Bei 2 Patienten waren Vorschäden infolge einer Lebervorerkrankung bekannt. Ein direkter Zusammenhang zwischen der Massentransfusion und dem durch einen Bilirubinwert > 3 mg/dl definierten Organschaden konnte in 3 Fällen angenommen werden: Der erste Patient hatte – bei primärem Leberversagen, vom 1. bis zum 11. Tag andauernd und mit einem Bilirubinmaximalwert von 10,1 mg/dl – innerhalb der ersten 3 Tage über 8 l Blutkonzentrate substituiert bekommen. Ein weiterer Patient erhielt innerhalb der ersten 48 h über 11 l Blut tansfundiert, das Leberversagen trat jedoch – mit einem Bilirubinmaximalwert von 5,89 mg/dl – erst zwischen dem 6. und 8. Tag auf. Der dritte Patient bekam am ersten Tag 2,75 l und dann im Verlauf der folgenden 2 Tage nochmals 2 l Erythrozytenkonzentrat substituiert. Das Leberversagen manifestierte sich hier zwischen dem 5. und 8. Tag. Bei den übrigen 26 Patienten war kein diesbezüglicher Zusammenhang zu erkennen. Alle 11 im Multiorganversagen verstorbenen Patienten hatten neben dem respiratorischen Versagen auch ein Leberversagen. Auch der Anteil am Multiorganversagen entsprach mit 90 % dem der Lungenfunktionsstörung.

2.2.1.5.3 Nierenversagen

Zwölf Patienten (17 %) entwickelten ein Nierenversagen, davon verstarben 8. Das Nierenversagen trat niemals isoliert auf, sondern immer im Rahmen eines Multiorganversagens. Bis auf eine Ausnahme begann die Organfunktionsstörung stets sekundär nach vorbestehendem respiratorischen Versagen.

Das Auftreten des Nierenversagens war Ausdruck schwersten Organversagens: Bei einer Letalität von 28 % für Patienten mit isoliertem Organversagen (n = 40) stieg diese beim Auftreten eines Multiorganversagens (n = 20) auf 55 % an; war dabei ein Nierenversagen (n = 12) beteiligt, so betrug die Letalität 67 %.

Bei 8 Patienten wurde die Nierenfunktion extrakorporal mittels Hämofiltration bzw. Dialyse ersetzt. Drei Nierenversagen traten präfinal innerhalb der letzten 24 h vor dem Ableben auf. Bei infauster Prognose wurde keine spezifische Therapie mehr durchgeführt. Ein Patient erholte sich spontan.

Das Nierenversagen wurde von uns durch einen Serumkreatininwert ≥ 2 mg/dl definiert. Weder die Kreatininclearance noch die freie Wasserclearance ergaben bezüglich der Definition bzw. des Beginns dieser Funktionsstörung eine zusätzliche Aussage.

Das primäre Schockgeschehen, ausgedrückt durch den systolischen Blutdruckwert und den Schockindex nach Allgöwer, erlaubten keinerlei Vorhersage für das Auftreten eines Nierenversagens: So wiesen von den 12 Patienten mit diesem Versagen bei Klinikaufnahme 5 Patienten einen systolischen Blutdruckwert < 90 und 7 Patienten > 90 mmHg auf. Der Schockindex nach Allgöwer liegt für 10 Patienten mit Nierenversagen vor und betrug in 4 Fällen < 1, in 6 Fällen > 1.

Bei allen Patienten kündigte sich das Nierenversagen durch eine reduzierte Urinausscheidung an. Diese Beobachtung ist jedoch nicht spezifisch für die Ausbildung einer tatsächlichen Organstörung: auch andere Patienten hatten Phasen reduzierter Ausscheidung ohne ein manifestes Nierenversagen zu entwickeln.

2.2.1.5.4 Gastrointestinales Versagen

Bei einem Patienten mußte eine gastrale Streßblutung am 2. posttraumatischen Tag operativ versorgt werden. Vier Patienten entwickelten eine posttraumatische Cholezystitis. Diese wurde durch den typischen klinischen Untersuchungsbefund mit Druckschmerz im rechten Oberbauch und zusätzlich durch ein positives sonographisches Ergebnis diagnostiziert. Letzteres ist charakterisiert durch den Nachweis einer vergrößerten Gallenblase mit vermehrten Binnenechos und verdickter Gallenblasenwand [255]. Von den 4 Patienten mit diagnostizierter Cholezystitis mußten 2 wegen septischer Beschwerden cholezystektomiert werden, bei 2 Patienten heilte die Cholezystitis spontan aus.

2.2.1.5.5 Gerinnungsversagen (DIC)

Fünf Patienten (7 %) entwickelten ein Gerinnungsversagen, und zwar immer im Rahmen eines Multiorganversagens. Bei einem Patienten trat es infolge massiver Blutverluste durch Hämatopneumothorax beidseits, Milz-, Leber- und Urethraruptur sowie komplexer Oberschenkelfrakturen bereits primär am 1. Tag auf. Bei den übrigen Patienten war kein direkter Blutverlust nachweisbar; das Gerinnungsversagen entwickelte sich jeweils im späteren Verlauf des Multiorganversagens. Von diesen 5 Patienten verstarben 4.

2.2.1.5.6 ZNS-Versagen

Bei den sedierten und beatmeten Patienten ist die neurologische Beurteilung schwierig. Ein ZNS-Versagen wurde dann angenommen, wenn ein Delir oder Durchgangssyndrom vorlag, welches zu einer Verlängerung der Beatmungsdauer über 48 h führte. Unter Zugrundelegung dieser Definition hatten 6 Patienten ein ZNS-Versagen, wobei in 2 Fällen nicht eindeutig geklärt werden konnte, ob es sich tatsächlich um ein Durchgangssyndrom im Sinne eines Organversagens oder um ein Alkoholentzugsdelir gehandelt hatte. Keiner der so definierten Patienten mit ZNS-Versagen verstarb.

2.2.1.5.7 Multiorganversagen

Bei 20 Patienten (29 %) lag ein Multiorganversagen vor. Dieses hat bei sämtlichen 11 sekundär Verstorbenen, darüber hinaus aber auch bei 9 überlebenden Patienten bestanden.

Lungen- und Leberversagen kamen mit jeweils 90 % gleichhäufig vor, wobei, bis auf 2 Ausnahmen, das respiratorische Versagen als erste Organfunktionsstörung auftrat. Bei den Überlebenden waren in der Regel 2 Organsysteme beteiligt (n = 6), in 2 Fällen 3, in einem Fall 4. Von den 11 Verstorbenen waren 6mal 4, 3mal 3 und 2mal 2 Organsysteme betroffen. Die Patienten verstarben durchschnittlich nach 16 Tagen, die kürzeste Überlebenszeit betrug 3 Tage, die längste 28 Tage.

Der Multiple Organ Failure Score (MOF-Score) nach Goris [67] wurde für alle Patienten für jeden der 14 Untersuchungstage ermittelt. 13 Patienten wiesen nach dem 3. Tag eine schwere Form des Multiorganversagens, ausgedrückt durch einen MOF-Score ≥ 5, auf; von diesen Patienten verstarben 10 (77 %).

2.2.1.5.8 Infektion und Sepsis

39 Patienten (57 %) erlitten Infektionen, 31mal mit und 8mal ohne zusätzliche Organ-funktionsstörungen. Die Häufigkeit der verschiedenen Infektionsformen ist in Tabelle 35 angegeben. Dabei ist zu berücksichtigen, daß 10 Patienten gleichzeitig mehrere der aufgeführten Infektionsherde aufwiesen.

Tabelle 35. Häufigkeit der Infektionen (Prozentangabe) bezogen auf die Gesamtpatientenzahl

Infektion	(n)	%
Pneumonie	34	49
Harnwegsinfekt	5	7
Wundinfekt	11	16
Sepsis	14	20

Lediglich 5 Patienten erlitten eine infektiöse Komplikation ohne Lungenbeteiligung. Es handelte sich dabei um 3 Patienten mit isolierten Wundinfektionen, einen Patienten mit alleinigem Harnwegsinfekt sowie einen Patienten mit Sepsis bei positiver Blutkultur ohne Nachweis eines Lokalinfekts. Außer bei diesem Patienten war bei allen übrigen Sepsisfällen immer die Lunge mitbeteiligt.

Jeder 2. Patient (n = 34) hatte eine Pneumonie. Deren Anteil war bei den 43 Patienten mit schwerem Thoraxtrauma etwas häufiger (n = 24,56 %) als bei den 26 Patienten ohne Thoraxbeteiligung (n = 10,38 %). Dabei schien die direkte Organschädigung nur eine untergeordnete Rolle zu spielen. So bestand kein signifikanter Unterschied in der Pneumonierate für Thoraxverletzte mit und ohne Lungenkontusion: Diese betrug für die 18 Patienten mit Lungenkontusion 50 %, für die 25 Patienten ohne Nachweis des direkten Organschadens 60 %. Von entscheidendem Einfluß auf die Pneumonierate war jedoch die Beatmungsdauer (Tabelle 36).

Tabelle 36. Beatmungszeiten für sekundär Verstorbene sowie Überlebende mit und ohne Organversagen (Gruppen 2–4) und für Patienten mit und ohne Pneumonie

	Beatmungszeit				
	(Tage)				(im Durchschnitt)
	< 3	3–5	6–8	> 8	
Patienten	n	n	n	n	Tage
Bei Gruppe 2	–	1	1	9	15,8
3	1	2	7	19	12,5
4	12	8	5	4	4,7
Mit Pneumonie	1	1	9	23	16,8
Ohne Pneumonie	12	10	4	9	5,6

24 Patienten wurden weniger als 5 Tage beatmet. Davon blieben 22 ohne Pneumonie, lediglich 2 (8 %) hatten die Kriterien der lokalen Infektion erfüllt. Im Gegensatz dazu entwickelten von 45 Patienten, bei denen die Beatmungszeit mehr als 5 Tage betrug, 32 (71 %) eine Pneumonie. Aus Tabelle 29 geht auch hervor, daß die Beatmungszeit durch das Auftreten und die Schwere des Organversagens bestimmt wurde. So betrug die durchschnittliche Beatmungszeit der im Multiorganversagen verstorbenen Patienten (Gruppe 2) 15,8 Tage, die der Überlebenden mit Organversagen (Gruppe 3) 12,5 Tage. Die Tatsache, daß die überdurchschnittliche Beatmungszeit der Patienten mit Pneumonie mit 16,8 Tagen noch etwas länger war, deutet darauf hin, daß die Infektion ihrerseits zu einer weiteren Verlängerung der Beatmungszeit führte.

2.2.1.5.9 Beziehung zwischen Organversagen und Infektion

Schweres Organversagen ist offensichtlich nicht gleichbedeutend mit Infektion: Von den 20 Patienten mit Multiorganversagen hatten 1/3 (n = 7) keine Infektion und 2/3 (n = 13) keine Sepsis. Selbst von den 11 Verstorbenen zeigten 3 keine Infektions- und 6 keine Sepsiszeichen.

Zur weiteren Analyse des Zusammenhangs zwischen Organversagen und Infektion wurde der Beginn der Komplikationen untersucht:

Bei 27 Patienten lag der Beginn des Organversagens innerhalb der ersten 3 Tage. Ein Drittel dieser Gruppe hatte keine Infektion. Trat eine solche auf, so manifestierte sie sich in 72 % der Fälle erst mindestens 2 Tage nach der Diagnose der Organfunktionsstörung.

Bei 13 Patienten begann das Organversagen nach dem 3. Tag. Drei dieser Patienten hatten keine Infektion, 6 keine Sepsis. 10 Patienten entwickelten eine Infektion. Diese wurde im Gegensatz zum Auftreten beim frühen Organversagen in 90 % kurz vor oder zumindest gleichzeitig mit dem Beginn der verzögert auftretenden Organfunktionsstörung diagnostiziert.

2.2.2 Laborchemische Ergebnisse

Sämtliche untersuchten Parameter wurden über den gesamten 14tägigen Beobachtungszeitraum als Mittelwertskurven (mit SEM) getrennt für die 3 die Primärphase überlebenden Patientengruppen dargestellt.

Gruppe 2: letales Organversagen (n = 11)
Gruppe 3: reversibles Organversagen (n = 29)
Gruppe 4: ohne Organversagen (n = 29)

2.2.2.1 Klinisch-chemische Routineparameter

2.2.2.1.1 Hämoglobin, Hämatokrit, pH-Wert

Als Maß für den Blutverlust bzw. den infusionsbedingten Verdünnungseffekt sowie die schockinduzierte Azidose wurden die Klinikaufnahmebefunde für Hämoglobin und Hämatokrit bwz. den pH-Wert ausgewertet (Tabelle 37).

Tabelle 37. Anzahl (bzw. prozentualer Anteil) der Patienten in den 3 Gruppen mit den angegebenen Grenzwerten für Hämoglobin (Hb), Hämatokrit (Hk) und pH-Wert bei Klinikaufnahme

	Hb ($\leq$ 9 mg/dl)		Hk ($\leq$ 40 %)		pH ($<$ 7,30)	
	n	*%*	*n*	*%*	*n*	*%*
Gruppe 2	6	55	11	100	9	82
Gruppe 3	8	29	25	89	14	48
Gruppe 4	10	36	20	89	5	17
Gesamt	24	36	56	84	28	41

Die prozentualen Anteile pathologischer Hb- und Hk-Werte lassen keine signifikanten Unterschiede zwischen den 3 Gruppen erkennen. Dies gilt ebenfalls für veränderte Grenzwerte (Hb: 8 bis 12 mg/dl; Hk: 30–40 %).

Dagegen zeigt der pH-Wert eine deutliche Differenzierung zwischen Versterbenden und Überlebenden.

Nachdem alle 3 Parameter therapeutische Zielgrößen darstellen, ergaben sich im weiteren Untersuchungsblauf keine relevanten Abweichungen mehr zwischen den 3 Gruppen.

2.2.2.1.2 Thrombozyten, Leukozyten

Die Thrombozytenwerte (Abb. 7) lagen bei Klinikaufnahme für alle Patienten im Normbereich. In den folgenden Stunden kam es zu einem raschen Abfall, welcher bei den später

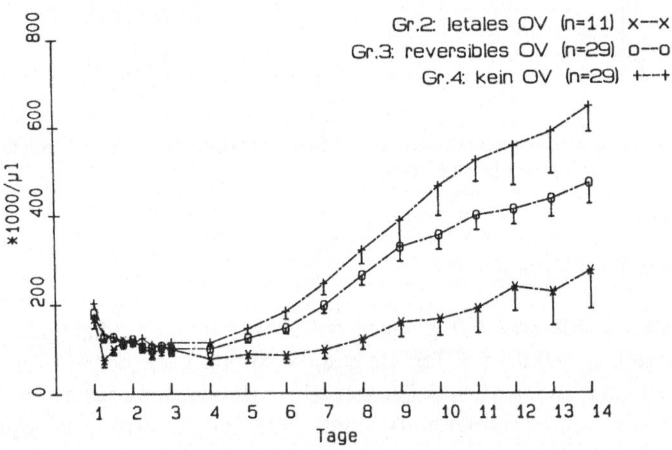

Abb. 7. Mittelwertverläufe der Thrombozytenzahlen bei Versterbenden und Überlebenden mit und ohne Organversagen (*OV*); ($\overline{x}$ $\pm$ SEM)

56

Versterbenden 6 h nach dem Trauma (Minimum) signifikant ($p < 0,05$) ausgeprägt ist als bei den Überlebenden. Bis zum 3. Tag nach dem Trauma blieben die Thrombozytenwerte im Durchschnitt auf einem Niveau von 100 000/μl. Ab dem 4. Untersuchungstag ergab sich ein für die 3 Gruppen unterschiedlich ausgeprägter Wiederanstieg mit einer besonders deutlichen Verzögerung bei den Versterbenden; bei diesen sind die Endwerte nach 14 Tagen mit durchschnittlich 200 000/μl signifikant niedriger als bei den Überlebenden, wo sie mit tendenziellen Unterschieden zwischen den Patienten mit und ohne Organversagen zum Ende des Untersuchungszeitraums Werte von 400 000–600 000/μl erreichten. Ab dem 5. Tag bestehen signifikante Unterschiede zwischen den Thrombozytenzahlen von Versterbenden und Überlebenden ($p < 0,01$).

Die Patienten aller Gruppen wiesen bei Klinikaufnahme eine mäßige Leukozytose auf (Abb. 8). Analog wie bei den Thrombozyten erfolgte dann ein rascher Abfall der Leukozytenwerte auf ein Minimum 12–18 h nach dem Trauma. Bezüglich dieser Minimalwerte bestehen signifikante Unterschiede zwischen Versterbenden und Überlebenden ($p < 0,01$). Danach erfolgte ein Wiederanstieg bis zum 3. Tag auf Werte im oberen Normbereich. Im weiteren 14tägigen Untersuchungszeitraum ist weder eine Differenzierung zwischen Versterben und Überleben, noch zwischen Organversagen und Nichtorganversagen mittels der Leukozytenwerte möglich. Bei allen Patientengruppen spiegeln die Kurvenverläufe der Mittelwerte die anhaltende Leukozytose wieder.

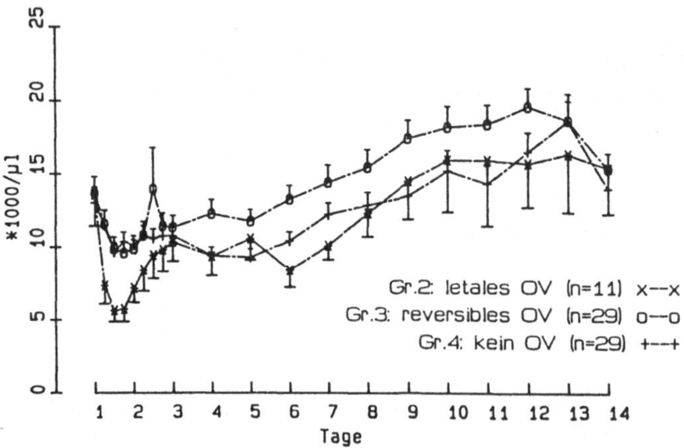

Abb. 8. Mittelwertverläufe der Leukozytenzahlen bei Versterbenden und Überlebenden mit und ohne Organversagen (*OV*); ($\bar{x} \pm$ SEM)

2.2.2.1.3 Bilirubin

Vom 2. bis zum 4. Tag lagen bei allen Patienten mäßiggradig erhöhte Bilirubinwerte vor (Abb. 9). Ab dem 5. Tag stiegen die Serumwerte der Versterbenden mit großen Streubreiten stark, die der Überlebenden mit Organversagen gering an. Die Bilirubinkonzentrationen von Patienten mit komplikationslosem Verlauf verblieben während des gesamten Untersuchungszeitraums auf dem gleichen Niveau. Ab Beginn der 2. Woche zeigen sich signifikante Unterschiede zwischen Versterbenden und Überlebenden ($p < 0,01$).

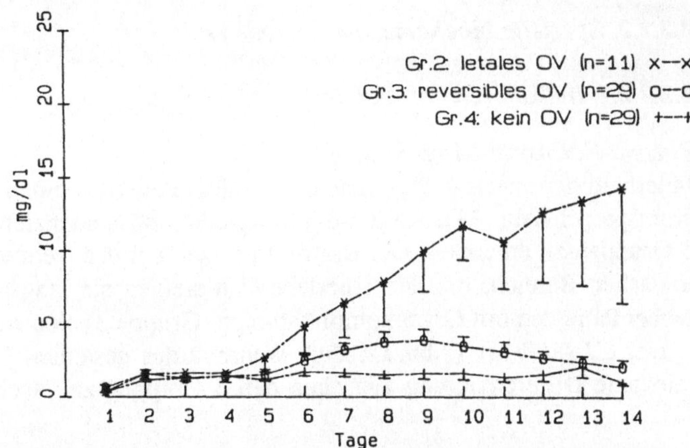

Abb. 9. Mittelwertverläufe des Bilirubins bei Versterbenden und Überlebenden mit und ohne Organversagen (*OV*); ($\bar{x}$ ± SEM)

2.2.2.1.4 Kreatinkinase (CK)

Die Kreatinkinase (Abb. 10) zeigte nach Normalkonzentrationen bei Klinikaufnahme einen raschen Anstieg zu Maximalwerten zwischen dem 2. und 3. Tag. Bei großen Schwankungen um den Mittelwert ist die Freisetzung bei den überlebenden Patienten mit Organversagen der Gruppe 3 am stärksten ausgeprägt. Ab dem 3.–4. Tag begann bei sämtlichen Patienten der Abfall der Serumspiegel; ab dem 10.–12. Tag hatten die Mittelwerte aller Gruppen ohne Differenzierung erneut Normalwerte erreicht.

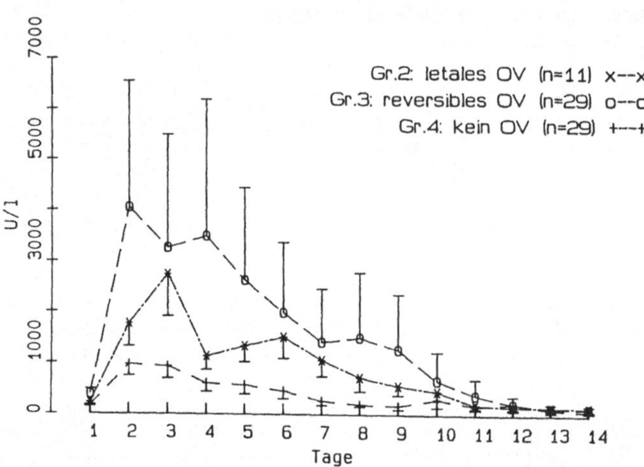

Abb. 10. Mittelwertverläufe der Kreatinkinase bei Versterbenden und Überlebenden mit und ohne Organversagen (*OV*); ($\bar{x}$ ± SEM)

58

2.2.2.2 Spezielle biochemische Parameter

2.2.2.2.1 Indikatoren der Aktivierung humoraler proteolytischer Kaskadensysteme

Plasma-Kallikrein-Kinin-System
Innerhalb der ersten 4 Tage hatten sämtliche Patienten einen anhaltend niedrigen *Prokalli-kreins*piegel (Abb. 11). Ab diesem Zeitpunkt sind tendenzielle Unterschiede zwischen den 3 Gruppen zu erkennen. Die Konzentrationen bei den Versterbenden verbleiben im patho-logischen Bereich, bei den Überlebenden steigen sie langsam in den Normalbereich an, wobei Patienten mit Organkomplikationen (Gruppe 3) eine verzögerte Zunahme aufweisen.

Der *C1-Inhibitor* (Abb. 12.) läßt während des gesamten Untersuchungszeitraums keine relevante Differenzierung zwischen den 3 Gruppen zu. Nach dem Minimalwert 6 h nach

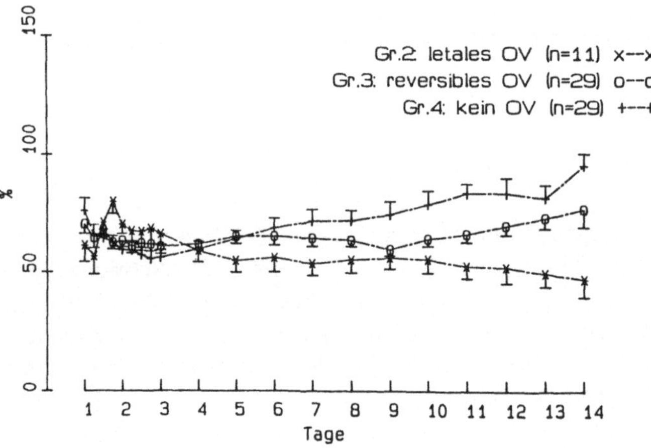

Abb. 11. Mittelwertverläufe des Plasmaprokallikreins bei Versterbenden und Überlebenden mit und ohne Organversagen (*OV*); ($\bar{x} \pm$ SEM)

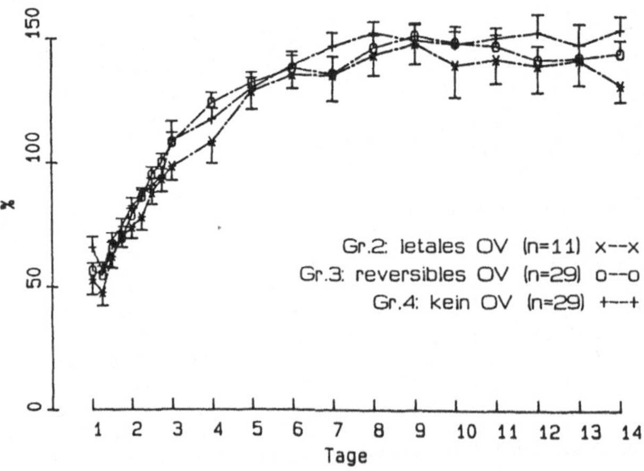

Abb. 12. Mittelwertverläufe des C1-Inhibitors bei Versterbenden und Überlebenden mit und ohne Organversagen (*OV*); ($\bar{x} \pm$ SEM)

dem Trauma steigen die Mittelwerte für alle Patienten kontinuierlich durch Plasmafaktoren-
ersatz und Synthesesteigerung, bedingt durch die Akutphasenreaktion, an und erreichen ab
dem 3. Tag bereits den Normbereich. Ab dem 7. Tag ist dann erstaunlicherweise bei den
Patienten aller 3 Gruppen ein bis zum Ende des Beobachtungszeitraums anhaltend hoher
Inhibitorspiegel (140–150 % der Norm) erreicht.

Gerinnung
Prothrombin (Abb. 13) ist bereits bei Klinikaufnahme bei den Patienten aller 3 Gruppen
stark erniedrigt, wobei außerdem ein signifikanter Unterschied zwischen Patienten mit
späteren Organkomplikationen (Gruppe 2 und 3) und solchen mit komplikationslosem
Verlauf (Gruppe 4) besteht.

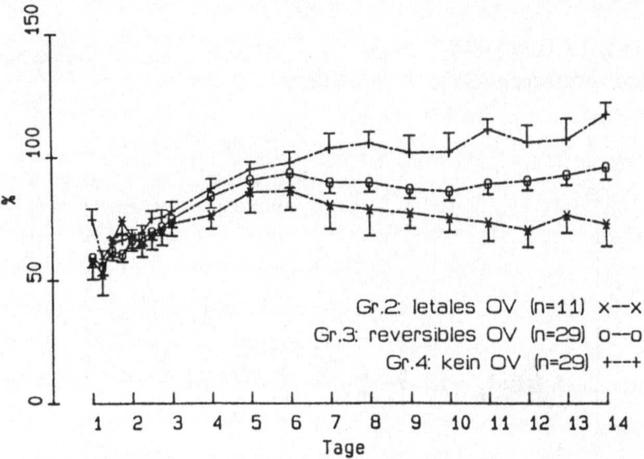

Abb. 13. Mittelwertverläufe des Prothrombins bei Versterbenden und Überlebenden mit und ohne
Organversagen (*OV*); ($\bar{x} \pm$ SEM)

Die Minimalwerte sind bei allen Patienten 6 h nach dem Trauma erreicht, d. h. nach
Ablauf der Stabilisierungsphase. Von da ab kommt es zu einem kontinuierlichen Anstieg
des Prothrombins ohne wesentlichen Unterschied zwischen den 3 Gruppen bis zum 6. Tag
auf Werte zwischen 70 und 90 % der Norm. Im weiteren Verlauf erreichen die Patienten
der Gruppe 4 Durchschnittswerte um bzw. etwas über 100 %, während die der Gruppe 3
weiterhin bei 70–90 % verblieben.

Die Prothrombinkonzentration der Gruppe der versterbenden Patienten fällt dagegen
erneut unter 80 % ab. Ab dem 7. Tag ist der Unterschied zwischen Patienten mit und
ohne Organkomplikatikonen signifikant ($p < 0,05$), ab dem 10. Tag auch der zwischen
Versterbenden und Überlebenden ($p < 0,05$).

Bei Klinikaufnahme waren die beiden gerinnungshemmenden Proteine, nämlich der Inhibitor *Antithrombin III* (Abb. 14) sowie das die Kofaktoren Va und VIIIa inaktivierende
Enzym *Protein C* (Abb. 15), bei allen 3 Gruppen unterschiedlich stark erniedrigt. Bereits
dieser erste AT-III-Wert differenziert dabei mit $p < 0,05$ zwischen später Versterbenden
und Überlebenden. Für Protein C sind dagegen die erkennbaren Unterschiede statistisch
nicht signifikant. AT III fiel bis zum Ende der Stabilisierungsphase bei allen Patienten

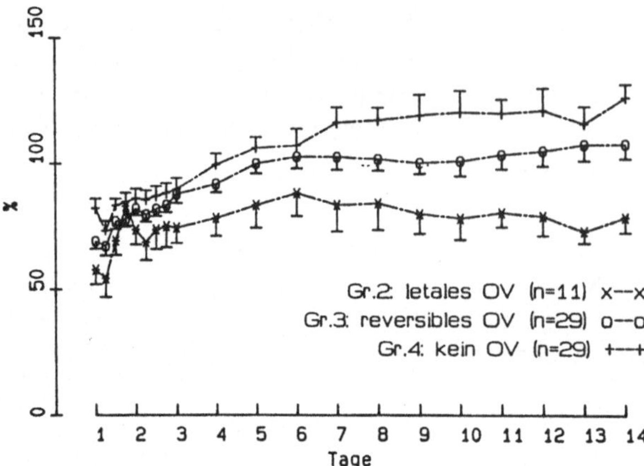

Abb. 14. Mittelwertverläufe des Antithrombin III bei Versterbenden und Überlebenden mit und ohne Organversagen (*OV*); ($\bar{x}$ ± SEM)

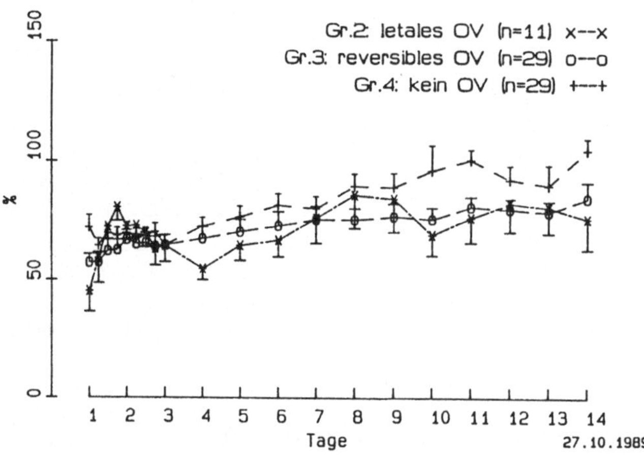

Abb. 15. Mittelwertverläufe des Protein C bei Versterbenden und Überlebenden mit und ohne Organversagen (*OV*); ($\bar{x}$ ± SEM)

nochmals etwas ab. Im weiteren Verlauf zeigte es ein ähnliches Verhalten wie Prothrombin, allerdings mit deutlicherer Differenzierung zwischen den 3 Gruppen, die ab Beginn der 2. Woche statistisch signifikant wird ($p < 0,05$). Die Protein-C-Konzentration stieg im Gegensatz dazu bei den Patienten aller Gruppen stetig an, ohne daß signifikante Abweichungen zwischen ihnen erkennbar werden.

Das Akutphasenprotein *Faktor-VIII-Antigen* (Abb. 16) bewegte sich bei allen Patienten trotz eines deutlichen Abfalls zur 6. Stunde nach dem Trauma immer im Normbereich und erreichte ab dem 4. Tag die obere Normgrenze. Die Konzentrationen der Patienten der Gruppe 4 verblieben auch im weiteren Verlauf in diesem Bereich; demgegenüber steigen sie bei den Patienten der Gruppen 2 und 3 stetig an, ohne daß dies jedoch zu signifikanten Unterschieden zwischen Patienten mit und ohne Organkomplikationen führt.

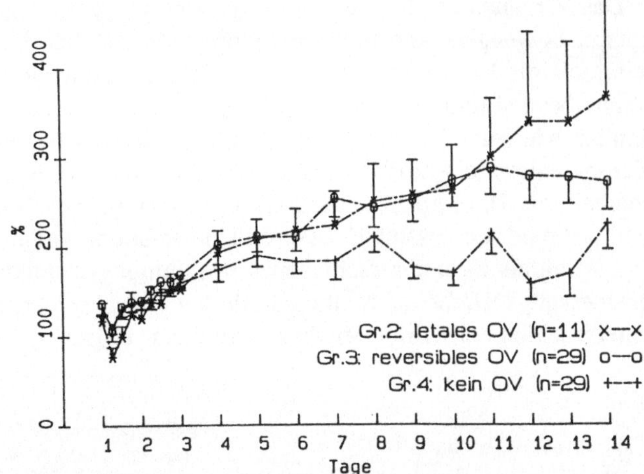

Abb. 16. Mittelwertverläufe des Faktor-VIII-Antigens bei Versterbenden und Überlebenden mit und ohne Organversagen (*OV*); ($\bar{x} \pm$ SEM)

Fibrinolyse

Plasminogen (Abb. 17) läßt ein dem Prokallikrein (s. Abb. 11) nahezu identisches Verlaufsbild der Mittelwertkurven erkennen. Innerhalb der ersten 48 h weisen sämtliche Patienten einen anhaltend niedrigen Plasminogenwert von 60–70 % auf. Während die Plasmaspiegel bei den später versterbenden Patienten auf diesem Niveau, d. h. im pathologischen Bereich, verblieben, erreichten die Werte in den beiden überlebenden Patientengruppen ab dem 4. Tag wieder den Normalbereich. Von diesem Zeitpunkt an zeigt sich dann ein signifikanter Unterschied ($p < 0,05$) zwischen Versterbenden (Gruppe 2) und Überlebenden (Gruppe 3 und 4), ohne zusätzlicher Differenzierung zwischen den Gruppen 3 und 4.

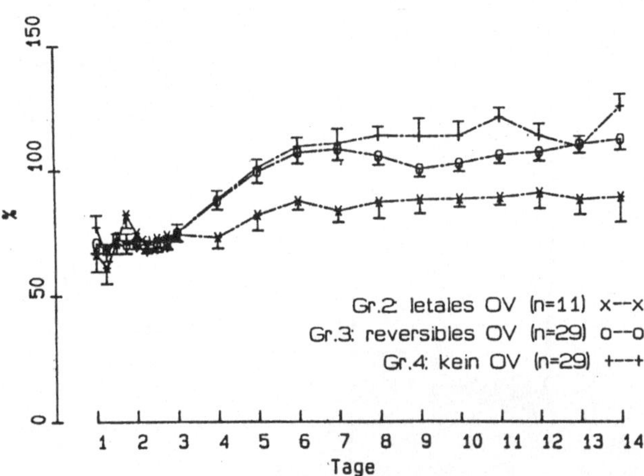

Abb. 17. Mittelwertverläufe des Plasminogens bei Versterbenden und Überlebenden mit und ohne Organversagen (*OV*); ($\bar{x} \pm$ SEM)

Das Verhalten der Inhibitoren des Fibrinolysesystems und des Kallikrein-Kinin-Systems entspricht weitgehend dem der zugehörigen Proenzyme: *α2-Plasmininhibitor* (Abb. 18) läßt lediglich mit den Minimalwerten bei Klinikaufnahme eine Differenzierung zwischen später Versterbenden und Überlebenden ($p < 0.01$) zu. Danach erfolgt bei sämtlichen Patienten, ähnlich wie beim C1-Inhibitor (s. Abb. 12), eine rasche, gleichmäßig verlaufende Normalisierung aufgrund von Plasmasubstitution und der Synthesesteigerung infolge der Akutphasenreaktion. Die Spiegel aller 3 Gruppen lagen dadurch ab dem 4. posttraumatischen Tag und während des gesamten weiteren Untersuchungsverlaufs etwas über dem Normbereich.

Die mittels zweier verschiedener Bestimmungsmethoden (Aktivitäts- und Konzentrationsmessung) erhobenen Meßwerte für den *Gewebeplasminogenaktivator* (Abb. 19 und 20) unterscheiden bei Klinikaufnahme signifikant zwischen Patienten mit späteren Organkom-

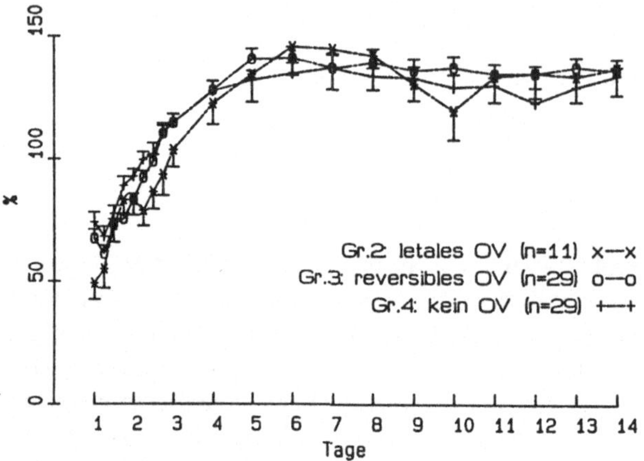

Abb. 18. Mittelwertverläufe des α2-Plasmininhibitors bei Versterbenden und Überlebenden mit und ohne Organversagen (*OV*); ($\overline{x} \pm$ SEM)

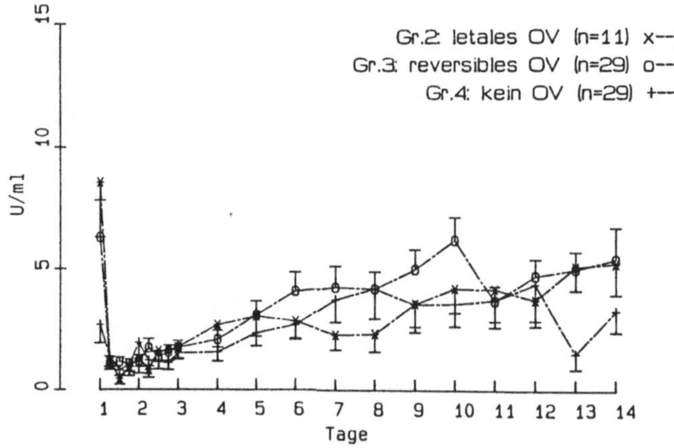

Abb. 19. Mittelwertverläufe der t-PA-Aktivität bei Versterbenden und Überlebenden mit und ohne Organversagen (*OV*); ($\overline{x} \pm$ SEM)

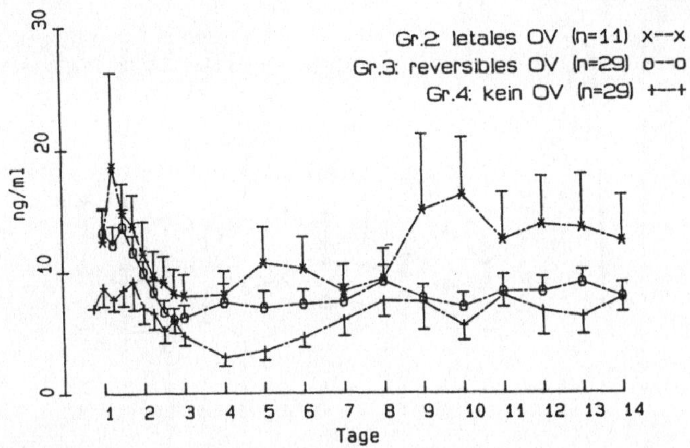

Abb. 20. Mittelwertverläufe der t-PA-Konzentration bei Versterbenden und Überlebenden mit und ohne Organversagen (*OV*); ($\bar{x}$ ± SEM)

plikationen und solchen mit komplikationslosem Verlauf ($p < 0,05$). Im weiteren Verlauf ergibt sich jedoch ein unterschiedliches Ergebnis:

Die Aktivitätsmessung (Abb. 19) zeigt ein Maximum bei Klinikaufnahme. Dieses Aktivitätsmaximum fällt zunächst innerhalb weniger Stunden fast bis auf Null ab, um dann im weiteren Untersuchungsverlauf bei allen Patienten mehr oder weniger kontinuierlich auf Werte zwischen 3 und 5 U/ml anzusteigen. Bis zum Ende des Beobachtungszeitraums ist damit keine weitere Differenzierung zwischen den Gruppen möglich.

Die immunologischen Konzentrationsmessungen (Abb. 20) ergaben dagegen für alle 3 Gruppen einen deutlich langsameren Abfall des Gewebeplasminogenaktivators bis zum 3. bis 4. Tag. Bis zum Ende der ersten Woche verblieben sodann bei allen Patientengruppen die Werte im Normbereich (bis 10 ng/ml), wobei – immunologisch gemessen – deutliche Unterschiede zwischen Patienten mit und ohne Komplikationen bestehen. In der 2. Woche stiegen die Konzentrationen bei den Versterbenden erneut an und differenzierten nun zeitweise (obgleich mit großem SEM-Abweichungen) zwischen Überlebenden und Versterbenden.

Der als Akutphasenprotein reagierende *t-PA-Inhibitor* nahm posttraumatisch im Plasma aller Patienten exzessiv zu und erreichte nach 12–18 h Maximalwerte (Abb. 21), um danach rasch bis zum 3. bis 4. Tag abzufallen. Ab dem 2. Tag nach dem Trauma bestehen zwar während des gesamten Verlaufs tendenzielle Unterschiede zwischen den Mittelwerten aller 3 Gruppen, ohne daß diese jedoch über einen mehrtägigen Zeitraum hinweg eine signifikante Unterscheidung zulassen.

Die *DD-Fragmente* (Abb. 22) zeigen mit Höchstwerten bei Klinikaufnahme an, daß bereits zu diesem Zeitpunkt das Maximum der Fibrinolyseaktivität auftritt. Tendenzielle Unterschiede zwischen den 3 Gruppen sind dabei eindeutig erkennbar. Noch innerhalb der ersten 12 h erfolgte dann ein rascher Abfall. Während es bei den später versterbenden Patienten wohl infolge eines erneuten Fibrinolyseschubs nach 24 h zu einem Wiederanstieg der Spaltprodukte kam, fielen die Mittelwerte der überlebenden Patienten bis zum 3. Tag kontinuierlich weiter ab. Trotz der großen Streubreite der Werte in der Gruppe 2 besteht zwischen dem 3. und 5. Tag sowohl ein signifikanter Unterschied zwischen Versterben und

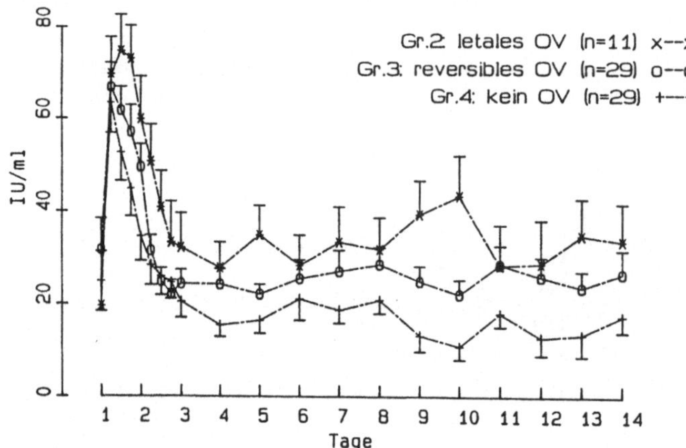

Abb. 21. Mittelwertverläufe des t-PA-Inhibitors bei Versterbenden und Überlebenden mit und ohne Organversagen (*OV*); ($\overline{x}$ ± SEM)

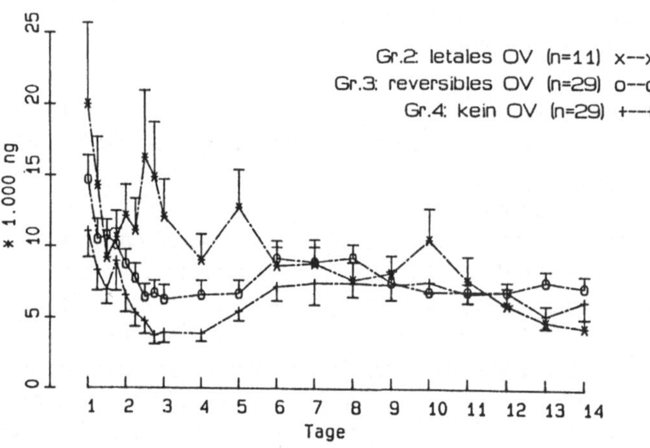

Abb. 22. Mittelwertverläufe des DD-Fragments bei Versterbenden und Überlebenden mit und ohne Organversagen (*OV*); ($\overline{x}$ ± SEM)

Überleben ($p < 0,05$) als auch zwischen Patienten mit und ohne Organkomplikationen ($p < 0,05$). Ab dem Ende der 1. Woche verblieben sämtliche Werte im oberen Normalbereich bei ca. 6000 ng/ml.

PFI-Index nach Aasen [1]

Ähnlich wie die zugehörigen Einzelparameter weist auch der PFI-Index nach Aasen (Abb. 23) für alle Patientengruppen 6 h nach dem Trauma Minimalwerte auf, mit zwar tendenziellen, jedoch nicht signifikanten Unterschieden zwischen den 3 Gruppen zum Zeitpunkt der Klinikaufnahme. Bei danach ansteigenden Durchschnittswerten kommt es ab dem 3. Tag zu einem Auseinanderweichen der Mittelwertskurven. Während die Werte der später

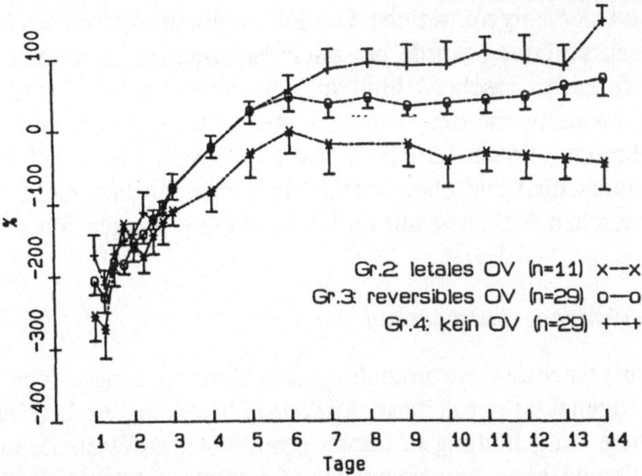

Abb. 23. Mittelwertverläufe des PFI-Index bei Versterbenden und Überlebenden mit und ohne Organversagen (*OV*); ($\bar{x}$ ± SEM)

Versterbenden der Gruppe 2 langsamer zunehmen und im geringfügig negativen Bereich verbleiben, zeigt der Kurvenverlauf der überlebenden Patienten einen schnelleren Anstieg und erreicht ab dem 4. bis 5. Tag die Norm. Von Beginn der 2. Woche an werden auch tendenzielle Abweichungen zwischen den Patienten mit und ohne Organkomplikationen deutlich erkennbar. Die Unterschiede zwischen Versterbenden und Überlebenden sind ab dem 7. posttraumatischen Tag signifikant (p < 0,05).

2.2.2.2.2 Indikatoren der Aktivierung von Entzündungszellen

PMN-Granulozyten-Aktivierung
Bereits bei Klinikaufnahme waren die Plasmaspiegel der *PMN-Elastase* (Abb. 24) hochsignifikant unterschiedlich (p < 0,0001) zwischen später komplikationslosen Patienten

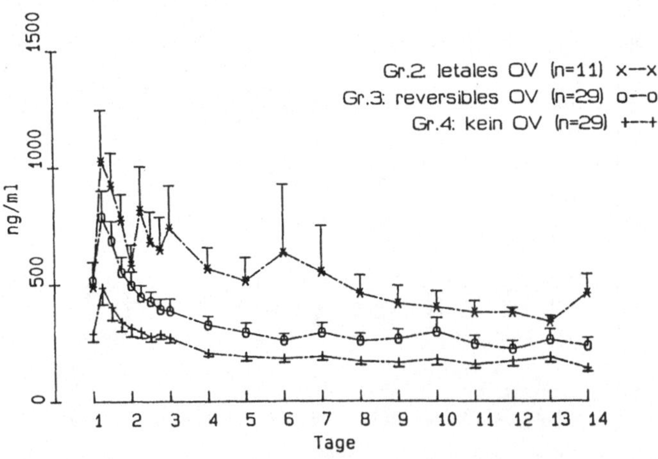

Abb. 24. Mittelwertverläufe der PMN-Elastase bei Versterbenden und Überlebenden mit und ohne Komplikationen (*OV*); ($\bar{x}$ ± SEM)

66

und denjenigen, welche Organkomplikationen entwickelten. Das Maximum der Elastaseausschüttung wurde bei allen Patienten ca. 6 h nach dem Trauma verzeichnet. Danach erfolgte ein rascher Abfall auf verschieden hohe Niveaus bei den 3 Gruppen. So verblieben die Mittelwerte der Gruppe 2 über 500 ng/ml (in der 1. Woche), die der Gruppe 3 etwas über und die der Gruppe 4 etwas unterhalb 250 ng/ml. Zwischen dem 3. und 8. Tag ist der Unterschied zwischen später Versterbenden und nicht Versterbenden mit $p < 0,001$ und zwischen Patienten mit und ohne Organversagen mit $p < 0,001$ jeweils hochsignifikant.

Makrophagenaktivierung

Im Gegensatz zur granulozytären Serinproteinase, der PMN-Elastase, zeigte die Makrophagenzysteinproteinase *Kathepsin B* (Abb. 25) bereits bei Klinikaufnahme eine maximale Ausschüttung mit hochsignifikanter Differenzierung ($p < 0,001$) zwischen Patienten mit und ohne Organversagen. Es folgte danach bei allen Patienten ein rascher, bei den später Versterbenden mit einer Verzögerung von 12 h einsetzender Abfall der Kathepsin-B-Mittelwerte, wobei bis zum 4. Tag signifikante Abweichungen zwischen den Patienten mit und ohne Organversagen fortbestehen. Ab Ende der 1. Woche lassen sich die Mittelwerte für die 3 Gruppen nicht mehr voneinander abgrenzen.

Im Gegensatz zu der unmittelbar nach dem Trauma maximal freigesetzten Zysteinproteinase Kathepsin B (Abb. 25) stieg das sekundär beim Energiestoffwechsel der Makrophagen sich bildende *Neopterin* (Abb. 26) nur sehr langsam an. Die Überlebenden erreichten den Maximalwert (mit einer durchschnittlichen Erhöhung auf das Doppelte der Norm) ab dem 7. bis 8. Tag nach dem Trauma. Ab diesem Zeitpunkt besteht auch ein tendenzieller Unterschied zwischen Patienten mit und ohne Organkomplikationen. Bei den später Versterbenden ist ab dem 3. Tag ein deutlicher, stetiger Anstieg bis auf das ca. 10- bis 20fache der Norm am 12. Tag zu beobachten, mit signifikantem Unterschied ($p < 0,01$) zu den Mittelwerten der überlebenden Patienten.

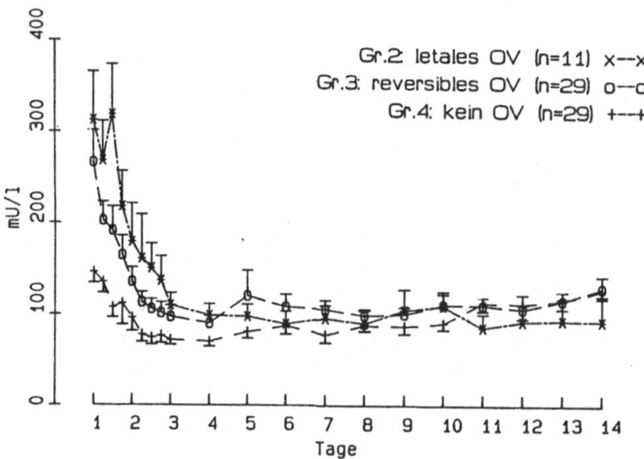

Abb. 25. Mittelwertverläufe des Kathepsin B bei Versterbenden und Überlebenden mit und ohne Organversagen (*OV*); ($\bar{x} \pm$ SEM)

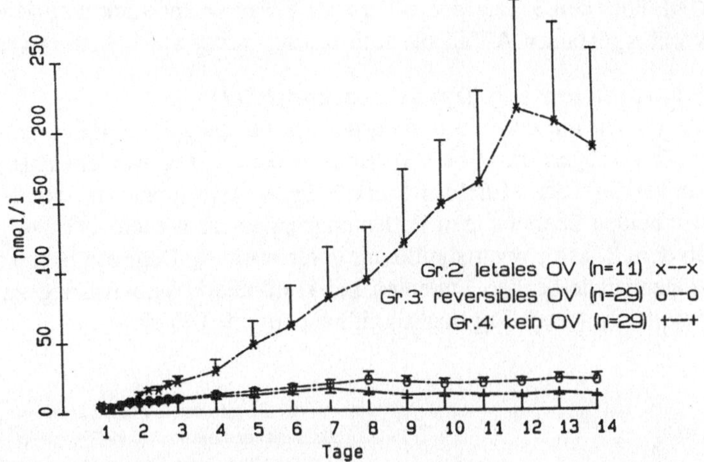

Abb. 26. Mittelwertverläufe des Neopterins bei Versterbenden und Überlebenden mit und ohne Organversagen (*OV*); ($\overline{x} \pm$ SEM)

2.2.2.2.3 Unspezifische Indikatoren des Entzündungsprozesses

C-reaktives Protein (CRP)

Ab der 6. Stunde nach dem Trauma war bei allen Patienten eine gleichermaßen konstant ansteigende Produktion von CRP zu beobachten (Abb. 27). Ab der Mitte des 2. Tages zeichnen sich zunehmend deutliche Unterschiede zwischen den 3 Gruppen ab, welche ab dem 4. Tag mit $p < 0,01$ signifikant sind. Bei den komplikationsfreien Patienten fiel der Mittelwert ab dem 3. Tag wieder langsam in Richtung Normalbereich ab, während sich derjenige der Patienten der Gruppe 3 bei gleichfalls fallender Tendenz noch auf höherem, deutlich pathologischem Niveau bewegte. Bei den später Versterbenden stieg dagegen das

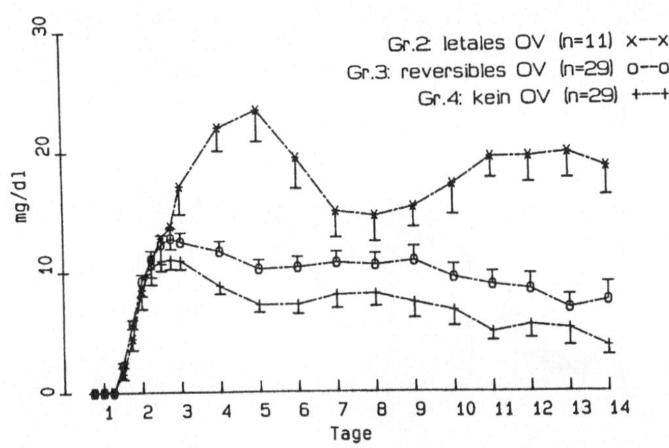

Abb. 27. Mittelwertverläufe des CRP bei Versterbenden und Überlebenden mit und ohne Organversagen (*OV*); ($\overline{x} \pm$ SEM)

CRP über den 3. Tag hinaus bis zum 5. Tag weiter stark an und verblieb dann, nach einem vorübergehenden Abfall bis zum 8. Tag, weiter auf hohem Niveau.

Pankreatic secretory Trypsin Inhibitor (PSTI)
Verglichen mit dem CRP stieg der Plasmaspiegel des PSTI, ähnlich dem des Neopterins, stark verzögert an (Abb. 28). Erst ab dem 3. Tag war ein Auseinanderweichen der Kurvenverläufe der Mittelwerte der 3 Patientengruppen zu erkennen, wobei sich die Werte der beiden überlebenden Patientengruppen im weiteren Verlauf zunächst nur tendenziell, ab dem 8. Tag jedoch signifikant unterscheiden. Dagegen heben sich die PSTI-Spiegel der später versterbenden Patienten bei kontinuierlichem Anstieg zu massiv erhöhten Werten bereits ab dem 3. Tag hochsignifikant (p < 0,01) ab.

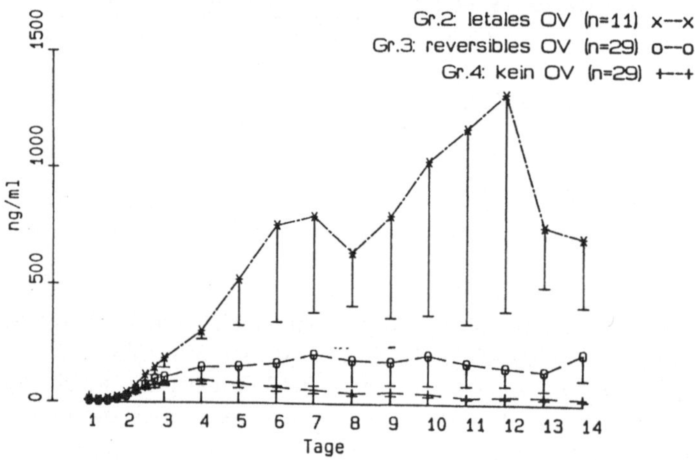

Abb. 28. Mittelwertverläufe des PSTI bei Versterbenden und Überlebenden mit und ohne Organversagen (*OV*); ($\bar{x}$ ± SEM)

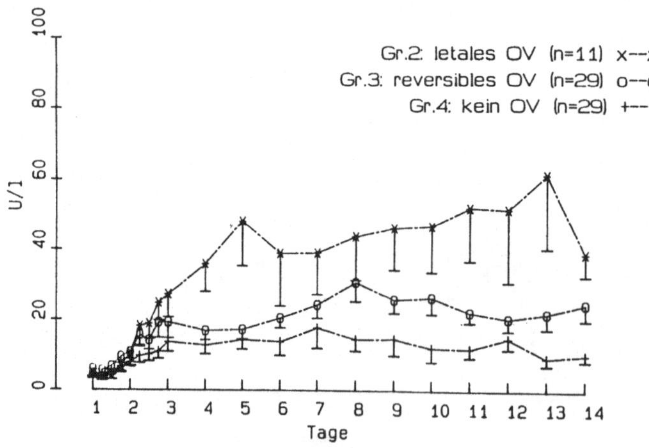

Abb. 29. Mittelwertverläufe der Phospholipase A2 bei Versterbenden und Überlebenden mit und ohne Organversagen (*OV*); ($\bar{x}$ ± SEM)

Phospholipase A2

Die Phospholipase A2 wurde analog den beiden zuletzt dargestellten Akutphasenproteinen verzögert in das Serum freigesetzt (Abb. 29). Ihre Konzentration erreichte bei den überlebenden Patienten ab dem 3. Tag ein erstes Maximum, um danach nur noch langsam weiter anzusteigen (Gruppe 3) bzw. auf diesem Niveau zu verbleiben (Gruppe 4). Bei den später Versterbenden stieg sie über den 3. Tag hinaus weiter an bis zum ersten Maximum am 5. Tag, gefolgt von einem langsamen weiteren Anstieg nach kurzzeitigem Abfall am 6. und 7. Tag. Am 4. und 5. Tag sowie ab dem 9. Tag bestehen signifikante Unterschiede zwischen Versterbenden und Überlebenden (p < 0,05), ab Beginn der 2. Woche auch zwischen Patienten mit und ohne Organkomplikationen (p < 0,05).

Laktat

Der Serumlaktatspiegel (Abb. 30) ermöglichte bereits bei Klinikaufnahme eine hochsignifikante Unterscheidung (p < 0,001) zwischen später versterbenden und überlebenden Patienten. Bei allen Patienten war der Maximalwert ca. 6 h nach dem Trauma erreicht. Während die Versterbenden bis zum 3. Tag mit 50–60 mg/dl anhaltend hohe Laktatspiegel aufweisen, gefolgt von einem abrupten Abfall, kommt es bei den Überlebenden – mit tendenziellen Unterschieden zwischen Patienten mit und ohne Organversagen – zu einem sofortigen Rückgang der Serumspiegel. Bei allen 3 Patientengruppen wurden am bzw. ab dem 4. Tag Minimalwerte gemessen, die bei den Patienten der Gruppen 3 und 4 weiterhin konstant auf diesem niedrigen Niveau verblieben, während sie bei den später Versterbenden in der 2. Woche wieder langsam anstiegen. Im gesamten Beobachtungszeitraum besteht ein signifikanter Unterschied im Serumlaktatspiegel von Versterbenden und Überlebenden (p < 0,01), der nur am Ende der ersten Wochen weniger deutlich ist (p < 0,05).

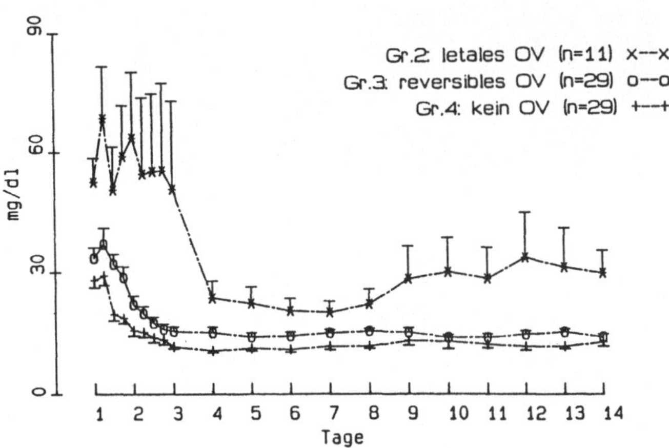

Abb. 30. Mittelwertverläufe des Laktats bei Versterbenden und Überlebenden mit und ohne Organversagen (*OV*); ($\overline{x}$ ± SEM)

3 Diagnostische und prognostische Wertigkeit der untersuchten Faktoren

3.1 Prognosebeurteilung

Ein zentrales Anliegen der Studie war die Überprüfung der diagnostischen und prognostischen Relevanz klinischer und laborchemischer Routineverfahren sowie neuer biochemischer Entzündungsparameter. Diesbezüglich wurden 2 Fragestellungen untersucht:

1. das möglichst frühzeitige Erkennen von sich entwickelnden Organkomplikationen und
2. eine Vorhersagemöglichkeit hinsichtlich letaler Komplikationen.

Für eine hohe diagnostische und prognostische Aussagekraft eines Parameters ist es erforderlich, daß sich dieser noch vor Eintritt einer Komplikation während des Krankheitsverlaufs verändert. Parameter, die erst sekundär mit Beginn oder sogar nach dem Auftreten von Komplikationen ein verändertes Verhalten zeigen, bieten u. U. zwar interessante Aspekte für die pathogenetische Grundlagenforschung, sie sind jedoch keine wesentlichen diagnostischen Hilfsmittel für die klinische Routine.

In unserem Krankengut verstarben 15 Patienten primär; der Tod trat bei einem weiteren Patienten am Ende des 3. Tages, bei den anderen 10 sekundär Verstorbenen erst nach Ablauf des 6. Tages ein. Mit Ausnahme des primären respiratorischen Versagens entwickelten sich 2/3 der Organkomplikationen nach dem 3. Tag.

Um nun mit Hilfe der untersuchten Parameter die Möglichkeiten für die Vorhersage über das Aufreten und die Entwicklung von Organkomplikationen herauszufinden, konzentrierten wir uns auf 2 Zeiträume, nämlich

1. die Wertigkeit der Parameter direkt bei Klinikaufnahme und
2. die Wertigkeit der Parameter im frühen klinischen Verlauf zwischen Meßzeitpunkt 10 und 14, das ist zwischen dem 2. und spätestens 5. Tag nach dem Trauma. In der Regel betrifft dies den Meßzeitpunkt 12 am 3. posttraumatischen Tag.

3.1.1 Vorhersage von Organversagen

Zur Beurteilung der diagnostischen und prognostischen Aussagekraft wurden Sensitivität, Spezifität sowie positiv und negativ prädiktiver Wert (PPW und NPW) ermittelt. Verglichen wurden die Patienten der Gruppen 2 und 3 *mit* Organversagen mit den Patienten der Gruppe 4 *ohne* Organversagen (Abb. 31).

3.1.1.1 Schweregradscores

Zunächst wurde die prognostische Aussagekraft des Injury Severity Scores (ISS [16]) sowie des Hannoverschen Polytraumaschlüssels (PTS [163]) überprüft.

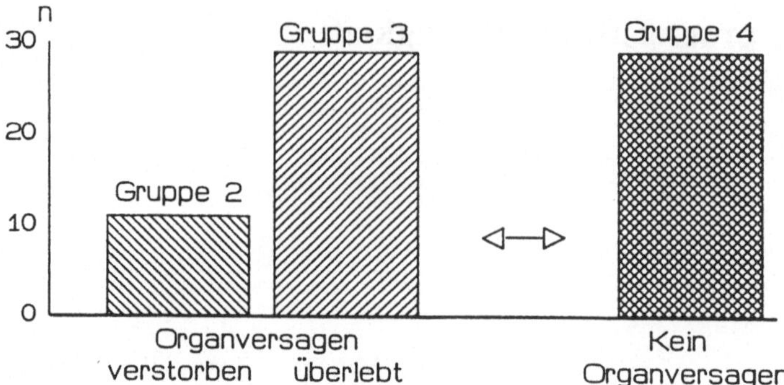

Abb.31. Patientengruppen, die der prognostischen Beurteilung des Organversagens dienten (Ordinate: n = Anzahl der Patienten)

Wie aus Tabelle 38 hervorgeht, erreichen bei einem Diskriminanzwert von 30 Punkten sowohl der ISS als auch der PTS eine klinisch relevante Sensitivität und einen entsprechenden positiv prädiktiven Wert, wobei der PTS für beide Parameter um ca. 10% günstiger abschneidet. Zusätzlich zeigt der Polytraumaschlüssel mit 69 bzw.71% eine gute Spezifität sowie einen entsprechenden negativ prädiktiven Wert im Gegensatz zum Injury Severity Score, der diesbezüglich nur 48 bzw. 54% erreicht.

Tabelle 38. Prognostische Aussagekraft des ISS und des PTS hinsichtlich des Organversagens bei einer angenommenen Diskriminanzgrenze von jeweils 30 Punkten

	ISS	PTS
Sensitivität (%)	70	80
Spezifität (%)	48	69
Positiver prädiktiver Wert (%)	65	78
Negativer prädiktiver Wert (%)	54	71

Zum besseren Verständnis dieser Aussagen wird am Beispiel des Polytraumaschlüssels die Bedeutung der 4 Prognoseparameter nachfolgend ausführlicher dargestellt:

– Die *Sensitivität* gibt an, daß 80% der Patienten mit Organversagen eine PTS-Punktzahl > 30 aufweisen.
– Die *Spezifität* gibt die umgekehrte Aussage wieder, nämlich daß 69% der Patienten ohne Organversagen einen PTS-Wert ≤ 30 haben.
– Der *positiv prädiktive Wert* sagt aus, daß bei einer PTS-Punktzahl > 30 in 78% der Fälle ein Organversagen aufgetreten ist.
– Der *negativ prädiktive Wert* beinhaltet wiederum die umgekehrte Aussage: Bei einer Punktzahl ≤ 30 ist es in 71% der Fälle zu keinen Organkomplikationen gekommen.

Die niedrige Spezifität sowie der geringe negativ prädiktive Wert des Injury Severity Score beruhen auf einer relativ großen Zahl falsch positiver und falsch negativer Werte. So weisen 15 Patienten ohne Organversagen eine ISS-Punktzahl > 30 auf, 12 Patienten mit Organversagen hatten eine kleinere Punktzahl. Wird der Grenzwert höher gelegt, z. B. auf 40 Punkte, so läßt sich zwar die Spezifität (auf 76 %) deutlich verbessern, was jedoch auf Kosten der Sensitivität geht, die dann auf 43 % abfällt.

Zusammenfassend läßt sich für diese Schweregradscores festhalten, daß sowohl der ISS als auch der PTS bei unseren Patienten eine aus klinischer Sicht prognostische Relevanz bezüglich Organversagen besitzen, wobei der PTS deutlich besser abschneidet.

3.1.1.2 Blutdruck und Schockindex nach Allgöwer

Wie in Tabelle 39 dargestellt, wurden für die vorliegende Auswertung sowohl präklinisch durch den Notarzt (MZ 1) als auch bei Klinikaufnahme (MZ 2) der systolische Blutdruck erfaßt und der Schockindex nach Allgöwer ermittelt.

Tabelle 39. Prognostische Aussagekraft des systolischen Blutdruckes sowie des Schockindexes nach Allgöwer zur Vorhersage von Organversagen

Diskriminanzwert	Systolischer Blutdruck 90 mmHg		Schockindex 1	
	MZ 1	MZ 2	MZ 1	MZ 2
Sensitivität (%)	28	20	48	40
Spezifität (%)	90	83	80	72
Positiv prädiktiver Wert (%)	79	62	79	67
Negativ prädiktiver Wert (%)	47	43	50	47

Weder ein pathologischer systolischer Blutdruckwert < 90 mm Hg, noch ein pathologischer Schockindexwert nach Allgöwer > 1 besitzen eine ausreichende prognostische Relevanz zur Vorhersage von Organversagen. Dies gilt sowohl für den präklinischen Meßzeitpunkt 1 (MZ 1) bei Eintreffen des Notarztes, als auch für den ersten Befund bei Klinikaufnahme (MZ 2). Zu keinem dieser Zeitpunkte erreichte einer der Parameter eine ausreichende Sensitivität. Diese wird sogar noch geringer, wenn die Diskriminanzwerte höher angesetzt werden (systolischer Blutdruckwert bei 70 mm Hg, Schockindex bei 1,5).

3.1.1.3 Hämoglobin, Hämatokrit, pH-Wert

Zum Meßzeitpunkt 2 (bei Klinikaufnahme) wurde die prognostische Bedeutung des Hämoglobin-, Hämatokrit- sowie pH-Wertes überprüft (Tabelle 40). Alle 3 Parameter besitzen eine klinische Aussagekraft, wobei allerdings der Hämatokrit- und der pH-Wert mit 29 bzw. 48 % nur eine geringe Spezifität aufweisen. Bei positiv prädiktiven Werten zwischen 64 und 67 % lassen sich mit den vorgegebenen Diskriminanzgrenzen in 2/3 der Fälle Organfunktionsstörungen vorhersagen.

3.1.1.4 Leukozyten, Thrombozyten, Bilirubin, Kreatinkinase

Von diesen laborchemischen Routineparametern läßt die Leukozytenzahl zu keinem Zeitpunkt eine Aussage im Sinne der Fragestellung zu.

Tabelle 40. Prognostische Aussagekraft des Hämoglobins (Hb), Hämatokrits (Hk) und des arteriellen pH-Wertes bei Klinikaufnahme

Diskriminanzwert	Hb 9 mg/dl	HK 40 %	pH 7,35
Sensitivität (%)	65	92	75
Spezifität (%)	68	29	48
Positiv prädiktiver Wert (%)	65	64	67
Negativ prädiktiver Wert (%)	68	73	58

Die Thrombozytenzahl ist im Gegensatz dazu von einer bedingten klinischen Relevanz (Tabelle 41).

Tabelle 41. Prognostische Aussagekraft der Thrombozytenzahl zur Vorhersage von Organversagen bei einer angenommenen Diskriminanzgrenze von 130 000 Thrombozyten pro μl

Meßzeitpunkte	MZ 3	MZ 6	MZ 10	MZ 12	MZ 13
Sensitivität (%)	67	64	77	82	62
Spezifität (%)	52	41	30	41	63
Positiv prädiktiver Wert (%)	65	60	61	67	71
Negativ prädiktiver Wert (%)	54	47	47	61	53

Während für den Zeitpunkt der Klinikaufnahme noch keinerlei Aussage möglich ist, ergeben sich ab dem Meßzeitpunkt 3 Sensitivitäten und positiv prädiktive Werte über 60 %, jedoch bei anhaltend niedrigen Spezifitäten. Erst ab dem Meßzeitpunkt 13 erreicht auch diese einen klinisch relevanten Wert. Im weiteren Verlauf ist eine persistierend niedrige Thrombozytenzahl als ungünstiges prognostisches Zeichen zu werten; sie kann dann jedoch nicht mehr als Frühparameter angesehen werden.

Die Bilirubinwerte (s. Abb. 9) stiegen erst sekundär ab dem 5. Tag an, insbesondere bei den später versterbenden Patienten. Dies entspricht definitionsgemäß dem Auftreten des Leberversagens; es war bei sämtlichen sekundär versterbenden Patienten am letalen Ausgang mitbeteiligt. Dem Bilirubin kommt somit ebenfalls keine frühe prognostische Aussagekraft zu.

Tabelle 42. Prognostische Aussagekraft der Kreatinkinase (CK) zur Vorhersage von Organversagen

Meßzeitpunkt Diskriminanzwert	MZ 6 700 U/l	MZ 10 700 U/l	MZ 12 500 U/l	MZ 13 500 U/l
Sensitivität (%)	70	63	60	61
Spezifität (%)	61	60	73	74
Positiv prädiktiver Wert (%)	72	71	75	77
Negativ prädiktiver Wert (%)	59	50	58	57

Als ebenfalls brauchbarer Prognoseparameter vom 1. bis zum 4. Tag nach dem Trauma (MZ 6–MZ 13) erweist sich die Kreatinkinase. Wie aus Tabelle 42 zu ersehen ist, ergeben abfallende Diskriminanzwerte (von 700 auf 500 U/l) sowohl Sensitivitäten als auch Spezifitäten von über 60 % mit positiv prädiktiven Werten über 70 %.

3.1.1.5 PMN-Elastase, Kathepsin B, Prothrombin, AT III, DD-Fragment, t-PA

Vorhersage aufgrund der bei Klinikaufnahme erhobenen Meßwerte
Für die 6 genannten Parameter wurde die prognostische Aussagekraft bezüglich der Vorhersage eines späteren Organversagens überprüft (Tabelle 43). Abb. 32 dokumentiert das Verhalten derjenigen biochemischen Parameter in der Frühphase, welche zum Meßzeitpunkt 2 (bei Klinikaufnahme) im Mittelwertverlauf eine Unterscheidung zwischen Patienten mit und ohne späterem Organversagen ermöglichen.

Tabelle 43. Prognostische Aussagekraft bei Klinikaufnahme (MZ 2) von bestimmten biochemischen Parametern hinsichtlich eines späteren Organversagens (*PPW* positiv prädiktiver Wert, *NPW* negativ prädiktiver Wert)

Parameter (Diskriminanzwert)	Sensitivität (%)	Spezifität (%)	PPW (%)	NPW (%)
Elastase (200 ng/ml)	84	39	67	63
Kathepsin B (190 mU/l)	63	86	86	62
AT III (80 %)	71	58	71	58
Prothrombin (70 %)	71	60	73	58
DD-Fragment (12 000 ng/ml)	62	61	70	52
t-PA-Konzentration (8 ng/ml)	62	54	68	48

Mit einer Sensitivität von 84 % und einem positiv prädiktiven Wert von 67 % erweist sich die PMN-Elastase bei einem Diskriminanzwert von 200 ng/ml als klinisch brauchbarer Prognoseparameter für die Vorhersage eines späteren Organversagens. Unbefriedigend ist hier jedoch die mit 39 % sehr niedrige Spezifität, welche durch 16 falsch positiv eingestufte Patienten bedingt ist. Trotzdem lassen sich mittels des festgelegten pathologischen bzw. nichtpathologischen Bereichs spätere Organkomplikationen in jeweils ca. 2/3 zuverlässig vorhersagen bzw. ausschließen. Zum Zeitpunkt der maximalen Elastaseausschüttung (MZ 3), das ist 6 h nach dem Trauma, ergibt sich, mit einem allerdings wesentlich höher angesetzten Diskriminanzwert (500 ng/ml), auch eine ausreichend hohe Spezifität von 71 % bei einer Sensitivität von 63 %, sowie ein positiv und negativ prädiktiver Wert von 75 und 59 %.

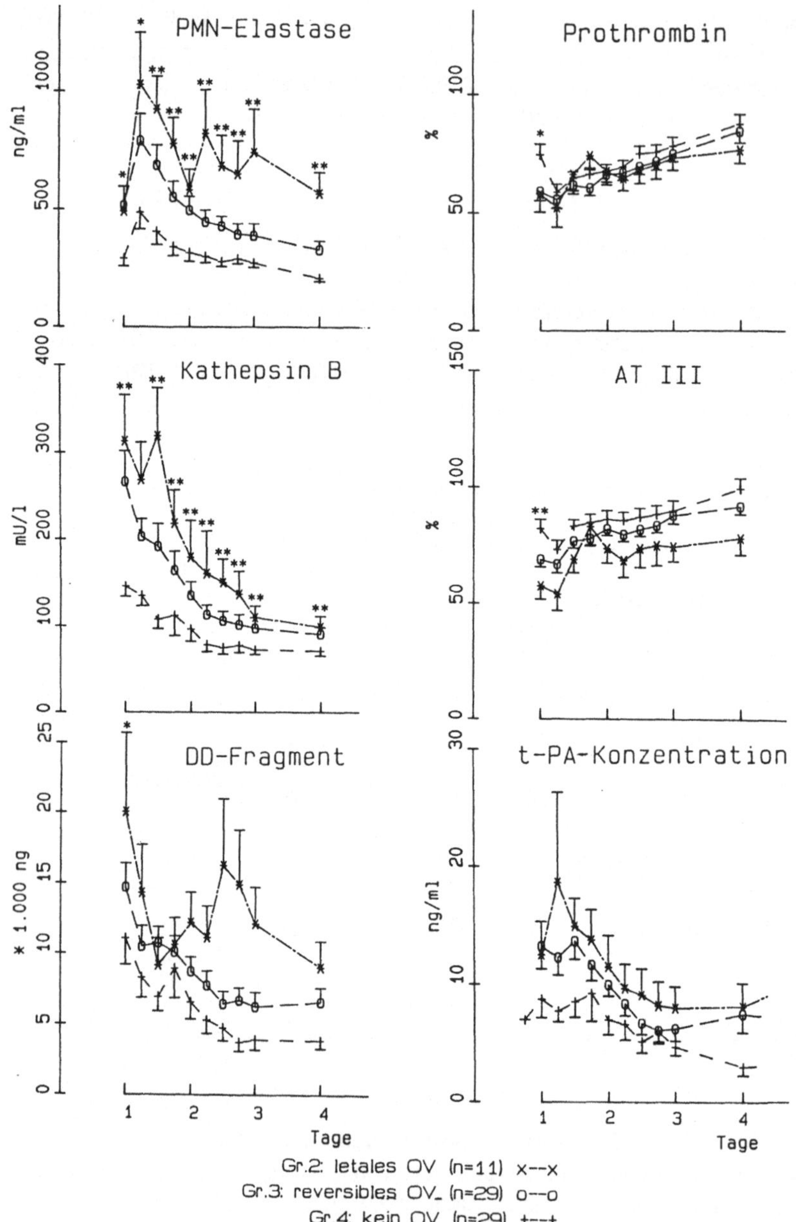

Abb. 32. Mittelwertverläufe ($\pm$ SEM) biochemischer Parameter in der Frühphase bei später Versterbenden und Überlebenden mit und ohne Organfunktionsstörungen ($^{**}p < 0,01$; $^{*}p < 0,05$)

Kathepsin B erweist sich zu diesem frühest möglichen Zeitpunkt für eine Vorhersage von Organkomplikationen mit sämtlichen Werten über 60 % (positiv prädiktiver Wert und Spezifität jeweils 86 %) als bester Parameter.

Wie schon aus den Mittelwertkurven ersichtlich ist, kommt auch den beiden Gerinnungsparametern AT III und Prothrombin eine brauchbare klinische Vorhersagekraft zu, ebenso den Fibrinspaltprodukten (DD-Fragment). Der Gewebeplasminogenaktivator (t-PA) erfüllt dagegen zum Meßzeitpunkt 2 die Evaluierungskriterien nur grenzwertig. Jedoch weist dieser Parameter in den folgenden 24 h bis zum Meßzeitpunkt 6 – bei gleichbleibender Sensitivität und unverändertem positiv prädiktiven Wert ab dem Meßzeitpunkt 3 – eine ausreichende Spezifität (78 %) sowie einen noch akzueptablen negativ prädiktiven Wert (60 %) auf.

Zum Zeitpunkt der Klinikaufnahme erfüllt der Fibrinolyseinhibitor α2-Plasmininhibitor noch nicht die für die Prognose eines späteren Organversagens erforderlichen Kriterien, jedoch besitzt auch dieser Parameter 6 h nach dem Trauma eine dem DD-Fragment vergleichbare prognostische Relevanz.

Alle übrigen untersuchten Parameter haben nach unseren Berechnungen für die Prognose eines späteren Organversagens zum Zeitpunkt der Klinikaufnahme keinerlei Bedeutung.

Vorhersage am 3./4. posttraumatischen Tag
Desweiteren wurde von uns das Verhalten der Meßparameter während des frühen klinischen Krankheitsverlaufs am 3. und 4. Tag nach dem Trauma (MZ 12 und 13) hinsichtlich der prognostischen Aussagekraft überprüft. Zu diesem Zeitpunkt lassen die Mittelwerte von 4 Parametern signifikante Unterschiede zwischen den Patienten mit und ohne Organversagen erkennen (Abb. 33).

Die prognostische Aussagekraft dieser Parameter am 4. Untersuchungstag (MZ 12), das ist der 3. Tag nach dem Trauma, ist in Tabelle 44 wiedergegeben.

Tabelle 44. Prognostische Aussagekraft verschiedener biochemischer Parameter am 3. Tag nach dem Trauma hinsichtlich eines möglichen Organversagens (*PPW* positiv prädiktiver Wert, *NPW* negativ prädiktiver Wert)

Parameter (Diskriminanzwert)	Sensitivität (%)	Spezifität (%)	PPW (%)	NPW (%)
Kathepsin B (60 mU/ml)	62	83	82	63
Elastase (250 ng/ml)	88	33	67	64
CRP (12 mg/dl)	62	93	92	63
DD-Fragment (4000 ng/ml)	62	67	75	52

Die Kathepsin-B-Werte erlauben insbesondere eine hochsignifikante Unterscheidung der 3 Gruppen in den ersten Tagen des Krankheitsverlaufs, wobei die prognostische Aussage-

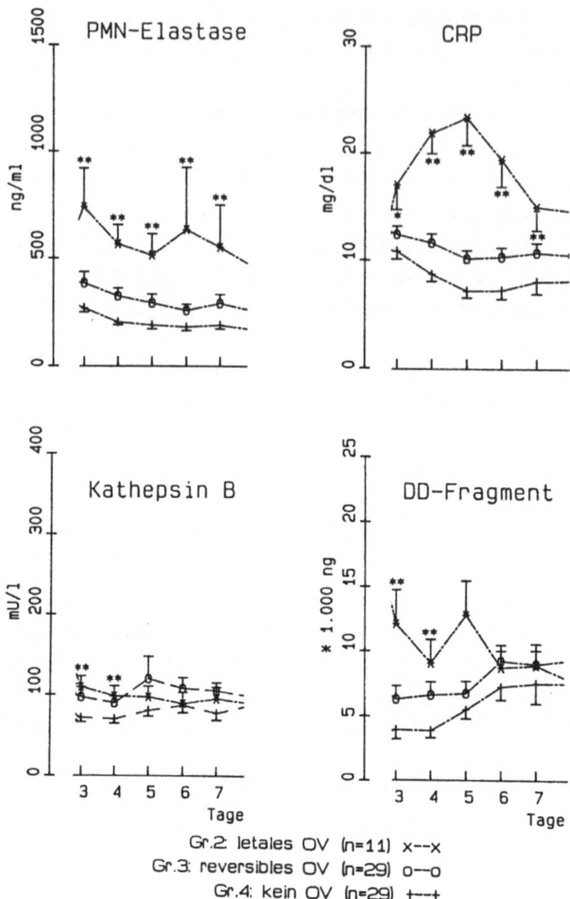

Abb. 33. Mittelwertverläufe ($\pm$ SEM) biochemischer Parameter zwischen dem 3. und 7. Tag bei später Versterbenden und Überlebenden mit und ohne Organfunktionsstörungen (**p $< 0,01$; *p $< 0,05$)

kraft bis zum 3. posttraumatischen Tag gleichbleibend gut ist. Dabei ist zu beachten, daß der Diskriminanzwert, entsprechend dem steilen Abfall der Mittelwertkurven, ebenfalls stark abfällt und für den Meßzeitpunkt 12 nur noch 60 mU/l beträgt. Ab dem 5. Tag ist dann eine Differenzierung der Gruppen nicht mehr möglich.

Im Gegensatz zum Kathepsin B läßt die PMN-Elastase nach der primären maximalen Freisetzung während der nachfolgenden Erholungsphase keine Differenzierung zwischen den 3 Gruppen mehr zu. Erst ab dem 3. Tag kommt es erneut zur Ausbildung statistisch signifikanter Unterschiede mit guter prognostischer Wertigkeit zwischen den Patienten mit und ohne Organversagen. Die Spezifität ist am 3. Tag nach dem Trauma – bei ausreichender Sensitivität und akzeptablem positiv prädiktiven Wert – mit 33 % zwar noch sehr niedrig, sie überschreitet jedoch in den folgenden Tagen ebenfalls die 60 %-Grenze.

Die Mittelwertverläufe des DD-Fragments zeigen ein der PMN-Elastase entsprechendes Verhalten, mit hochsignifikanten Unterschieden am 3. und 4. Tag (MZ 10 und 12) zwischen

Patienten mit und ohne Organversagen. In diesem Zeitintervall besteht ebenfalls eine gute Vorhersagbarkeit für Organfunktionsstörungen.

Nach einem verzögerten, zunächst bei allen Patienten gleichverlaufenden Anstieg ermöglicht das C-reaktive Protein (CRP) zwischen dem 3. und 7. posttraumatischen Tag (MZ 10–15) ebenfalls eine signifikante Differenzierung zwischen den verschiedenen Gruppen. Mit einem Disskriminanzwert von 12 mg/dl ist – wie in Tabelle 44 für den Meßzeitpunkt 12 dargestellt – in diesem gesamten Zeitabschnitt eine realtiv zuverlässige Aussage bezüglich eines beginnenden oder später auftretenden Organversagens möglich.

3.1.2 Vorhersage von Versterben

Die Evaluierung der Vorhersage des Versterbens erfolgte analog wie beim Organversagen. Dazu wurden die Parameter der versterbenden Patienten der Gruppe 2 mit denen der überlebenden Patienten der Gruppen 3 und 4 verglichen (Abb. 34).

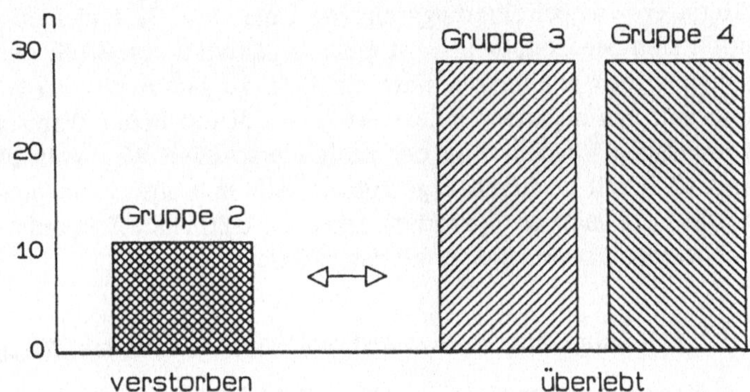

Abb. 34. Patientengruppen zur prognostischen Beurteilung des Versterbens (Ordinate: n = Anzahl der Patienten)

3.1.2.1 Schweregradscores

Für die Vorhersage eines späteren Versterbens mußten allgemein höhere Grenzwerte für den Übergang zum pathologischen Bereich gewählt werden als beim Organversagen. Als geeignete Diskriminanzwerte für die beiden Schweregradeinteilungen, den Injury Severity Score und den Polytraumaschlüssel, ermittelten wir 40 bzw. 50 Punkte (Tabelle 45).

Tabelle 45. Prognostische Aussagekraft des ISS und PTS hinsichtlich eines späteren Versterbens bei einer Diskriminanzgrenze von 40 (ISS) bzw. 50 (PTS) Punkten

	ISS	PTS
Sensitivität (%)	64	64
Spezifität (%)	71	91
Positiv prädiktiver Wert (%)	29	58
Negativ prädiktiver Wert (%)	91	93

Damit erzielten wir mit beiden Scores eine akzeptable Sensitivität von 64 %. Im Vergleich zur Vorhersage des Organversagens liegen die Spezifitäten hier mit 71 bzw. 91 % deutlich höher. Die Vorhersagemöglichkeit für das Überleben ist bei entsprechend niedriger, nicht pathologischer Punktzahl (negativ prädiktiver Wert von 91 bzw. 93 %) ausgesprochen gut. Dagegen ist trotz einer hohen, im als pathologisch definierten Berich liegenden Punktzahl die Vorhersage des späteren Versterbens mittels des ISS nicht (positiv prädiktiver Wert 29 %) und mit dem PTS nur sehr bedingt (positiv prädiktiver Wert 58 %) möglich. Höhere Disskriminanzwerte verbessern zwar für beide Parameter den positiv prädiktiven Wert, damit ergeben sich jedoch nicht mehr akzeptable niedrige Sensitivitäten.

3.1.2.2 Blutdruck und Schockindex nach Allgöwer

Der systolische Blutdruckwert läßt, analog wie bei der Vorhersage des Organversagens, weder zum Zeitpunkt des Notarzteintreffens, noch bei Klinikaufnahme eine prognostische Aussage zu. Im Gegensatz ist die Aussagemöglichkeit mittels des Schockindex nach Allgöwer – wobei allerdings nur die Daten von 38 Patienten verwertbar waren – präklinisch zum Meßzeitpunkt 1 mit einer Sensitivität von 80 %, einer Spezifität von 70 % und einem negativ prädiktiven Wert von 96 % bei pathologischen Werten > 1 durchaus klinisch relevant: Ein negativer Indexwert < 1 läßt mit hoher Wahrscheinlichkeit das Überleben vorhersagen. Jedoch zeigt der positiv prädiktive Wert von 29 % mit 4 richtig positiven und 10 falsch positiven Ergebnissen, daß sich aus einem pathologischen Indexwert keinesfalls ein späteres Versterben erkennen läßt. Zum Zeitpunkt der Klinikaufnahme ist der Schockindex ohne jegliche klinische Relevanz.

3.1.2.3 Hämoglobin, Hämatokrit, pH-Wert, Leukozyten, Kreatinkinase

Die Klinikaufnahmedaten des Hämoglobins, Hämatokrits und des pH-Wertes ergaben alle hohe negativ prädiktive Werte, was bedeutet, daß bei nichtpathologischen Befunden mit hoher Wahrscheinlichkeit das Überleben angenommen werden kann. Aufgrund der niedrigen positiv prädiktiven Werte ist jedoch keine klinische Relevanz für die Vorhersage des Versterbens gegeben (Tabelle 46).

Tabelle 46. Prognostische Aussagekraft des Hämoglobins, Hämatokrits und des arteriellen pH-Wertes bei Klinikaufnahme hinsichtlich eines späteren Versterbens

Diskriminanzwert	Hb 9 mg/dl	HK 30 %	pH 7,30
Sensitivität (%)	55	73	60
Spezifität (%)	53	61	67
Positiv prädiktiver Wert (%)	23	27	44
Negativ prädiktiver Wert (%)	82	92	80

Der Leukozytenabfall zu den Meßzeitpunkten 3–6 mit signifikanter Unterscheidung zwischen Versterbenden und nicht Versterbenden ergab gute Resultate bezüglich Sensitivität,

Spezifität und negativ prädiktivem Wert (73, 69 bzw. 93 %). Aufgrund der mit 20–30 % zu niedrigen positiv prädiktiven Werten kommt der Leukozytenzahl jedoch keine prognostische Bedeutung zu.

Aus demselben Grund ist auch die Kreatinkinase zur Vorhersage des Versterbens nicht geeignet: Sie hat zwar zwischen dem 1. und 4. Tag durchwegs gute Sensitivitäten, Spezifitäten und akzeptable negativ prädiktive Werte bei jedoch gleichbleibend niedrigen positiv prädiktiven Werten (Tabelle 47).

Tabelle 47. Prognostische Aussagekraft der Kreatinkinase (CK) hinsichtlich eines späteren Versterbens

	MZ 6	MZ 10	MZ 12	MZ 13
Diskriminanzwert	1200 U/l	1000 U/l	700 U/l	700 U/l
Sensitivität (%)	73	73	70	80
Spezifität (%)	65	65	67	73
Positiv prädiktiver Wert (%)	29	30	29	35
Negativ prädiktiver Wert (%)	93	92	92	95

3.1.2.4 *Laktat, AT III, α2-Plasmininhibitor, PMN-Elastase, CRP, Neopterin, PSTI*

Vorhersage bei Klinikaufnahme

Diese biochemischen Parameter werden wiederum getrennt für den Klinikaufnahmezeitpunkt (MZ 2) und den frühen klinischen Verlauf am 3./4. Tag nach dem Trauma dargestellt.

Die 3 Parameter, welche bei Klinikaufnahme im Mittelwertsverlauf deutlich zwischen später Versterbenden und Überlebenden differenzieren, sind Laktat, Antithrombin III und α2-Plasmininhibitor (Abb. 35).

Der einzige Parameter, der in dieser frühesten Phase eine klinische Relevanz hat mit Werten über 60 % für die Sensitivität und den positiv prädiktiven Wert bei gleichzeitig hoher Spezifität und hohem negativ prädiktivem Wert, ist das Serumlaktat. Ihm kommt vom Zeitpunkt der Klinikaufnahme an bis zum 2. Tag nach dem Trauma eine gute prognostische Aussagekraft bezüglich des Versterbens zu (Tabelle 48).

Tabelle 48. Prognostische Aussagekraft des Serumlaktats in der Frühphase (MZ 2 – MZ 10) hinsichtlich späteren Versterbens

	MZ 2	MZ 6	MZ 10
Diskriminanzwert	45 mg/dl	35 mg/dl	25 mg/dl
Sensitivität (%)	60	64	55
Spezifität (%)	93	93	95
Positiv prädiktiver Wert (%)	60	64	67
Negativ prädiktiver Wert (%)	93	93	91

Für Antithrombin III gelten analoge Aussagen wie sie bei ähnlicher Konstellation der Parameter bereits für eine Reihe von Faktoren (z. B. ISS, s. Tabelle 45, oder Hämatokrit,

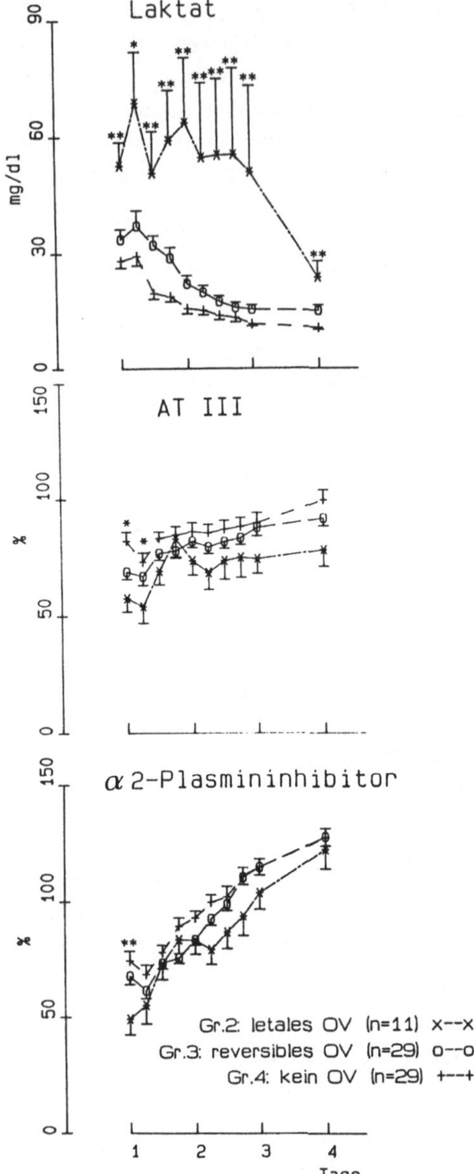

Abb. 35. Mittelwertverläufe ($\pm$ SEM) biochemischer Parameter in der Frühphase bei später Versterbenden und Überlebenden mit und ohne Organversagen (**p < 0,01; *p < 0,05)

s. Tabelle 46) erarbeitet worden sind. Bei guter prognostischer Relevanz aller anderen Parameter (Sensitivität, Spezifität, negativ prädiktiver Wert) ist der positiv prädiktive Wert jedoch für eine allgemein gültige Aussage zu niedrig.

Für α2-Plasmininhibitor läßt sich zwar die hohe Sensitivität von 90 % und ein damit verbundener hoher negativ prädiktiver Wert von 97 % errechnen, dafür sind jedoch die Spezifität mit 37 % und der positiv prädiktive Wert mit 31 % ungenügend für eine Vorhersage.

Vorhersage am 3./4. Tag nach dem Trauma

Während des frühen klinischen Verlaufs ab dem 3. Tag nach dem Trauma lassen die 4 in Abb. 36 dargestellten biochemischen Parameter eine gute Differenzierbarkeit zwischen Überlebenden und Versterbenden erkennen.

Wie in Tabelle 49 wiedergegeben, errechnet sich für diese Parameter am 3. posttraumatischen Tag (MZ 12) in der Tat eine klinisch relevante Vorhersagewahrscheinlichkeit für ein späteres Versterben.

Für die PMN-Elastase und das CRP mußten für diese Fragestellung wesentlich höhere Diskriminanzwerte als zur Vorhersage eines Organversagens angesetzt werden. Während nun die PMN-Elastase am in Tabelle 49 dargestellten 3./4. Untersuchungstag die beste Aussagekraft besitzt, die im weiteren Verlauf dann etwas abnimmt, bietet das CRP am

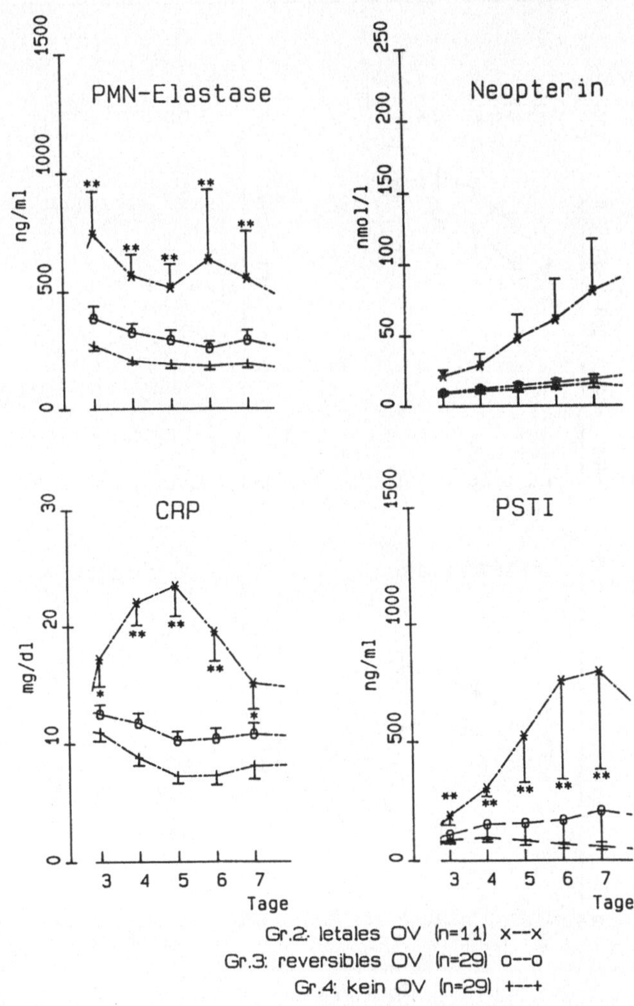

Abb. 36. Mittelwertverläufe ($\pm$ SEM) biochemischer Parameter zwischen dem 3. und 7. Tag bei Versterbenden und Überlebenden mit und ohne Organversagen (**p < 0,01; *p < 0,05)

84

Tabelle 49. Prognostische Aussagekraft verschiedener biochemischer Parameter
zum Meßzeitpunkt 12 hinsichtlich eines späteren Versterbens

Parameter (Diskriminanzwert)	Sensitivität (%)	Spezifität (%)	PPW (%)	NPW (%)
PMN-Elastase (500 ng/ml)	73	93	67	95
CRP (20 mg/dl)	67	98	86	95
Neopterin (MZ 13) (30 nmol/l)	75	93	67	95
PSTI (300 ng/ml)	67	94	67	94

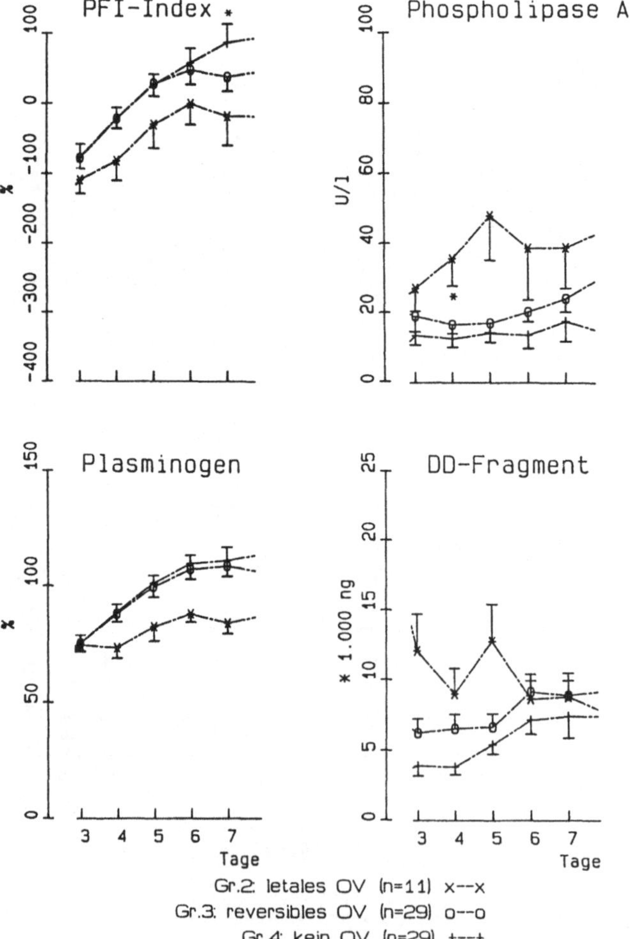

Abb. 37. Mittelwertverläufe
($\pm$ SEM) biochemischer Parameter
zwischen dem 3. und 7. Tag bei
Versterbenden und Überlebenden
mit und ohne Organversagen
($^{**}p < 0{,}01$; $^{*}p < 0{,}05$)

5. Tag diesbezüglich das beste Resultat: Bei gleichbleibender Sensitivität und sehr hohem negativ prädiktivem Wert erreichen die Spezifität und der positiv prädiktive Wert zu diesem Zeitpunkt sogar jeweils 100 %.

Neopterin begann ab dem 3. Tag mit zunehmender Deutlichkeit zwischen Versterbenden und Überlebenden zu differenzieren. Am Meßzeitpunkt 12 bestand zwar schon eine ausreichend hohe Sensitivität, Spezifität und negativ prädiktiver Wert, jedoch noch ein niedriger positiv prädiktiver Wert (32 %). Ab dem folgenden Tag (MZ 13) stieg dieser jedoch ebenfalls über 60 % an, so daß ab dem 4. Tag nach dem Trauma eine gute klinische Relevanz gegeben war.

Der Pancreatic Secretory Trypsin Inhibitor (PSTI) zeigt einen sehr ähnlichen Verlauf wie das Neopterin und ist somit auch diesem bezüglich der prognostischen Aussagekraft gleichwertig.

Abbildung 37 dokumentiert 4 weitere biochemische Faktoren, die anhand ihrer Mittelwertverläufe ebenfalls ab dem 4. Tag nach dem Trauma zwischen Versterbenden und Überlebenden ausreichend zu differenzieren scheinen.

Die rechnerische Überprüfung der prognostischen Aussagekraft ergibt jedoch für keinen dieser Faktoren eine ausreichende klinische Relevanz (Tabelle 50), was wiederum auf zu niedrige positiv prädiktive Werte zurückzuführen ist.

Tabelle 50. Prognostische Aussagekraft klinisch nicht relevanter biochemischer Parameter zum Meßzeitpunkt 12 hinsichtlich eines späteren Versterbens

Parameter (Diskriminanzwert)	Sensitivität (%)	Spezifität (%)	PPW (%)	NPW (%)
PFI-Index (60 %)	60	70	26	91
Plasminogen (80 %)	70	61	24	92
Phospholipase A2 (30 U/l)	50	88	45	90
DD-Fragment (9000 ng/ml)	50	85	38	90

Zwar erreichen der PFI-Index nach Aasen sowie das Plasminogen ab dem Meßzeitpunkt 12 Sensitivitäten und Spezifitäten über 60 % sowie negativ prädiktive Werte über 90 %, die positiv prädiktiven Werte bleiben jedoch durchwegs < 40 %.

Dagegen erzielen die Phospholipase A2 sowie das DD-Fragment lediglich eine Sensitivität > 50 %.

3.1.3 Verbesserung der Vorhersage durch Kombination mehrerer Faktoren

Die bisherigen Auswertungen haben gezeigt, daß erstaunlich viele Parameter eine gute klinische Relevanz für die Vorhersage des Organversagens und Versterbens besitzen. Tabelle 51 faßt die Ergebnisse zusammen, wobei zwischen Organversagen und Versterben für die 2 Zeiten, nämlich die Klinikaufnahme sowie den 3. bis 5. Tag nach dem Trauma,

Tabelle 51. Im Hinblick auf ihre Eignung für die Prognose des Organversagens und Versterbens am 1. und 3. bis 5. Tag nach dem Trauma untersuchte biochemische Parameter (+ geeignet; – nicht geeignet)

	Organversagen		Versterben	
	1. Tag	3. bis 5. Tag	1. Tag	3. bis 5. Tag
ISS	+		–	
PTS	+		+	
Hb	+	–	–	–
Hk	+	–	–	–
pH	+	–	–	–
Thrombozyten	–	+	–	–
Kreatinkinase	–	+	–	–
Laktat	–	–	+	–
Elastase	+	+	–	+
CRP	–	+	–	+
PSTI	–	–	–	+
Neopterin	–	–	–	+
Kathepsin B	+	+	–	–
AT-III	+	–	–	–
Prothrombin	+	–	–	–
DD-Fragment	+	+	–	–
t-PA	+	–	–	–

unterschieden ist. Eine prognostische Relevanz haben wir dann angenommen, wenn die Sensitivität und der positiv prädiktive Wert gleichzeitig über 60 % liegen.

Obwohl, wie in Tabelle 51 dargestellt, diverse Faktoren bereits bei Klinikaufnahme Hinweise auf ein späteres Organversagen gaben und sich einige der Parameter sogar als Prädiktoren des späteren Versterbens erwiesen, lag es nahe zu überprüfen, ob sich durch die Kombination bestimmter Parameter die prognostische Aussagekraft noch verbessern läßt.

3.1.3.1 Organversagen

Um nun tatsächlich von einer Vorhersage sprechen zu können, wurde hier lediglich der Meßzeitpunkt 2 bei Klinikaufnahme berücksichtigt. In die Berechnung mit einbezogen wurden diejenigen 11 Parameter, für die am 1. Tag eine klinische Relevanz nachgewiesen werden konnte (Tabelle 51): ISS (> 30 Punkte), PTS (> 30 Punkte), Hb (< 9 mg/dl), Hk ($< 40\%$), pH ($> 7,35$), PMN-Elastase (> 200 ng/ml), Kathepsin B (> 190 mU/l), AT III ($< 80\%$), Prothrombin ($< 70\%$), DD-Fragment (> 12000 ng/ml), t-PA (> 8 mg/ml). Für jeden Patienten wurde die Summe der Einzelfaktoren ermittelt, die zu diesem Zeitpunkt im pathologischen Bereich lagen. Diese konnte maximal 11, minimal 0 betragen. Verglichen wurden die Gruppen 2 und 3 mit der Gruppe 4. Überprüft wurden die prognostischen Wertigkeiten verschiedener Anzahlen pathologischer Faktoren, woraus sich für die Patienten mit Organversagen entsprechend viele richtig positive bzw. falsch negative, für diejenigen ohne Organversagen entsprechend viele richtig negative bzw. falsch positive Aussagen errechnen und daraus wiederum Sensitivität, Spezifität sowie positiv und negativ prädiktiver Wert ermitteln ließen (Tabelle 52). Es konnten 64 Patienten berücksichtigt werden, bei 5 Patienten fehlten jeweils mehr als 3 Einzelparameter.

Tabelle 52. Prognostische Aussagekraft verschiedener Kombinationen von 11 Faktoren zum Meßzeitpunkt 2 hinsichtlich der Vorhersage des Organversagens

	Mindestanzahl pathologischer Faktoren				
	9	8	7	6	5
	(n)	(n)	(n)	(n)	(n)
Richtig positiv	15	22	27	32	33
Falsch positiv	2	3	6	10	15
Richtig negativ	24	23	20	16	11
Falsch negativ	23	16	11	6	5
	%	%	%	%	%
Sensitivität	39	58	71	84	85
Spezifität	92	88	77	62	42
Positiv prädiktiver Wert	88	88	82	76	69
Negativ prädiktiver Wert	51	59	65	73	69

Die beste Aussage läßt sich erzielen, wenn mindestens 6 Einzelparameter im pathologischen Bereich liegen. Damit wäre in 75 % der Fälle der Krankheitsverlauf der Schwerstverletzten (richtig positiv und richtig negativ) vorhergesagt worden. Die Sensitivität beträgt dabei 84 %, der positiv und negativ prädiktive Wert 76 % bzw. 73 %.

Für sich alleine konnte keiner der laborchemischen Faktoren eine ähnlich gute Aussagekraft erzielen. Lediglich der Hannoversche Polytraumaschlüssel besitzt eine gleichwertige prognostische Relevanz (Tabelle 38).

Die Einzelanalysen der prognostischen Auswertungen durch den Polytraumaschlüssel sowie durch die Kombination der 11 Faktoren ergab für 10 Patienten falsche Vorhersagen mittels dieser beiden Auswerteverfahren:

Bei 4 Patienten (falsch negative Ergebnisse) wurde das Organversagen durch die dargestellten Prädiktoren nicht erfaßt. Bei 3 dieser Patienten entwickelten sich entsprechend unserer Definitionen lediglich grenzwertige Organfunktionsstörungen: Ein 20jähriger sowie ein 62jähriger Polytraumatisierter hatten vom 6. bis zum 10. Tag bzw. vom 2. bis zum 4. Tag jeweils nur ein isoliertes geringgradiges Leberversagen mit Maximalwerten für Bilirubin von 4,0 bzw. 5,5 mg/dl (Patienten Nr. 21 und 36). Ein 52jähriger Patient (Nr. 79) mit schwerem Thoraxtrauma entwickelte für 3 Tage eine primäre respiratorische Insuffizienz bei weiterem komplikationslosem Verlauf.

Im 4. Fall handelte es sich um eine 22jährige Patientin (Nr. 42) mit einseitigem, schwersten Thoraxtrauma (instabiler Thorax, Hämatopneumothorax, ausgedehnte Lungenkontusion); sie verstarb nach 3 Wochen im Multiorganversagen.

Bei allen 6 Polytraumatisierten mit falsch positiven Ergebnissen lagen u. a. schwere und ausnahmslos höhergradig offene Verletzungen des Bewegungsapparates vor.

Diese Einzelanalysen zeigen einerseits, daß schwere, offene Bewegungsapparatverletzungen bei der Vorhersage eines späteren Organversgens zu falsch positiven Ergebnissen führen können, daß jedoch andererseits mit Ausnahme grenzwertiger leichter Organfunktionsstörungen ein hoher Prozentsatz des späteren Organversagens richtig vorhergesagt wird.

3.1.3.2 Versterben

Analog den voranstehenden Auswertungen wurde zur Vorhersge späteren Versterbens die Kombination der 6 Einzelparameter untersucht (Tabelle 53), welche innerhalb der ersten 4 Tage bezüglich des Organversagens eine prognostische Relevanz gezeigt hatten (Tabelle 51): PTS (> 50 Punkte) und Laktat (> 45 mg/dl) bei Klinikaufnahme; PMN-Elastase (> 500 ng/ml), CRP (> 20 mg/dl) und PSTI (> 300 ng/ml) zum Meßzeitpunkt 12; Neopterin (> 30 nmol/l) zum Meßzeitpunkt 13.

Tabelle 53. Prognostische Aussagekraft der Kombination von 6 Faktoren hinsichtlich eines späteren Versterbens

	Mindestanzahl pathologischer Faktoren			
	4	3	2	1
	(n)	(n)	(n)	(n)
Richtig positiv	6	7	9	11
Falsch positiv	0	1	5	13
Richtig negativ	58	57	53	45
Falsch negativ	5	4	2	0
	%	%	%	%
Sensitivität	55	64	82	100
Spezifität	100	98	91	78
Positiv prädiktiver Wert	100	88	64	46
Negativ prädiktiver Wert	92	93	96	100

Bei 45 Patienten lag keiner der 6 Faktoren im pathologischen Bereich (richtig negativ bei $\geq$ 1 Faktor pathologisch). Sie haben alle überlebt (negativ prädiktiver Wert von 100 %). Waren jedoch mindestens 4 der Faktoren pathologisch, so betrug die Letalität 100 % (positiv prädiktiver Wert von 100 %). Trotzdem besteht für diese beiden Grenzsituationen ($\geq$ 1 bzw. $\geq$ 4 Faktoren pathologisch) keine ausreichende klinische Relevanz, denn im 1. Fall ist der positiv prädiktive Wert lediglich 46 %, im 2. Fall die Sensitivität nur 55 %. Die beste klinische Beurteilung ist gegeben, wenn $\geq$ 2 bzw. $\geq$ 3 Faktoren pathologisch sind.

Die Einzelanalysen ergaben, daß die falsch negativen Ergebnisse zum einen auf 3 Schwerstverletzte zurückzuführen sind, welche nach langer intensivmedizinischer Behandlung zwischen 18 und 26 Tagen nach dem Trauma verstarben (Patienten Nr. 33, 42, 70). Ein weiterer, 54jähriger Patient (Nr. 53) hatte als einzigen pathologischen Befund einen erhöhten CRP-Wert; er verstarb am 14. Tag im Multiorganversagen. Bei ihm lagen jedoch multiple Vorerkrankungen vor (arterielle Verschlußkrankheit Grad IV, koronare Herzerkrankung, Hypertonie, Diabetes mellitus, Hyperurikämie, Zustand nach tiefer Beinvenenthrombose). Der letzte Patient (Nr. 54) mit falsch negativem Ergebnis verstarb bereits am Ende des 3. Tages (nach dem Meßzeitpunkt 11). Zu diesem Zeitpunkt waren nur 3 Einzelparameter positiv, da die beiden verzögert ansteigenden Akutphasenproteine (CRP und PSTI) in der Anfangsphase noch keine ausreichende Produktion aufweisen.

Die Kombination von 6 Faktoren ergibt damit eine besonders gute prognostische Relevanz für die Vorhersage des späteren Versterbens; sie ist sämtlichen Einzelauswertungen eindeutig überlegen. Beeindruckend ist auch, daß mit zunehmender Anzahl von im pathologischen Bereich liegender Faktoren die Letalitätsrate drastisch ansteigt.

Mit den frühen Bestimmungen in den ersten 3 Tagen wurden lediglich solche Patienten prognostisch nicht erfaßt, welche im späten Verlauf (nach der 3. Woche) verstorben sind; damit ebenfalls nicht erkannt wurde ein nicht durch die Verletzungsschwere, sondern durch multiple Vorerkrankungen bedingtes Multiorganversagen.

3.2 Bedeutung des Organversagens

Wie zuvor dargestellt, ermöglicht eine erstaunlich große Zahl biochemischer Faktoren eine signifikante Differenzierung des Krankheitsverlaufs Polytraumatisierter mit guter prognostischer Relevanz für die frühe Vorhersage des Organversagens und insbesondere des Versterbens.

Im folgenden wurde nun überprüft, ob sich auch ein Zusammenhang zwischen einzelnen Organfunktionsstörungen und dem Verhalten der untersuchten Parameter erkennen läßt.

3.2.1 Respiratorisches Versagen

3.2.1.1 Bedeutung von Verletzungsarten und Kreislaufschock

Von den 69, die Primärphase überlebenden Patienten entwickelten 29 (42 %) ein respiratorisches Versagen. Die Analyse der Verletzungskombination ergab, daß 2 Typen dabei eine besondere Bedeutung zukommt:

An 1. Stelle steht die direkte Organschädigung infolge eines schweren Thoraxtraumas (AIS $\geq$ 3). Von 43 Patienten mit entsprechenden Verletzungen entwickelten 26 (60 %) ein respiratorisches Versagen.

An 2. Stelle stehen schwere Schädigungen des Bewegungsapparates (AIS $\geq$ 3). 47 Patienten wiesen schwere kombinierte Frakturen auf, bei 21 (47 %) davon kam es zu Atemfunktionsstörungen.

Sind sowohl die Thorax- als auch die Bewegungsapparatregion betroffen (n = 27), so erhöht sich der Anteil des respiratorischen Versagens auf 67 %. Noch deutlicher wird dieser Zusammenhang bei der Analyse der 11 sekundär verstorbenen Patienten, bei denen im Rahmen des Multiorganversagens immer die Lunge mitbetroffen war. Bei 10 Patienten lag ein schweres Trauma des Thorax, bei ebenfalls 10 Patienten des Bewegungsapparates vor. Bei 9 der 11 Versterbenden waren beide Regionen betroffen. Bei einem Polytraumatisierten lag nur ein Thoraxtrauma, bei einem weiteren nur ein Bewegungsapparattrauma vor.

Die Bedeutung der direkten Organschädigung für die Ausbildung der respiratorischen Insuffizienz wird durch die Analyse des zeitlichen Beginns der einzelnen Organfunktionsstörungen bestätigt.

Das respiratorische Versagen entwickelte sich bei 59 % der Betroffenen bereits am Unfalltag und in 79 % der Fälle innerhalb der ersten 3 Tage (bis auf eine Ausnahme mit schwerer Thoraxverletzung), im Gegensatz zu den übrigen Organfunktionsstörungen und den bakteriellen Komplikationen, welche in 2/3 der Fälle erst nach dem 3. Tag auftraten.

Für das Abdominal- oder Schädel-Hirn-Trauma lassen sich keine entsprechenden Zusammenhänge erkennen.

Als Ausdruck des primären Kreislaufschocks wurden der Schockindex nach Allgöwer, der systolische Blutdruckwert, der primäre und niedrigste Hb-Wert sowie die Volumen- und Blutsubstitution während der Stabilisierungsphase und der frühen Operationsphase der Stufe III überprüft. Keinem dieser Parameter kommt jedoch eine spezifische prognostische Aussagekraft für die Ausbildung des respiratorischen Versagens zu, d. h. kein Parameter erreichte gleichzeitig eine Sensitivität und einen positiv prädiktiven Wert > 60 %.

3.2.1.2 Bedeutung biochemischer Parameter

Wie in Kap. 2.2.2.2 dargestellt, ermöglichen diverse biochemische Parameter eine frühzeitige signifikante Unterscheidung zwischen Versterbenden und Überlebenden bzw. zwischen Patienten mit und ohne Organversagen. Um nun vergleichbare Gruppen zu erhalten, wurden einerseits die 11 Versterbenden der Gruppe 2 mit den massiven Funktionsstörungen sowie die 29 Patienten der Gruppe 4 mit den minimalen Entzündungsreaktionen nicht bei der folgenden Auswertung berücksichtigt. Zur Überprüfung des spezifischen Einflusses des respiratorischen Versagens wurden nur die biochemischen Faktoren für die 29 Patienten mit reversiblem Organversagen der Gruppe 3 in Mittelwertskurven dargestellt, und zwar getrennt für die 18 Patienten mit respiratorischem Versagen und die 11 Patienten mit Organversagen ohne Lungenbeteiligung (Abb. 38 und 39).

Keiner der Parameter ermöglicht über einen längeren Zeitraum eine den 3 Hauptgruppen vergleichbare, relevante Differenzierung zwischen den Patienten mit und ohne respiratorischem Versagen.

Bei Klinikaufnahme zeichnen sich zwar beim Kathepsin B und DD-Fragment tendenzielle Unterschiede ab. Dies ist auch der Fall im weiteren Verlauf der Frühphase, d. h. in den ersten 3 Tagen, für Serumlaktat, DD-Fragment, t-PA-Konzentration und t-PA-Inhibitor; für die beiden zuletzt genannten Faktoren trifft dies auch für die Spätphase zu.

Keiner dieser Parameter differenziert jedoch über mehrere Meßzeitpunkte hinweg zwischen den beiden Gruppen mit und ohne respiratorischem Versagen.

Tendenzielle, jedoch ebenfalls nicht signifikante Unterschiede sind auch bei den Mittelwertverläufen vom PSTI, Neopterin, und Protein C zu erkennen.

Die tendenziell höheren t-PA-Konzentrationen bei gleichzeitig niedrigeren Aktivitäten des t-PA-Inhibitors bei den Patienten mit respiratorischem Versagen scheinen auf eine gesteigerte Fibrinolyse mit entsprechend erhöhtem Verbrauch an Inhibitor im Verlauf der primären Organfunktionsstörung hinzudeuten. Dagegen zeigen sich im PFI-Index nach Aasen ebenso wie in den Einzeldarstellungen der 3 im Hauptgruppenvergleich auffälligen Faktoren des Gerinnungs- und Fibrinolysesystems (Prothrombin, AT III, Plasminogen) keinerlei Unterschiede.

Letzteres gilt auch für die zellulären Faktoren PMN-Elastase und Phospholipase A2.

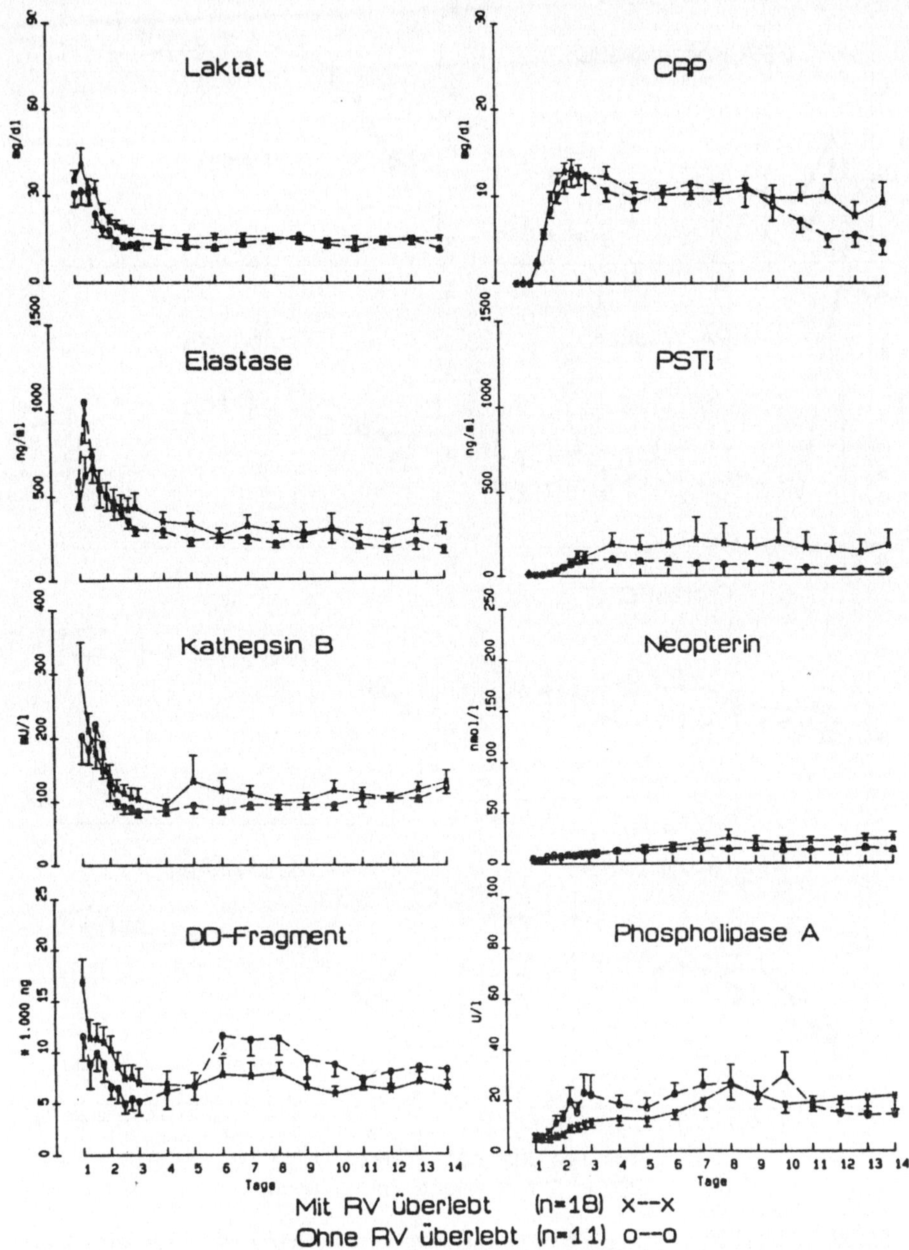

Abb. 38. Mittelwertverläufe (± SEM) biochemischer Faktoren (*I*) bei 29 Patienten mit reversiblem Organversagen (*OV*) mit und ohne respiratorischem Versagen (*RV*)

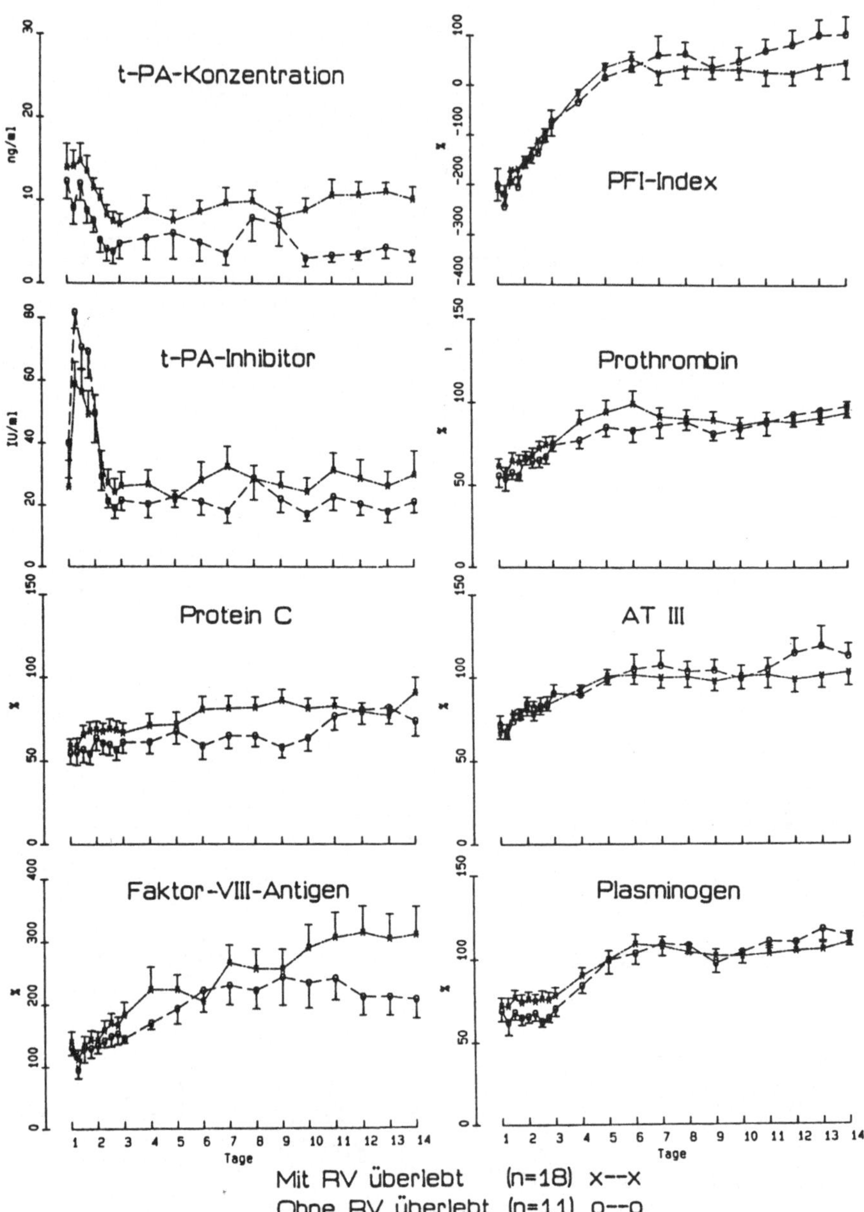

Abb. 39. Mittelwertverläufe (± SEM) biochemischer Faktoren (*II*) bei 29 Patienten mit reversiblem Organversagen (*OV*) mit und ohne respiratorischem Versagen (*RV*)

3.2.2 Leberversagen

3.2.2.1 Bedeutung von Verletzungsmechanismen und Kreislaufschock

Alle 11 sekundär im Multiorganversagen verstorbenen Patienten hatten eine Leberfunktionsstörung. Damit beträgt die Letalität für das Krankenkollektiv von 29 Patienten mit Leberversagen 38 %.

Bezüglich der Häufigkeit des Auftretens von Leberversagen bei Verletzungen verschiedener Regionen erkennt man in abfallender Tendenz geringgradige Unterschiede zwischen Patienten mit Abdominalbeteiligung (52 %), schwerem Bewegungsapparattrauma (46 %) und Thoraxtrauma (42 %).

Analog wie beim respiratorischen Versagen läßt sich auch für das Leberversagen keine Beziehung zu den verschiedenen Schockparametern herstellen. Der bei einigen Patienten zu beobachtende Zusammenhang zwischen Massentransfusion und (dem durch einen Bilirubinwert > 3 mg/dl definierten) Leberversagen ist wohl eher auf eine gesteigerte Hämolyse als auf den Schockzustand zurückzuführen.

3.2.2.2 Bedeutung biochemischer Parameter

Die Darstellung der biochemischen Faktoren erfolgte analog wie bei der Auswertung des respiratorischen Versagens für die Überlebenden mit Leberversagen (n = 17) im Vergleich zu denen der Patienten mit Organversagen ohne Leberbeteiligung (Abb. 40 und 41).

Im Gegensatz zum respiratorischen Versagen ergeben sich für einige Parameter zwar deutlich erkennbare, jedoch nicht signifikante Unterschiede zwischen den Mittelwertverläufen bei den Patienten mit und ohne Leberversagen:

In der Frühphase (bis zum 3. Tag) weisen die Patienten mit Leberversgen im Vergleich zu den Patienten mit anderen Organfunktionsstörungen sowohl höhere Serumlaktat- als auch Kathepsin-B-Spiegel auf. Einen Kurzzeitig (am 2. Tag) deutlich stärkeren Anstieg bei Leberversagen zeigt auch der t-PA-Inhibitor, jedoch nicht die t-PA-Konzentration.

Tendenzielle Unterschiede ergeben sich ab dem 3./4. Untersuchungstag auch für das DD-Fragment sowie für CRP, PSTI, Neopterin und Phospholipase A2.

Der vermehrte Anfall von Fibrinspaltprodukten läßt auf eine gesteigerte Fibrinolyse in dieser posttraumatischen Phase schließen. Der PFI-Index sowie die Plasmakonzentrationen einiger der im Index zusammengefaßten Einzelfaktoren (Prothrombin, AT III, Plasminogen) sind ab Beginn der 2. Woche teils tendenziell, teils signifikant (p > 0,05) niedriger als bei Patienten mit manifesten Leberschäden.

Die Tatsache, daß sowohl das CRP als auch der PSTI beim Leberversagen im Serum vermehrt anfallen, läßt auf eine durch den Entzündungsprozeß intensivierte Aktivierung von Leberzellen schließen sowie auf einen gemeinsamen Ursprung dieser beiden Faktoren aus den Hepatozyten. Sie sind als Bildungsort für das CRP bekannt und werden nun auch als Quelle für den PSTI diskutiert.

Unklarheit besteht insbesondere noch hinsichtlich der Herkunft der Phospholipase A2 beim Schockgeschehen. Die nahezu über den gesamten Krankheitsverlauf bei Leberversagen erhöhten Werte deuten ebenfalls auf einen hepatischen Ursprung. Entsprechend scheint auch das Neopterin vorwiegend aus der Leber, und zwar speziell aus aktivierten Lebermakrophagen freigesetzt zu werden.

94

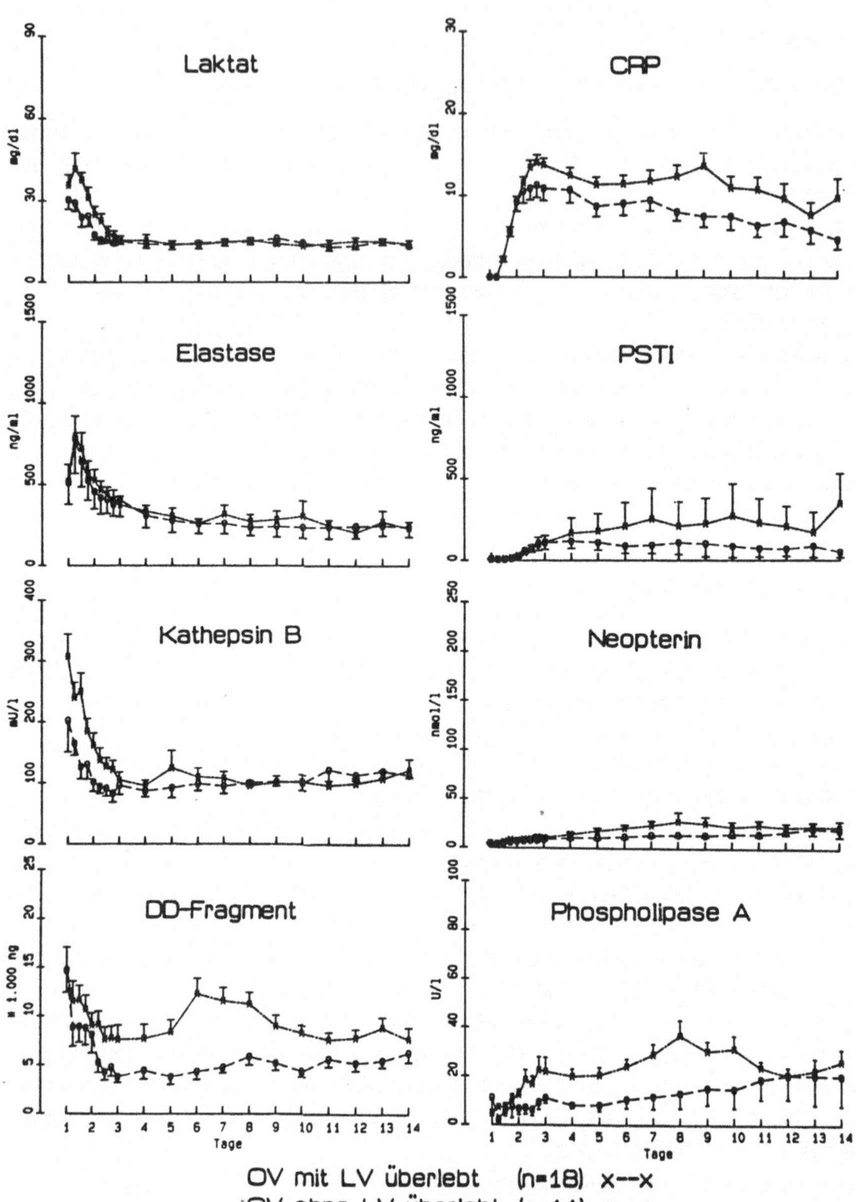

Abb. 40. Mittelwertverläufe (± SEM) biochemischer Faktoren (*I*) bei 29 Patienten mit reversiblem Organversagen (*OV*) mit und ohne Leberversagen (*LV*)

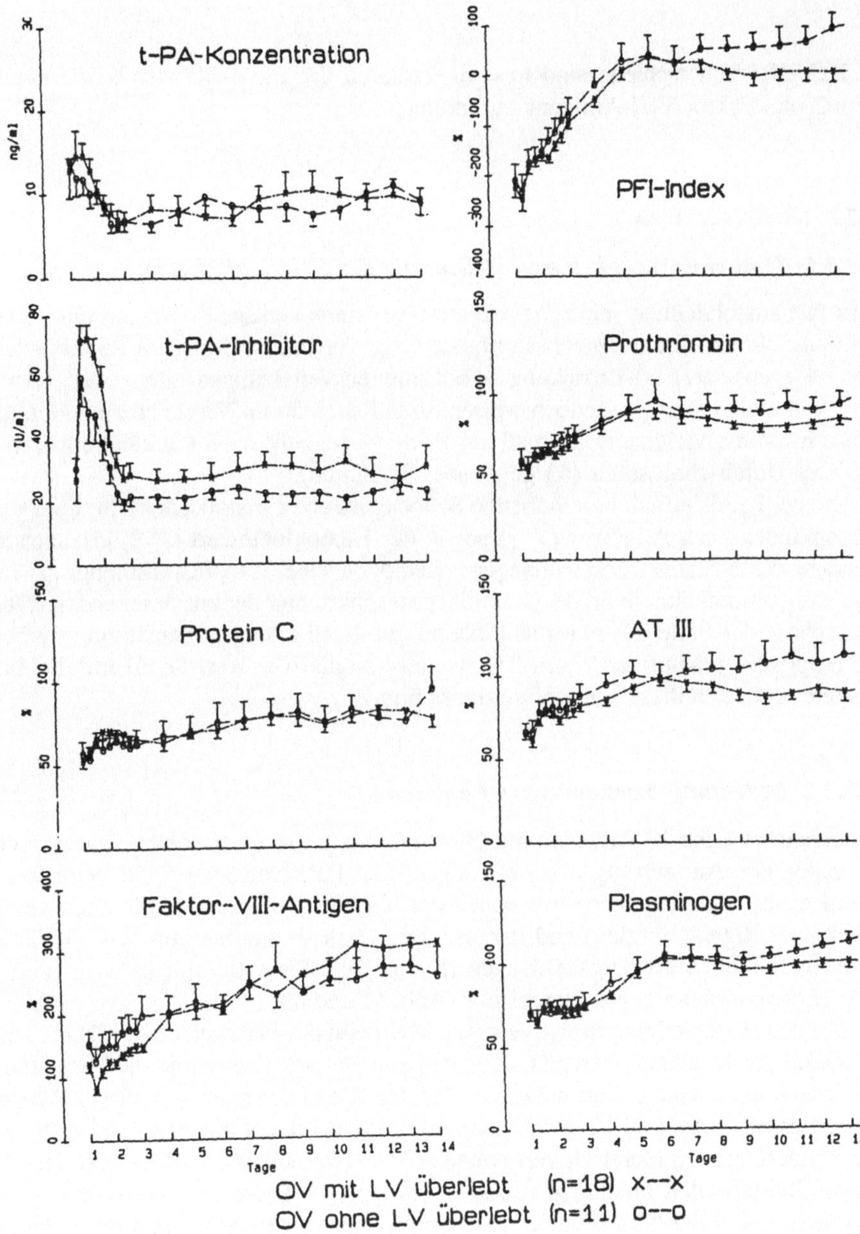

Abb. 41. Mittelwertverläufe (± SEM) biochemischer Faktoren (*II*) bei 29 Patienten mit reversibl Organversagen (*OV*) mit und ohne Leberversagen (*LV*)

Keinerlei Unterschiede sind in den Verläufen der PMN-Elastase sowie des t-PA, Protein C und Faktor-VIII-Antigens zu erkennen.

3.2.3 Nierenversagen

3.2.3.1 Klinische Wertigkeit und Bedeutung des Kreislaufschocks

Das fast ausschließlich sekundär aufgetretene Nierenversagen stellt mit einer Letalität von 75 % die prognositsch schwerwiegendste Organfunktionsstörung im Rahmen des Multiorganversagens dar. Eine Beziehung zu bestimmten Verletzungsmustern oder -kombinationen läßt sich nicht erkennen. Jedoch weisen diese Patienten im Vergleich zum Gesamtkollektiv ein schwereres Verletzungsausmaß auf (ISS: 44 gegenüber 36 Punkten) sowie ein deutlich höheres Durchschnittsalter (43 gegenüber 35 Jahren).

Die bei Klinikaufnahme erhobenen Schockparameter systolischer Blutdruckwert ($\leq$ 90), Schockindex nach Allgöwer ($\geq$ 1) sowie der Hämoglobinwert ($\leq$ 9) erlauben keine Vorhersage des späteren Nierenversagens. Lediglich eine Transfusionsmenge $>$ 15 Erythrozytenkonzentrate innerhalb der Stabilisierungsphase und der anschließenden frühen Operationsphase der Stufe III erwies sich als prognostisch relevant (Sensitivität 62 %, Spezifität 88 %, positiv prädiktiver Wert 62 %, negativ prädiktiver Wert 88 %) im Hinblick auf das spätere Auftreten dieser Organfunktionsstörung.

3.2.3.2 Bedeutung biochemischer Faktoren

Nachdem von den 12 Patienten mit Nierenversagen nur 3 überlebten, war es nicht sinnvoll – analog den Auswertungen beim Lungen- und Leberversagen – die Werte der 3 Überlebenden mit Nierenversagen mit denen der übrigen 26 Patienten mit Organversagen ohne Nierenbeteiligung vergleichend darzustellen. Deshalb wurden von den Überlebenden und den Verstorbenen mit Organversagen (n = 28) die Patienten mit (n = 12) und ohne (n = 28) Nierenversagen gegenübergestellt (Abb. 42 und 43).

Bei dieser Darstellungsweise zeigt die Mehrzahl der Parameter signifikante Unterschiede während des Krankheitsverlaufs. Eine isolierte Betrachtung würde die Vermutung aufkommen lassen, es handle sich dabei um für das Nierenversagen spezifische Veränderungen. Daß dies nicht der Fall ist, ergibt sich aus dem Vergleich mit den in Kap. 2.2.2.2 wiedergegebenen, nahezu identisch verlaufenden Mittelwertkurven der Versterbenden (Gruppe 2) bzw. Überlebenden mit Organversagen (Gruppe 3). Diese Übereinstimmung erklärt sich dadurch, daß 9 der 12 Patienten mit Nierenversagen verstarben und diese damit den Mittelwertkurvenverlauf der Gruppe 2 ebenfalls wesentlich bestimmen. Dagegen überlebten nur 3 Patienten eine Nierenfunktionsstörung, und diese niedrige Zahl spielt für den Kurvenverlauf des 29-Patienten-Kollektivs der Gruppe 3 nur eine entsprechend untergeordnete Rolle. Somit ist verständlich, daß sich – bei 26 identischen Patienten – die Gruppe 3 und die Gruppe mit „Organversagen ohne Nierenversagen" in den Mittelwertverläufen ihrer biochemischen Parameter nur wenig unterscheiden.

Beim Vergleich dieser 2 Darstellungsweisen läßt keiner der biochemischen Faktoren ein abweichendes Verhalten erkennen, welches tatsächlich der Nierenfunktionsstörung zugeschrieben werden könnte.

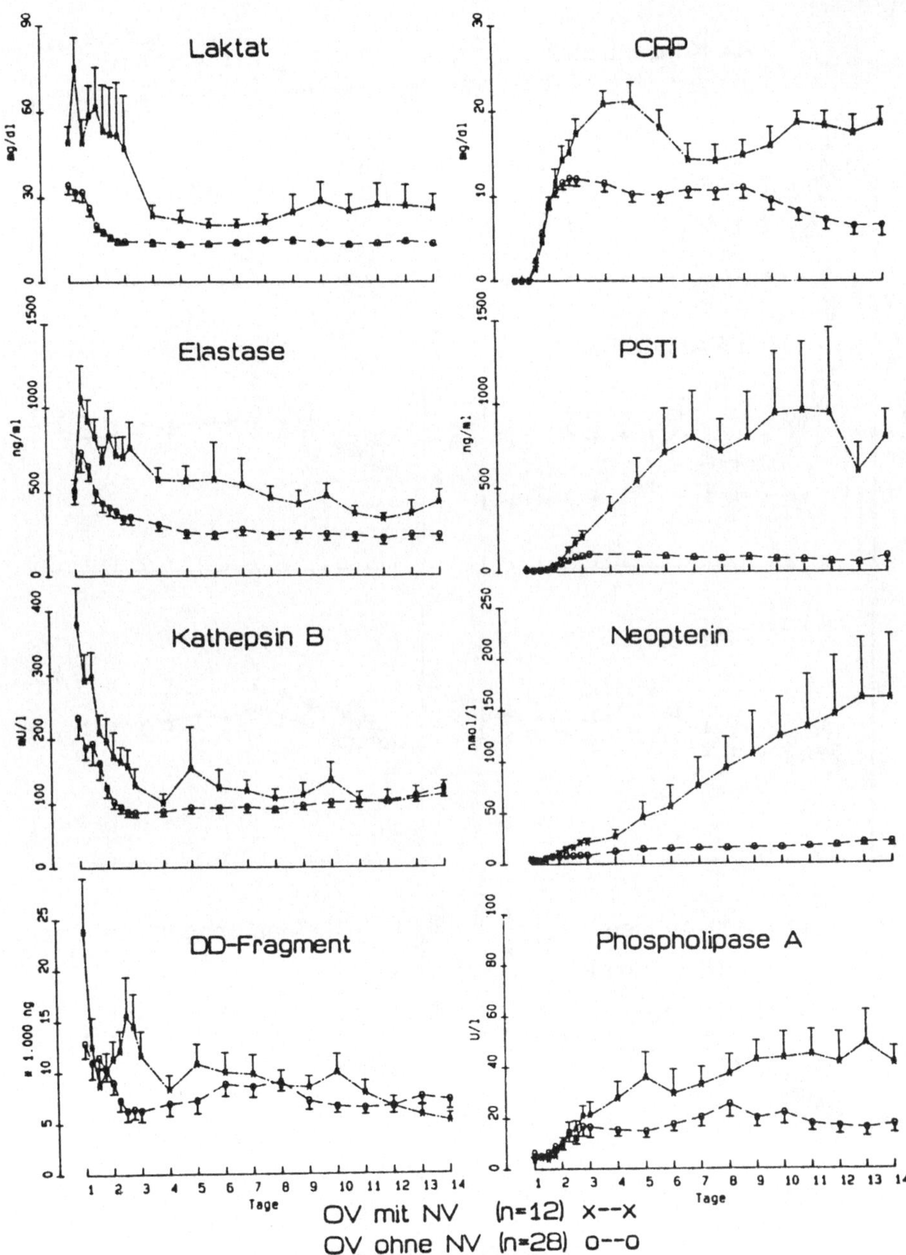

Abb. 42. Mittelwertverläufe (± SEM) biochemischer Faktoren (*I*) bei 40 Patienten mit Organversagen (*OV*) mit und ohne Nierenversagen (*NV*)

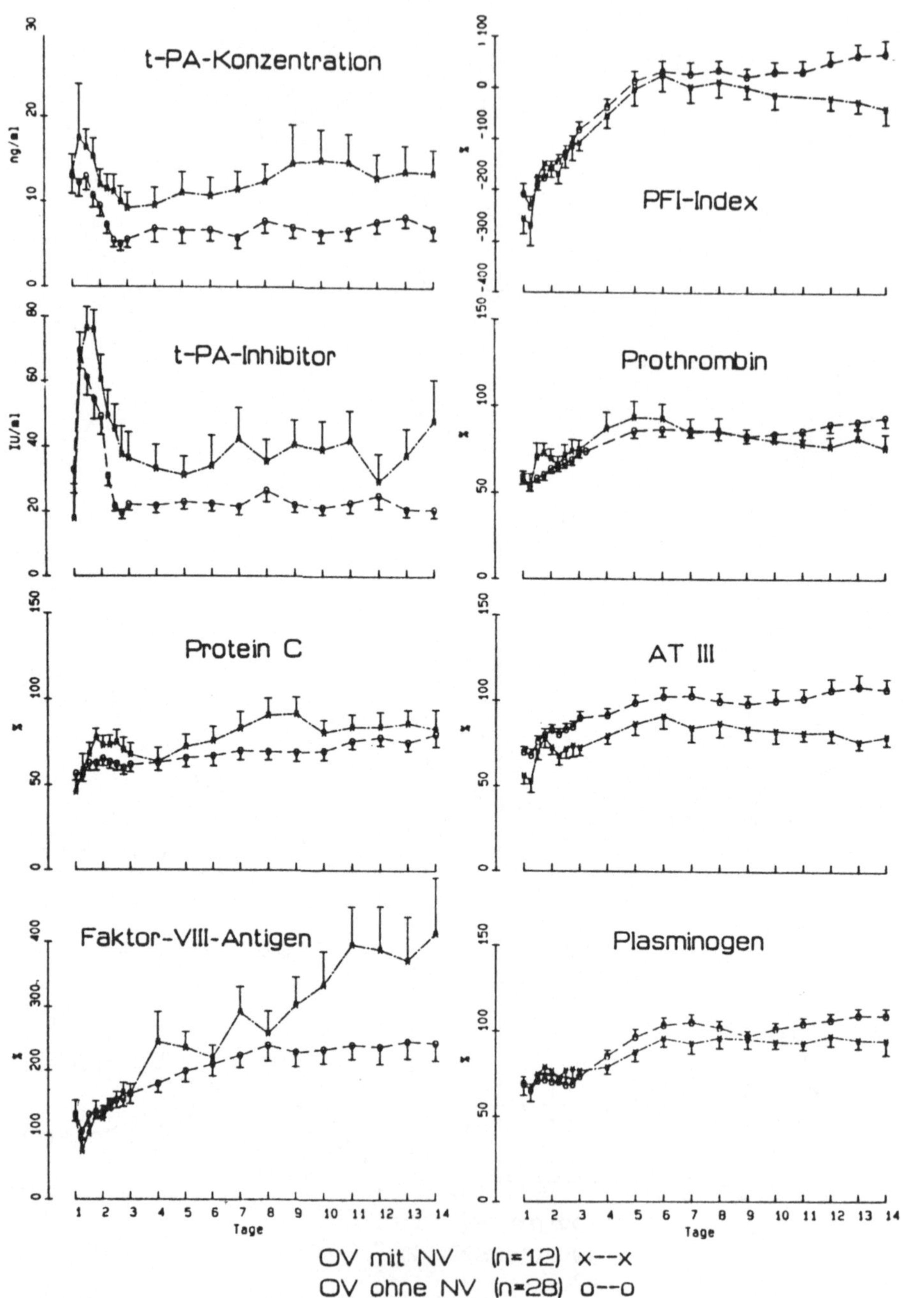

Abbs. 43. Mittelwertverläufe (± SEM) biochemischer Faktoren (*II*) bei 40 Patienten mit Organversagen (*OV*) mit und ohne Nierenversagen (*NV*)

3.2.3.3 Besonderheiten von Neopterin und PSTI

Überraschenderweise lassen auch die Mittelwertverläufe des Neopterins, welches bekanntlich ausschließlich über die Niere ausgeschieden wird, keine spezifische Differenzierung von Patienten mit und ohne Nierenversagen zu.

Zur Klärung eines möglichen Zusammenhangs zwischen den im Plasma gemessenen Neopterinwerten und dem durch den Serumkreatininspiegel definierten Nierenversagen wurden für sämtliche Patienten zu jedem Meßzeitpunkt die Neopterinwerte mit den Kreatininwerten korreliert. Die errechneten linearen Korrelationskoeffizienten sind vergleichend dem zeitlichen Ablauf der Neopterinmittelwertverläufe der Versterbenden (Gruppe 2) sowie der Überlebenden mit bzw. ohne Organversagen (Gruppe 3 bzw. 4) gegenübergestellt (Abb. 44).

Während bereits nach 24 h die Neopterinspiegel der Versterbenden sich von denjenigen der Überlebenden zu differenzieren beginnen und ab dem 3. Untersuchungstag sogar ein signifikanter Unterschied vorliegt ($p < 0{,}01$), besteht in dieser Primärphase keine bzw. lediglich eine schwache Korrelation zwischen Neopterin und Kreatinin. Ab dem 5. Tag jedoch ist nach der Definition von Immich [90] zunächst eine mittelstarke und ab dem 8. Untersuchungstag eine starke Korrelation vorhanden. Dies läßt vermuten, daß der primäre, zwischen Versterben und Überleben schon in der Frühphase differenzierende Neopterinanstieg Ausdruck einer verstärkten Makrophagenaktivierung ist, während der sich daran anschließende exzessivere Anstieg hauptsächlich durch die reduzierte Ausscheidung, d. h. durch das Nierenversagen bedingt ist.

Schließlich wurde auch überprüft, ob der Kreatininplasmaspiegel eine dem Neopterin vergleichbare klinische Relevanz besitzt. Dazu wurde die prognostische Aussagekraft des Kreatinins zu den Meßzeitpunkten 13 und 14 zur Vorhersage des Versterbens überprüft (Tabelle 54).

Tabelle 54. Prognostische Aussagekraft von Kreatinin zur Vorhersage des Versterbens

Meßzeitpunkt	MZ 13		MZ 14	
Diskriminanzwert (mg/dl)	1,1	1,5	1,1	1,5
Sensitivität (%)	70	50	78	56
Spezifität (%)	82	95	90	94
Positiv prädiktiver Wert (%)	41	63	58	63
Negativ prädiktiver Wert (%)	94	91	96	82

Als geeignetste Diskriminanzwerte für das Kreatinin wurden 1,1 mg/dl und 1,5 mg/dl ermittelt. Während nun dem Neopterin ab Meßzeitpunkt 13 eine gute klinische Relevanz (Sensitivität 75 %, Spezifität 93 %, positiv prädiktiver Wert 67 %, negativ prädiktiver Wert 95 %) zukommt, besitzt das Kreatinin zu keinem Zeitpunkt eine entsprechende prognostische Bedeutung. Dieses Ergebnis unterstreicht, daß die offensichtlich durch die Makrophagenaktivierung bedingte klinische Aussagekraft des Neopterins von einem Retentionsparameter wie dem Kreatinin keinesfalls erreicht wird.

Der dem Neopterin ähnlich reagierende Pancreatic Secretory Trypsin Inhibitor (PSTI) zeigt ebenfalls ab dem Meßzeitpunkt 13 eine zunehmende, zunächst mäßige ($r = 0{,}64$–$0{,}70$,

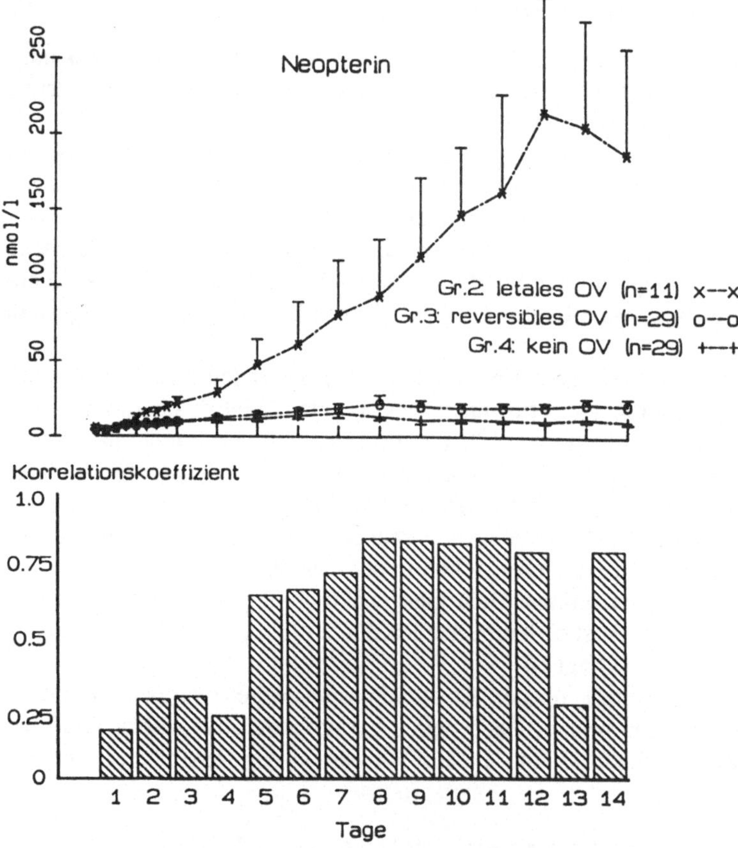

Abb. 44. Darstellung der Neopterinmittelwertverläufe für die 3 Patientengruppen sowie für die zu den einzelnen Meßzeitpunkten errechneten Korrelationskoeffizienten für Kreatinin und Neopterin

dann aber kurzfristig gute (r = 0,76 und 0,87) Korrelation zum Verhalten des Kreatinins. Deshalb dürften für den Anstieg des PSTI ebenfalls 2 Vorgänge verantwortlich sein: Zum einen die für die prognostische Relevanz in der Frühphase verantwortliche vermehrte Synthese des PSTI als Folge der Akutphasenreaktion, und zum anderen die Anreicherung in der Zirkulation infolge der Ausscheidungsstörung im Nierenversgen.

Alle übrigen Parameter ergeben diesbezüglich keine bzw. nur schwache Korrelationen (r < 0,50).

Die bisherigen Auswertungen zeigen, daß das Verhalten vieler der untersuchten Faktoren gut mit dem durch Organfunktionsstörungen komplizierten Krankheitsverlauf korreliert, und daß sie sowohl einzeln, als auch kombiniert eine hinreichende prognostische Aussagekraft zur Vorhersage von Organversagen und insbesondere des Versterbens besitzen. Die Einzelauswertungen der 3 häufigsten Organfunktionsstörungen (Lungen-, Leber- und Nierenversagen) lassen zwar beim Leber- und Nierenversagen einen gewissen Einfluß auf die Plasmaspiegel einiger Faktoren erkennen, sie zeigen jedoch auch, daß in keinem Fall ein organspezifischer Stimulus im Vordergrund steht.

3.2.4 Multiorganversagen

Die bisherigen Auswertungen zeigen, daß das Verhalten vieler der untersuchten Faktoren gut mit dem durch Organfunktionsstörungen komplizierten Krankheitsverlauf korreliert, und daß sie sowohl einzeln, als auch kombiniert eine hinreichende prognostische Aussagekraft zur Vorhersage von Organversagen und insbesondere des Versterbens besitzen. Die Einzelauswertungen der 3 häufigsten Organfunktionsstörungen (Lungen-, Leber- und Nierenversagen) lassen zwar beim Leber- und Nierenversagen einen gewissen Einfluß auf die Plasmaspiegel einiger Faktoren erkennen, sie zeigen jedoch auch, daß in keinem Fall ein organspezifischer Stimulus im Vordergrund steht.

3.2.4.1 Bedeutung biochemischer Faktoren

Zur Darstellung der schwersten Form des „Organversagens", dem „Multiorganversagen", wurde für jeden Patienten täglich die Punktzahl nach dem Multiple Organ Failure Score (MOF-Score) nach Goris [66] ermittelt und zur Beurteilung des weiteren Krankheitsverlaufs die nach dem 3. Tag höchste erreichte Punktzahl gewertet.

Zur Differenzierung zwischen „schwerem Multiorganversagen" und „leichteren Organfunktionsstörungen" wurden 2 Gruppen gebildet (Abb. 45 und 46):

– schweres Multiorganversagen: MOF-Score $\geq$ 5 (n = 13)
– keine oder nur leichtere Organfunktionsstörungen: MOF-Score $<$ 5 (n = 56)

Von den 13 Patienten mit schwerem Multiorganversgen verstarben 10. Ein weiterer Versterbender hatte mit einer maximalen MOF-Score-Punktzahl $<$ 5 lediglich eine leichtere Form der multiplen Organfunktionsstörung.

Im Gegensatz zu den Darstellungen bei den isolierten Organversagen ergeben sich nun, entsprechend den Verläufen der biochemischen Parameter in den 3 Hauptgruppen bei der Patientenauswertung, für die meisten Faktoren signifikante ($p < 0,05$) bis hochsignifikante ($p < 0,01$) Unterschiede (Tabelle 55).

Tabelle 55. Zeitpunkt und Dauer des Auftretens signifikanter Unterschiede ($p < 0,05$) für biochemische Parameter bei Patienten mit schwerem Multiorganversagen (MOV-Score $\geq$ 5) und mit leichten Organfunktionsstörungen (MOV-Score $<$ 5)

Parameter	Zeitpunkt und Dauer signifikanter Unterschiede
Laktat	im gesamten Verlauf
PMN-Elastase	ab 6. h
t-PA-Inhibitor	ab 12. h
CRP	ab 3. Tag
PSTI	ab 3. Tag
Neopterin	ab 3. Tag
Phospholipase A2	ab 4. Tag
AT III	Klinikaufnahme und ab 2. Tag
Prothrombin	Klinikaufnahme und ab 6. Tag
Kathepsin B	in den ersten 24 h
DD-Fragment	vom 3. bis 5. Tag
Plasminogen	vom 4. bis 6. Tag
Faktor-VIII-Antigen	ab 9. Tag
PFI-Index	ab 11. Tag

102

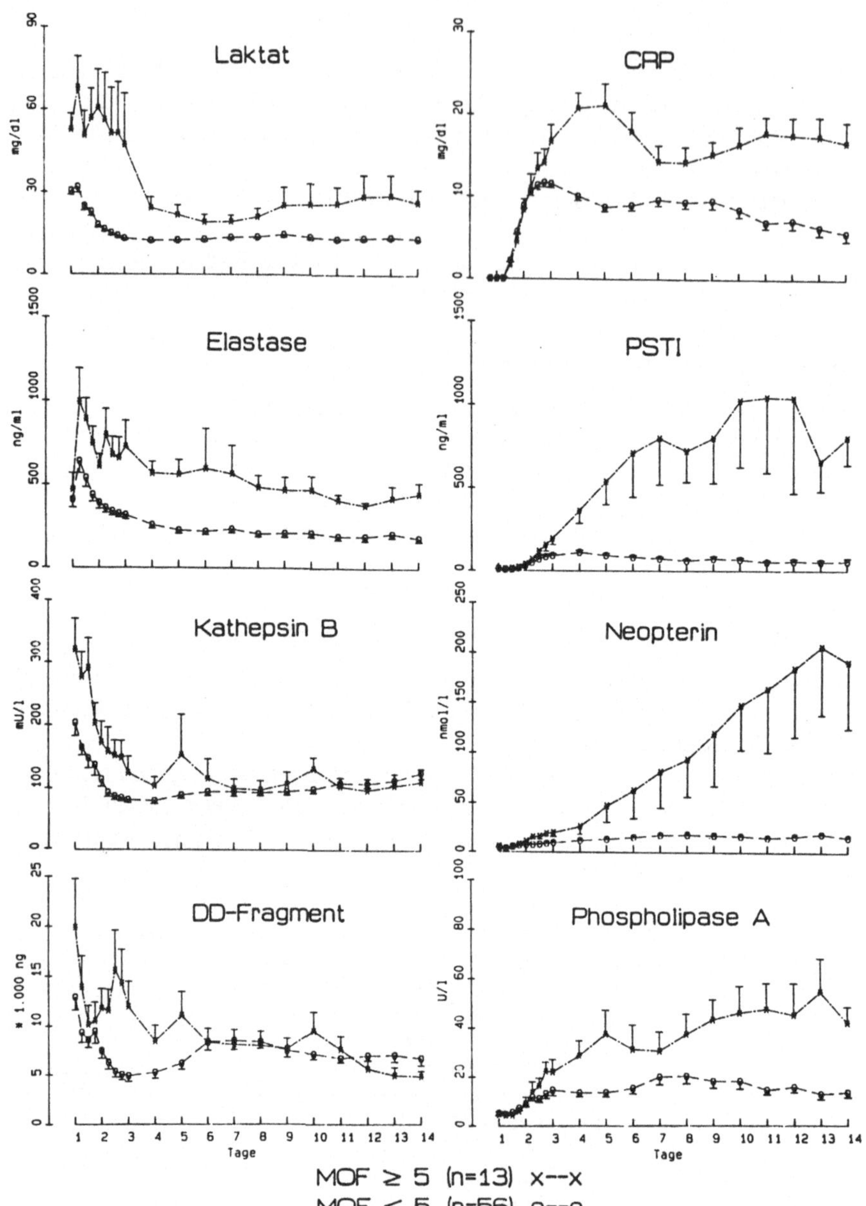

MOF ≥ 5 (n=13) x--x
MOF < 5 (n=56) o--o

Abb. 45. Mittelwertverläufe (± SEM) biochemischer Faktoren (*I*) bei 13 Patienten mit schwerem Multiorganversagen (MOF-Score ≥ 5) und 27 Patienten ohne oder mit nur leichten Organfunktionsstörungen (MOF-Score < 5)

Keine Unterschiede fanden sich für Protein C.

Diese Ergbnisse bestätigen eindrucksvoll, daß die Veränderungen der dargestellten biochemischen Faktoren nicht Ausdruck eines isolierten Organversagens sind, sondern die Schwere der systemischen Entzündungsreaktion wiederspiegeln.

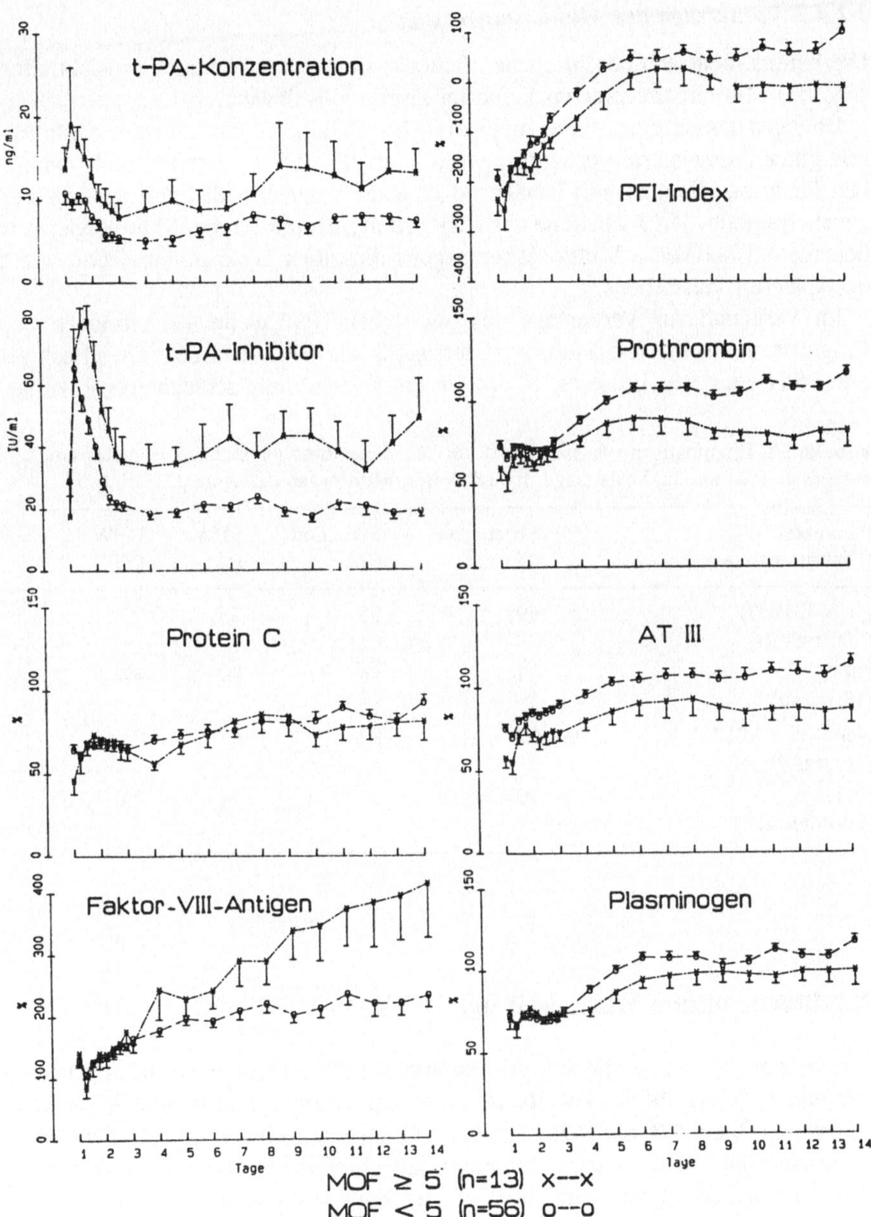

Abb. 46. Mittelwertverläufe (± SEM) biochemischer Faktoren (*II*) bei 13 Patienten mit schwerem Multiorganversagen (MOF-Score ≥ 5) und 27 Patienten ohne oder mit nur leichten Organfunktionsstörungen (MOF-Score < 5)

3.2.4.2 Vorhersage des Multiorganversagens

Die bereits mehrfach beschriebenen Schockparameter haben auch hinsichtlich der Vorhersage des Multiorganversagens keinerlei klinische Relevanz.

Dagegen lassen eine Reihe biochemischer Parameter das schwere Multiorganversagen mit guter Aussagekraft prognostizieren (Tabelle 56). Es handelt sich dabei um dieselben Faktoren, die auch mit annähernd gleicher Wahrscheinlichkeit das spätere Versterben „vorhersagten". Mit Ausnahme des CRP (18 mg/dl statt 20 mg/dl) errechneten wir zur Vorhersage des schweren Multiorganversagens dieselben Diskriminanzwerte wie hinsichtlich des späteren Versterbens.

Im Vergleich zur Vorhersage des Versterbens (s. Tabelle 49) erreichen bezüglich der Prognose des schweren Multiorganversagens die PMN-Elastase ein gleichwetiges, CRP und PSTI ein etwas besseres, Neopterin ein geringgradig schlechteres Resultat.

Tabelle 56. Prognostische Aussagekraft verschiedener biochemischer Parameter am 3. Tag nach dem Trauma zur Vorhersage des schweren Multiorganversagens (MOF $\geq$ 5)

Parameter (Diskriminanzwert)	Sensitivität (%)	Spezifität (%)	PPW (%)	NPW (%)
PMN-Elastase (500 ng/ml)	69	95	75	93
CRP (18 mg/dl)	67	96	89	87
Neopterin (MZ 13) (30 mg/dl)	67	93	67	93
PSTI (300 ng/ml)	70	96	78	94

3.3 Biochemische Wertigkeit der Infektion

Wie in Kap. 2.2.2 beschrieben, erlitten von den 20 Patienten mit Multiorganversagen und von den 11 Verstorbenen jeweils 1/3 keine bakterielle Infektion und 2/3 keine Sepsis. Dagegen wurde bei 1/4 der Patienten ohne Organversagen (Gruppe 4) eine Pneumonie diagnostiziert, in 2 Fällen sogar eine Sepsis, jedoch ohne gleichzeitige Organfunktionsstörung. Der Beginn der Infektion trat in 68 % der Fälle nach dem 3. Tag auf, überwiegend entweder gleichzeitig mit, oder nach Manifestation des Organversagens. Diese klinischen Beobachtungen lassen sich dahingehend interpretieren, daß beim Polytrauma die bakterielle Infektion in der Primärphase keine besondere Rolle spielt und erst im späteren Verlauf ein das Krankheitsgeschehen wesentlicher mitbestimmender Faktor wird.

Zur Evaluierung des Einflusses der bakteriellen Infektion auf den Verlauf der biochemischen Parameter wurden sämtliche Faktoren, für die eine klinische Relevanz hinsichtlich Auftreten und Schwere des Multiorganversagens nachgewiesen wurde, zunächst für die Pneumonie, dann für die Sepsis dargestellt.

3.3.1 Pneumonie

Zur Beurteilung des Einflusses einer Pneumonie auf das Verhalten der biochemischen Parameter (Abb. 47 und 48) wurden nur die 58 überlebenden Patienten in 2 Kollektive (26 mit und 32 ohne Pneumonie) eingeteilt. Die Patientengruppe 2 wurde hierbei nicht mit berücksichtigt, um den Einfluß des schweren, zum Versterben führenden Multiorganversagens dabei auszuschließen. Von den 26 Patienten mit Pneumonie hatten 20 (aus Gruppe 3)

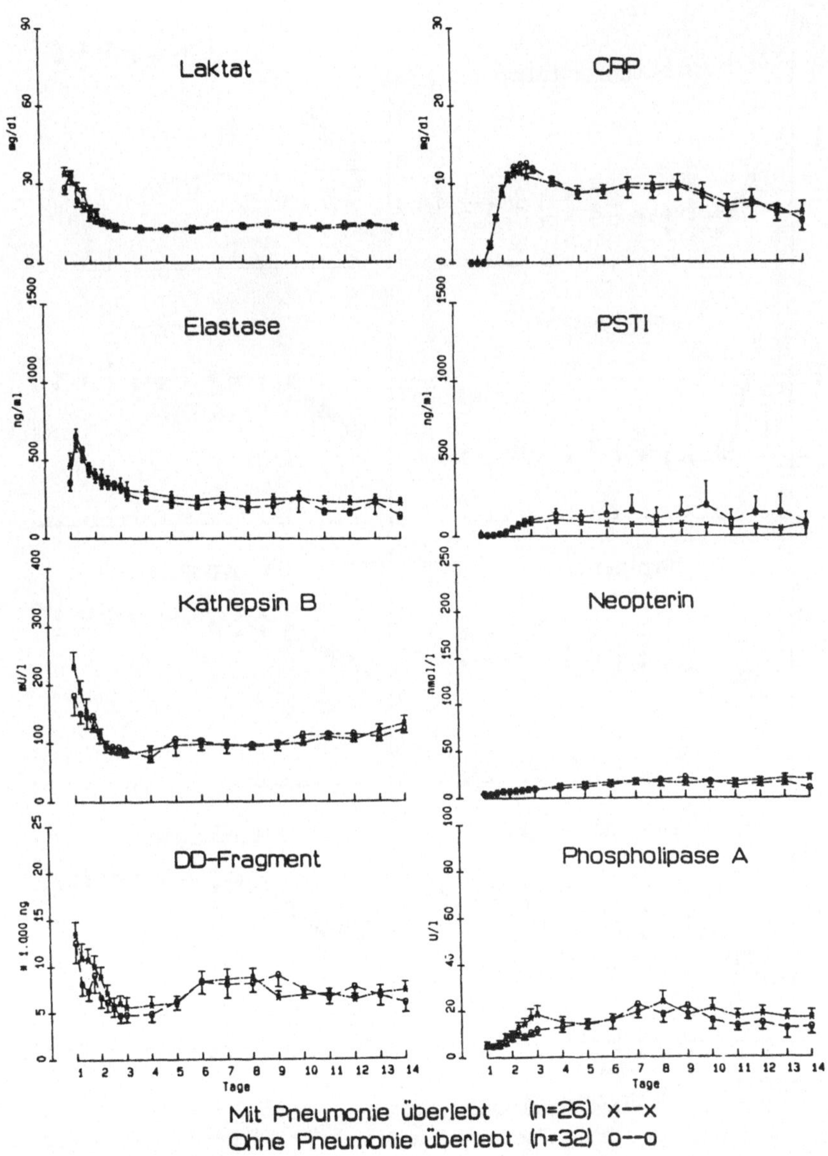

Abb. 47. Mittelwertverläufe (± SEM) biochemischer Faktoren (*I*) bei Überlebenden mit (*n* = 26) und ohne (*n* = 32) Pneumonie

zusätzliche Organfunktionsstörungen (Gruppe 3), die restlichen 6 gehörten der Gruppe 4 an. Von den 32 Patienten ohne Pneumonie wiesen 23 (aus Gruppe 4) kein Organversagen auf, die restlichen 9 gehörten der Gruppe 3 an.

Keiner der prognostisch relevanten zellulären Faktoren läßt eine Unterscheidung zwischen Patienten mit und ohne Pneumonie zu. Dasselbe gilt für den PFI-Index nach Aasen mit seinen Einzelfaktoren sowie für den Gewebeplasminogenaktivator und seinen Inhibitor.

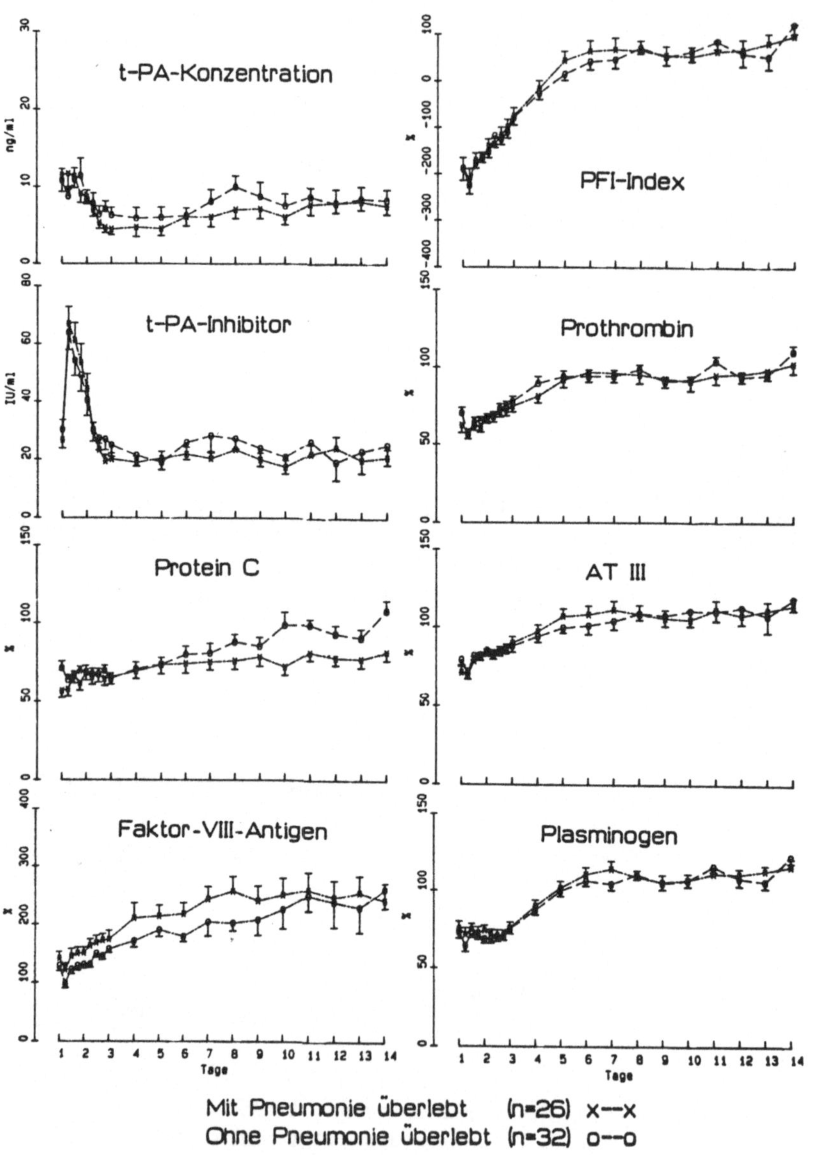

Abb. 48. Mittelwertverläufe ($\pm$ SEM) biochemischer Faktoren (*II*) bei Überlebenden mit ($n = 26$) und ohne ($n = 32$) Pneumonie

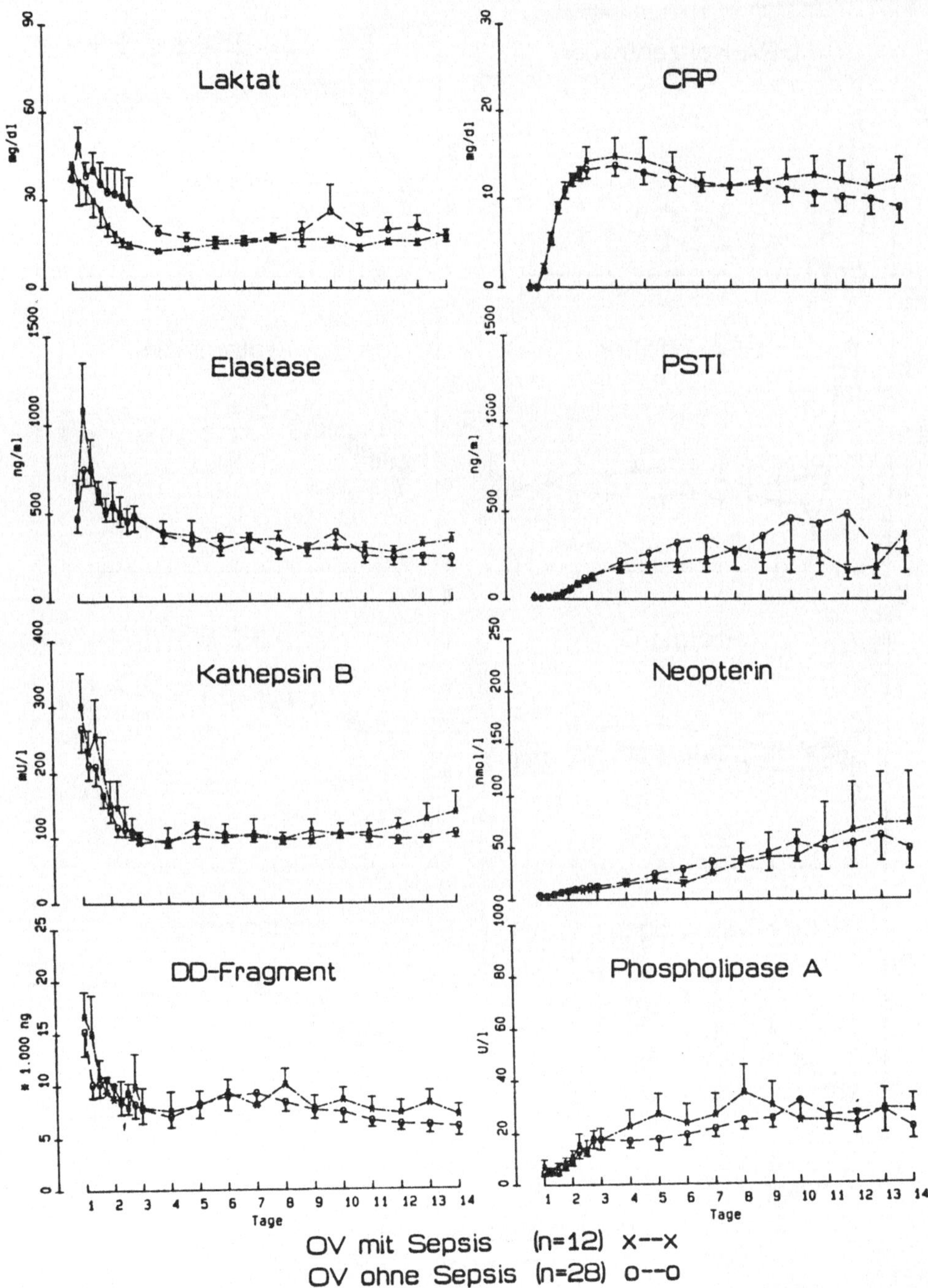

Abb. 49. Mittelwertverläufe (± SEM) biochemischer Faktoren (*I*) bei Organversagen (*OV*) mit (*n* = 12) und ohne (*n* = 28) Sepsis

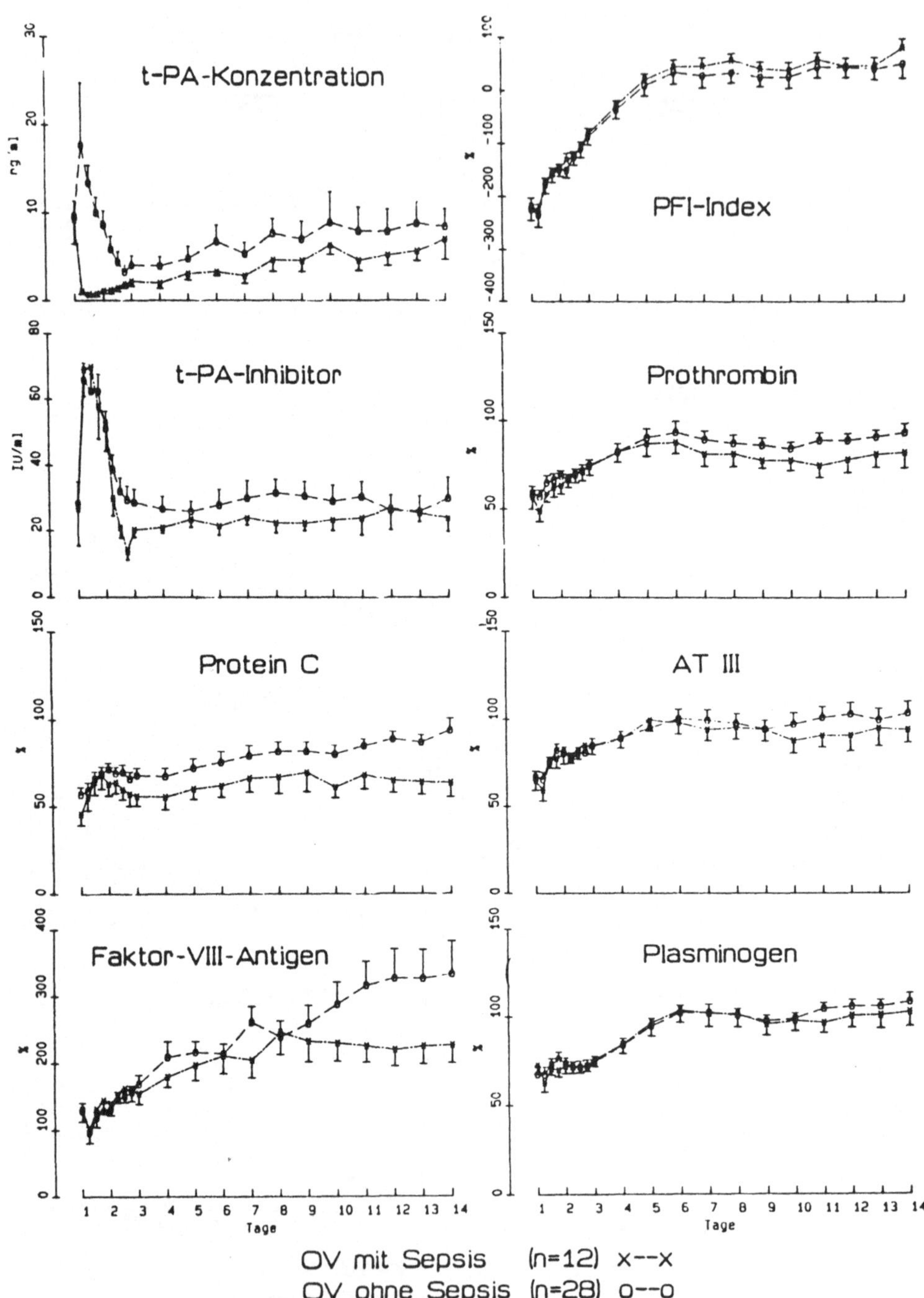

Abb. 50. Mittelwertverläufe ($\pm$ SEM) biochemischer Faktoren (*II*) bei Organversagen (*OV*) mit ($n = 12$) und ohne ($n = 28$) Sepsis

Lediglich Faktor-VIII-Antigen hat zwischen dem 3. und 10. Tag tendenziell höhere Werte in der Pneumoniegruppe. In letzterer wird Protein C ab dem 10. Tag signifikant stärker verbraucht.

Diese Auswertungen zeigen, daß die bakterielle Infektion der Lunge i. allg. keinen Einfluß auf die Freisetzung und den Verlauf der biochemischen Parameter hatte, wobei die beim Faktor-VIII-Antigen und Protein C beobachteten Unterschiede doch relativ gering sind.

3.3.2 Sepsis

Analog wie beim „Lokalinfekt" Pneumonie wurde auch der Einfluß der systemischen Manifestation des Infekts, der Sepsis, auf das Verhalten der biochemischen Faktoren untersucht. Um wiederum vergleichbare Gruppen zu erhalten, wurden für diese Auswertung die 2 Patienten mit Sepsis (nach unserer Definition) ohne Organversagen (aus Gruppe 4) nicht mit berücksichtigt. Nachdem von den 11 verstorbenen Polytraumatisierten die Hälfte (n = 5) eine Sepsis aufwies, konnte die Gesamtzahl der Versterbenden und Überlebenden mit Organversagen (Gruppe 2 und 3) ausgewertet werden. Somit werden 12 Patienten mit „Organversagen mit Sepsis" 28 solchen mit „Organversagen ohne Sepsis" gegenübergestellt (Abb. 49 und 50).

Wiederum war bei keinem der klinisch relevanten biochemischen Faktoren ein Einfluß der Sepsis auf den Mittelwertverlauf zu erkennen. Auch der PFI-Index sowie dessen sämtliche Einzelfaktoren zeigten keinerlei Unterschiede zwischen Patienten mit und ohne Sepsis. Lediglich für Protein C ergab sich, analog wie bei der Pneumonie, ab dem 3. Tag ein tendenziell stärkerer Verbrauch bei den Sepsispatienten. Ein gegenteiliger Trend, der zeitweise sogar statistisch signifikant ist, war zu beobachten beim Laktat, t-PA, t-PA-Inhibitor und Faktor-VIII-Antigen.

Aus diesen Ergebnissen läßt sich folgern, daß die Freisetzung bzw. der Verbrauch der von uns untersuchten zellulären und humoralen biochemischen Faktoren ausschließlich Ausdruck der systemischen Erkrankung „Organversagen" ist und daß die bakterielle Infektion keinen Einfluß darauf hat.

3.4 Biochemische Reaktionen auf das Gewebetrauma

Schwere Verletzungen des Thorax- und Bewegungsapparates waren im Vergleich zum Gesamtkollektiv (16 %) mit einer etwas höheren Letalität von 23 bzw. 21 % behaftet; das Abdominaltrauma hatte eine Letalität von 18,5 %.

Nach der Darstellung und Beschreibung der Beziehungen zwischen den biochemischen Parametern und den Organversagen bzw. der Infektion wird nun im folgenden der Einfluß des unfallbedingten – getrennt für verschiedene Verletzungsregionen (Thorax, Abdomen, Bewegungsapparat) – sowie des operationsbedingten Gewebetraumas auf die Freisetzung und den Verlauf der Faktoren untersucht.

110

3.4.1 Thoraxtrauma

43 Patienten (mittlerer ISS von 37 Punkten) erlitten ein schweres Thoraxtrauma; sie werden 26 Patienten ohne Thoraxbeteiligung (mittlerer ISS von 34 Punkten) gegenübergestellt (Abb. 51 und 52).

Von den 43 Patienten mit Thoraxtauma verstarben 10; 19 überlebten Organfunktionsstörungen und bei 14 war der Krankheitsverlauf komplikationslos. Demgegenüber ver-

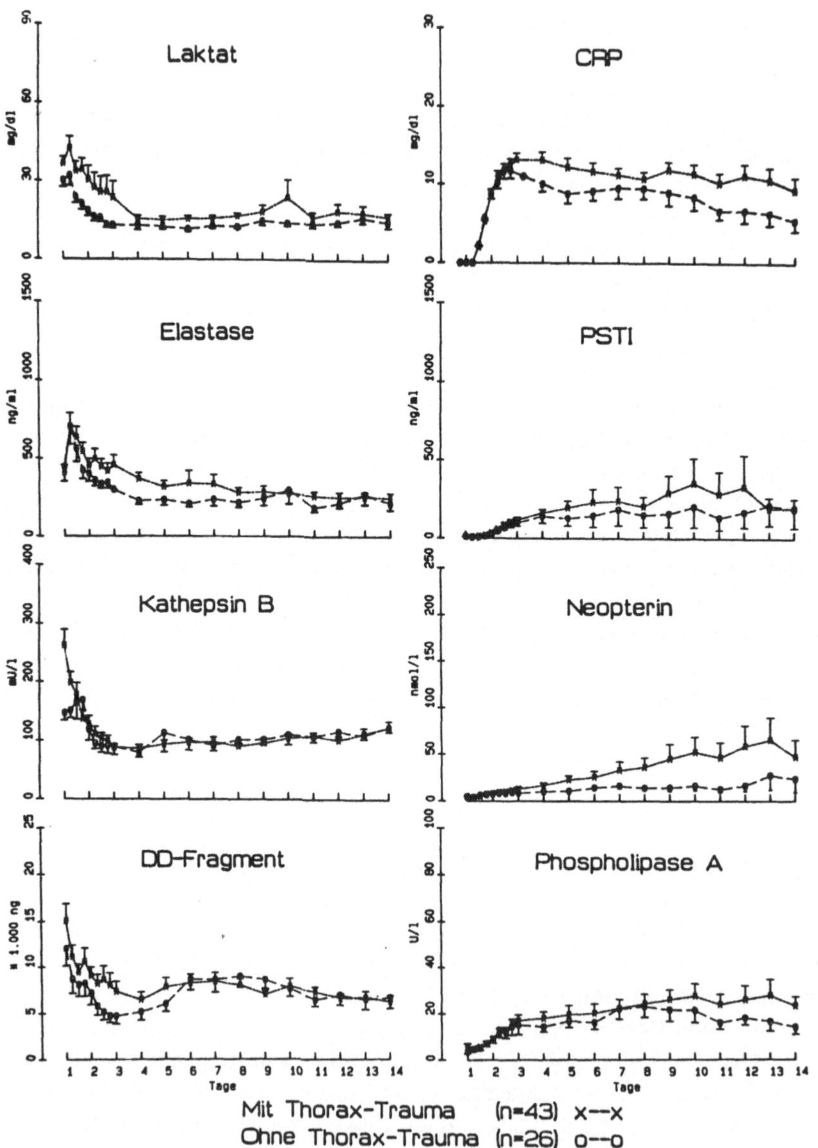

Abb. 51. Mittelwertverläufe ($\pm$ SEM) biochemischer Faktoren (*I*) bei Patienten mit ($n = 43$) und ohne ($n = 26$) schwerem Thoraxtrauma

starb von 26 Patienten ohne Thoraxtrauma lediglich einer; 10 Patienten überlebten mit
und 15 Patienten ohne Organversagen. Trotz des 10fach höheren Anteils an Versterbenden, sind nun die Unterschiede in den Mittelwertverläufen zwischen den beiden Gruppen
wesentlich geringer als dies aufgrund des Vergleichs mit den 3 Hauptgruppen zu erwarten
gewesen wäre. Entsprechend fanden sich bei den Patienten der Thoraxtraumagruppe tendenziell, teilweise gerade noch signifikant höhere Werte für Laktat, PMN-Elastase, CRP,

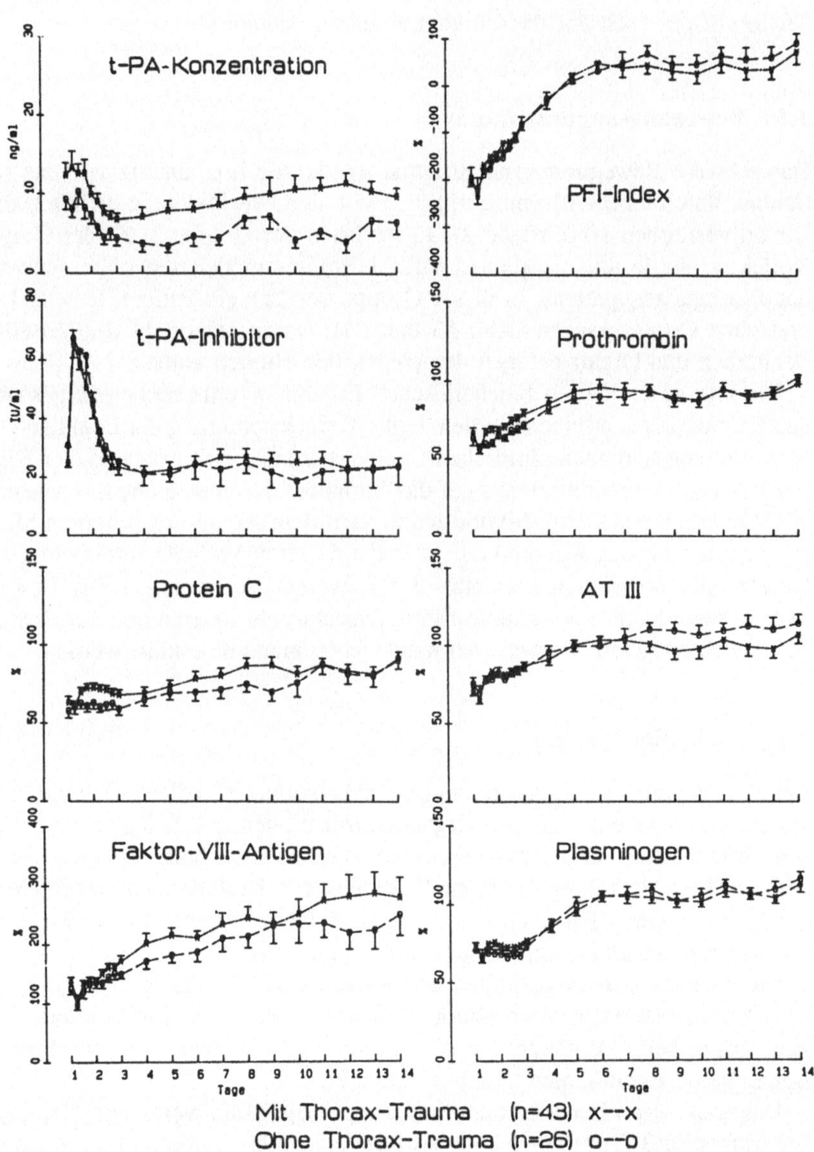

Abb. 52. Mittelwertverläufe ($\pm$ SEM) biochemischer Faktoren (*II*) bei Patienten mit (n = 43) und
ohne (n = 26) schwerem Thoraxtrauma

Neopterin und Faktor-VIII-Antigen. Lediglich kurzzeitig sind signifikante Differenzen in den Mittelwerten zu beobachten für Kathepsin B (Meßzeitpunkte 2 und 3) und für DD-Fragment (Meßzeitpunkte 8, 9 und 10). Keine oder nur unbedeutende Unterschiede waren beim PSTI, t-PA-Inhibitor sowie dem PFI-Index einschließlich seiner Einzelfaktoren zu verzeichnen. Beim Protein C deutete sich sogar ein stärkerer Verbrauch bei den Patienten ohne Thoraxverletzung an.

Lediglich der Gewebeplasminogenaktivator ist im gesamten Verlauf signifikant höher bei den Patienten mit Thoraxtrauma. Der t-PA scheint demnach als einziger der untersuchten Faktoren spezifisch auf das Thoraxtrauma zu reagieren.

3.4.2 Bewegungsapparattrauma

Das schwere Bewegungsapparattrauma wurde von uns, analog wie das schwere Thoraxtrauma, durch eine AIS-Punktzahl ≥ 3 definiert: 48 Patienten erfüllten diese Bedingung. Davon verstarben 10 (Gruppe 2), 11 gehörten der Gruppe 3, 27 der Gruppe 4 an. Dieses Kollektiv wurde nun verglichen mit 21 Polytraumatisierten ohne schwere Verletzungen des Bewegungsapparates. In dieser Gruppe verstarb ein Patient, jeweils 10 überlebten mit und ohne Organversagen (Abb. 53 und 54). Damit entspricht die Verteilung hinsichtlich Versterben und Organversagen denjenigen des Thoraxtraumas.

Die hier geschilderten biochemischen Ergebnisse entsprechen insgesamt denen, die für das Thoraxtrauma erhoben wurden. Unter Berücksichtigung der Letalitäts- und Komplikationsverteilung schließen sämtliche Mittelwertverläufe einen spezifischen Einfluß des schweren Bewegungsapparattraumas auf das Verhalten der untersuchten biochemischen Faktoren aus. Lediglich der t-PA-Inhibitor zeigte nach dem Abfall des primären Maximums ab dem 6. Untersuchungstag während des geamten weiteren Verlaufs signifikant ($p < 0,01$) höhere Gewebespiegel bei den Patienten mit schweren Verletzungen des Bewegungsapparates. Dies konnte durch eine erhöhte Fibrinolyseaktivität im Rahmen der Resorption der durch das Weichteiltrauma vermehrt vorhandenen Hämatome erklärt werden.

3.4.3 Abdominaltrauma

Bei 27 Patienten war die Abdominalregion betroffen. Von dieser Gruppe Polytraumatisierter verstarben 5, 13 entwickelten Organkomplikationen und 9 hatten einen komplikationslosen Verlauf. Das Vergleichskollektiv der 42 Patienten ohne Abdominaltrauma weist eine vergleichbare Verteilung der Komplikationen auf. Deshalb sind hier die Mittelwertverläufe der biochemischen Faktoren – im Gegensatz zum Thorax- und Bewegungsapparattrauma – direkt miteinander vergleichbar (Abb. 55 und 56).

Die meisten der dargestellten Parameter (CRP, PSTI, Neopterin, Phospholipase A2, t-PA-Konzentration, t-PA-Inhibitor, Protein C, PFI-Index, Prothrombin, AT III, Plasminogen) lassen beim Vergleich der Verletzungskombinationen mit und ohne Abdominalbeteiligung keine signifikanten Unterschiede erkennen.

Dagegen liegen in der „Abdominalgruppe" die Mittelwerte signifikant ($p < 0,05$) höher für Kathepsin B (kurzfristig innerhalb der ersten 24 h, PMN-Elastase (in den ersten 5 Tagen), Laktat (vom 2. bis 4. Tag) und das DD-Fragment (bei Klinikaufnahme sowie ab dem 2. bis zum 10. Untersuchungstag). Einen ähnlichen Unterschied zeigt auch Faktor-VIII-

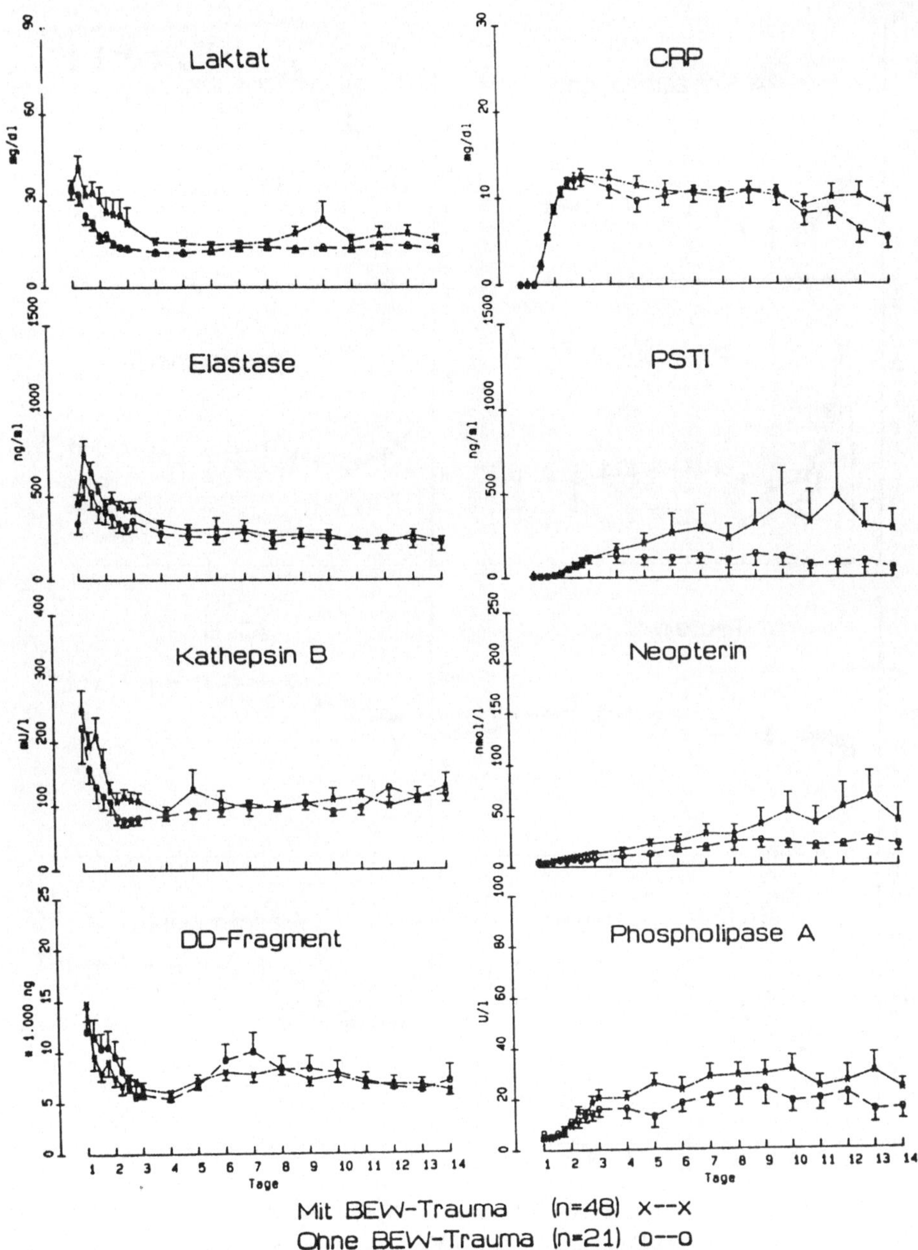

Abb. 53. Mittelwertverläufe ($\pm$ SEM) biochemischer Faktoren (*I*) bei Patienten mit (*n* = 48) und ohne (*n* = 21) schwerem Bewegungsapparattrauma (BEW-Trauma)

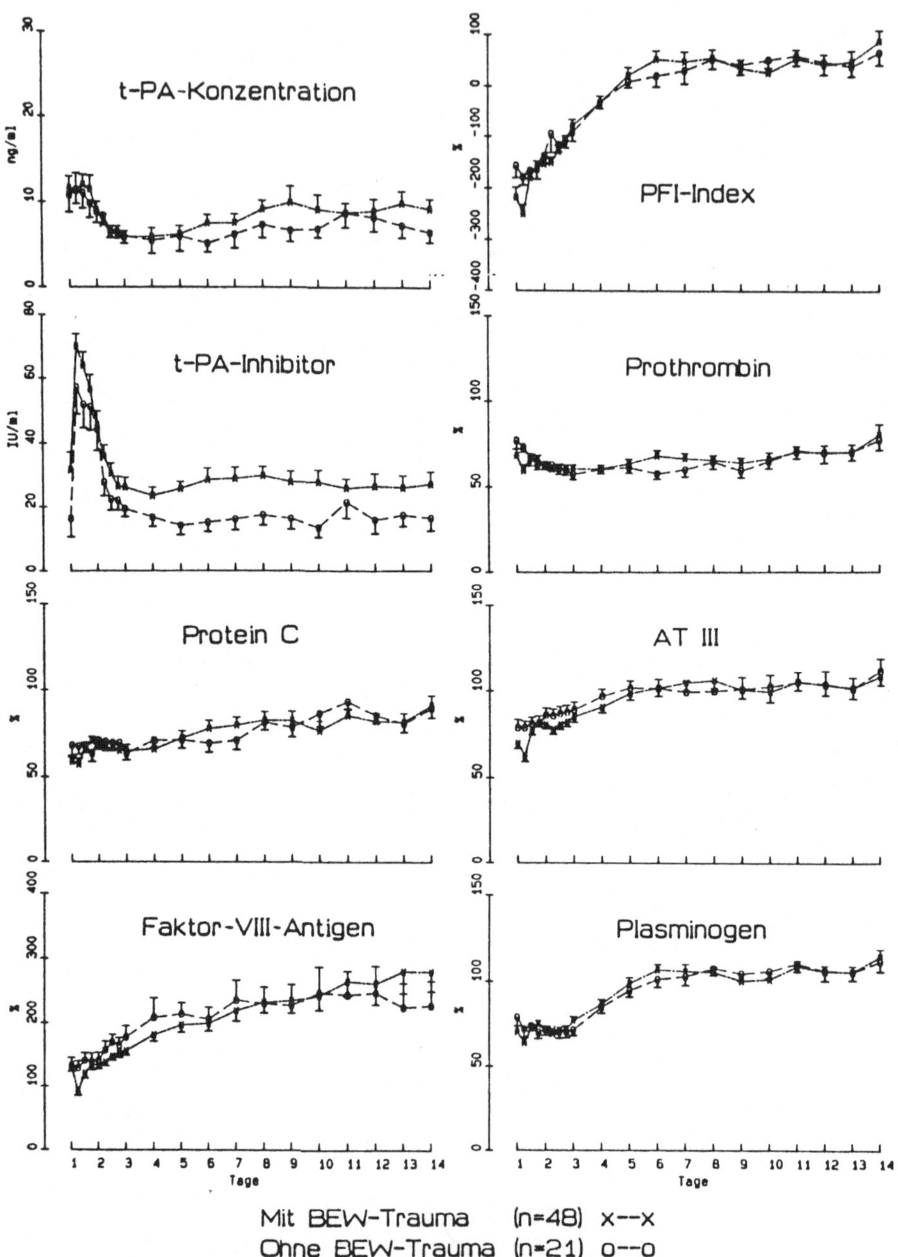

Abb. 54. Mittelwertverläufe ($\pm$ SEM) biochemischer Faktoren (*II*) bei Patienten mit ($n = 48$) und ohne ($n = 21$) schwerem Bewegungsapparattrauma (BEW-Trauma)

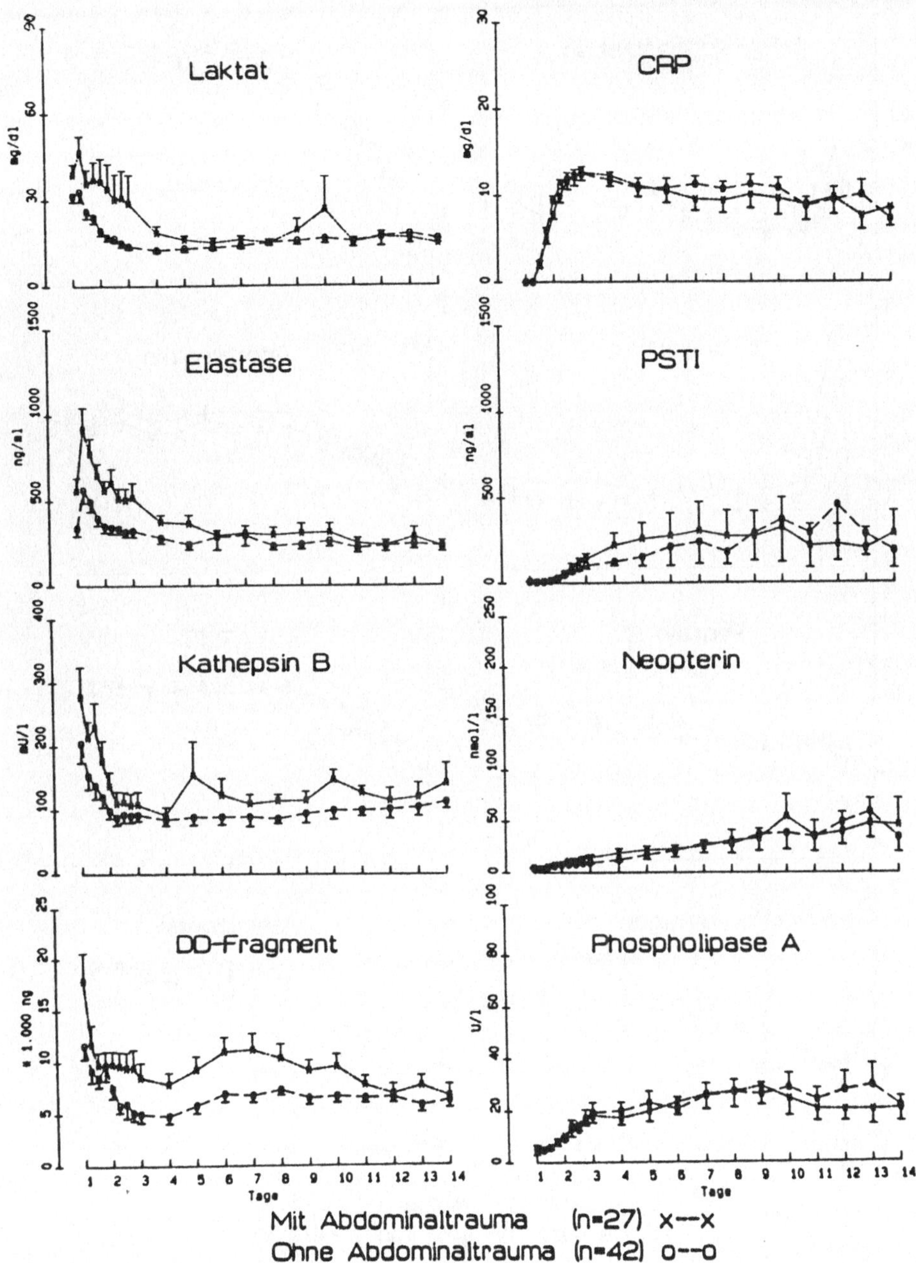

Abb. 55. Mittelwertverläufe ($\pm$ SEM) biochemischer Faktoren (I) bei Patienten mit ($n = 27$) und ohne ($n = 42$) Abdominaltrauma

116

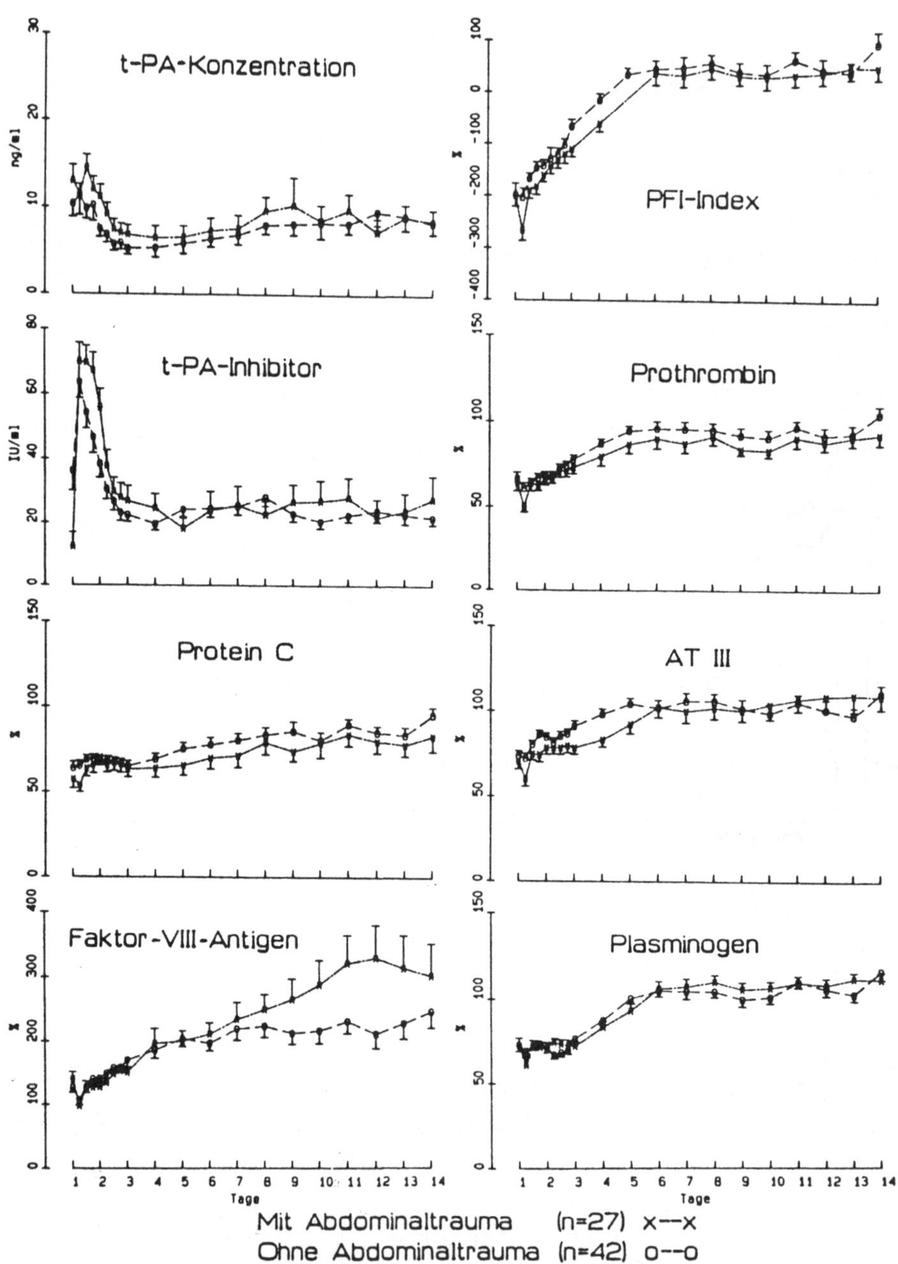

Abb. 56. Mittelwertverläufe ($\pm$ SEM) biochemischer Faktoren (*II*) bei Patienten mit ($n = 27$) und ohne ($n = 42$) Abdominaltrauma

Antigen in der Schlußphase der Beobachtungszeit. Dieser primäre Anstieg der Plasmaspiegel könnte Ausdruck der beim Abdominaltrauma im Vordergrund stehenden hypovolämischen Komponente des traumatisch-hämorrhagischen Schocks sein. Der Volumenverlust war bei diesen Patienten nämlich wesentlich stärker als bei den übrigen Patienten. Dies drückte sich deutlich in der Anzahl der substituierten Blutkonserven aus: Von diesen 27 Patienten mußten 23 (85 %) vor Aufnahme auf die Intensivstation mit insgesamt durchschnittlich 9,9 Erythrozytenkonzentraten behandelt werden. Im Gegensatz dazu war bei den 42 Patienten ohne Abdominaltrauma lediglich 22mal (in 52 % der Fälle) ein Blutersatz in dieser Phase erforderlich; die durchschnittliche Substitutionsmenge betrug hierbei 5,2 Erythrozytenkonzentrate.

3.4.4 Verletzungsausmaß

Nachdem bei keiner Einzelverletzung eine spezifische Freisetzung bzw. ein besonderer Verbrauch biochemischer Faktoren zu erkennen war, wurde eine evtl. Abhängigkeit der Veränderungen biochemischer Parameter von der Verletzungsschwere, ausgedrückt durch den ISS bzw. PTS, untersucht.

Dazu wurden die Patienten nach den Vorgaben des PTS in 4 Schweregradgruppen unterteilt. Nachdem es für den ISS keine entsprechende Graduierung gibt, legten wir für den ISS dem PTS vergleichbare Punktzahlen zugrunde (s. Tabelle 56).

Wie aus den Werten in Tabelle 57 hervorgeht, ist für die verschiedenen Schweregradgruppen beider Scores eine mit zunehmendem Verletzungsmaß steigende Letalitätsrate gegeben. Während allerdings die 11 Versterbenden bei der ISS-Einteilung gleichmäßig über die Gruppen II, III und IV verteilt sind (4/3/4), gehört bei der PTS-Einteilung die Mehrheit der Gruppe IV an (2/2/7). Dieser Befund ist für die bereits erwähnte nicht ausreichende prognostische Relevanz des ISS zur Vorhersage von Versterben verantwortlich.

Tabelle 57. Schweregradeinteilung nach dem Polytraumaschlüssel (PTS) und dem Injury Severity Score (ISS) mit prozentualen Letalitätsangaben (†)

Verletzungs-schweregrad	Score-punktzahl	PTS		ISS	
		n	† (%)	n	† (%)
I	< 20	5	0	4	0
II	20–34	33	6	37	11
III	35–49	19	11	17	18
IV	> 49	12	58	11	36

Für die Beurteilung der pathobiochemischen Verhältnisse wurden diejenigen Parameter herangezogen, die bei den bisherigen Auswertungen den Krankheitsverlauf am besten charakterisiert haben (Abb. 57 und 58).

Aus den Kurvenverläufen ergibt sich übereinstimmend, daß die Freisetzung spezifischer und unspezifischer Mediatoren abhängig ist von der Schwere der Verletzung.

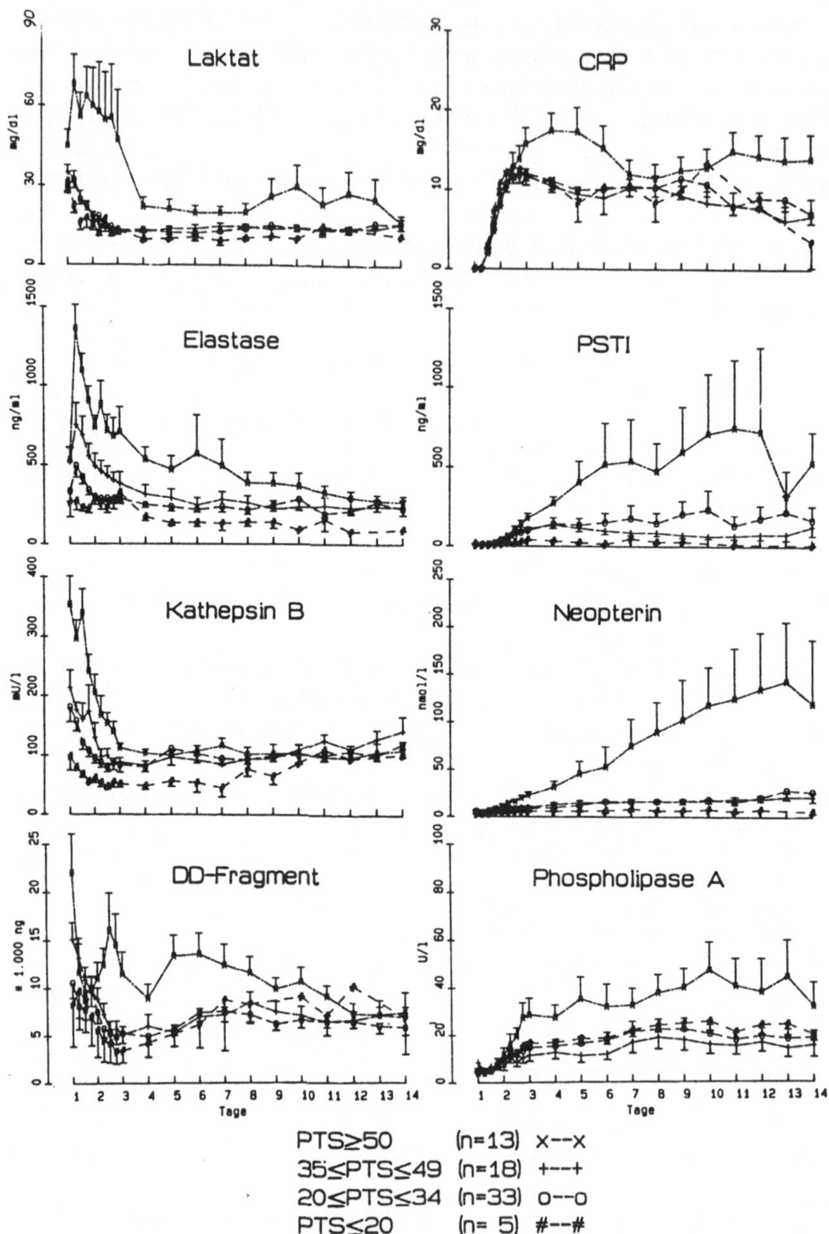

Abb. 57. Mittelwertverläufe (± SEM) biochemischer Faktoren für die 4 Schweregrade (*SG I–IV*) nach dem Polytraumaschlüssel (*PTS*)

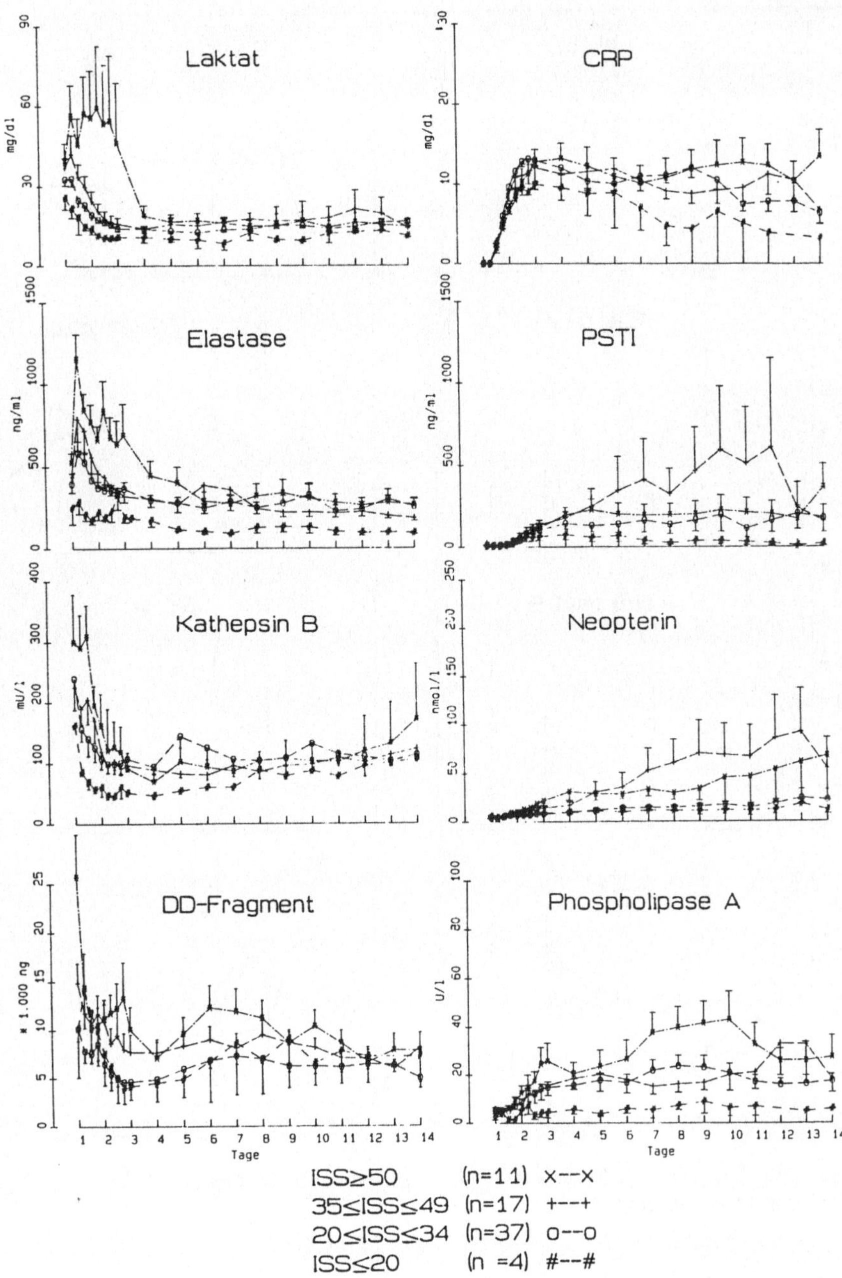

Abb. 58. Mittelwertverläufe (± SEM) biochemischer Faktoren für die 4 Schweregrade (*SG I–IV*) nach dem Injury Severity Score (*ISS*)

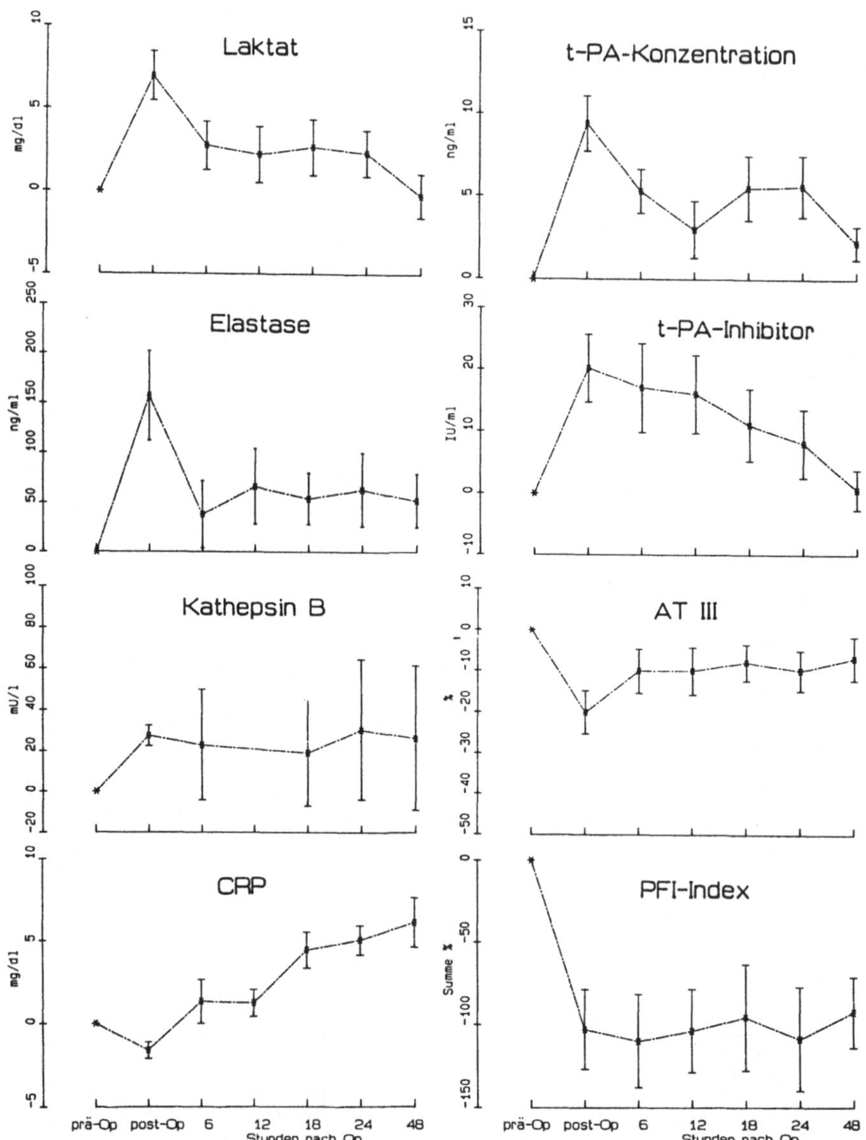

Abb. 59. Postoperative Mittelwertverläufe (± SEM) biochemischer Faktoren bei 14 sekundären Oberschenkelversorgungen

Entsprechend der besseren prognostischen Relevanz zur Vorhersage von Organversagen und Versterben ergaben sich beim PTS wesentlich deutlichere Unterschiede in den Mittelwertverläufen als beim ISS.

Beim PTS läßt sich für nahezu alle Parameter eine signifikante Abgrenzung ($p < 0,05$) der Schwerstverletzten des Schweregrades IV gegenüber den 3 übrigen Gruppen erkennen, und zwar für:

– Laktat während des gesamten Untersuchungsablaufs,
– PMN-Elastase vom 1. bis zum 10. Tag,
– Kathepsin B während der ersten 4 Untersuchungstage,
– DD-Fragment und CRP zwischen dem 3. und 6. Tag,
– PSTI, Neopterin und Phospholipase A2 ab dem 3./4. Untersuchungstag.

Eine Differenzierung der mittleren Schweregrade war nicht möglich.

Dagegen zeigen Kathepsin B vom 1. bis zum 4. Tag sowie PSTI, Neopterin und Phospholipase A2 ab dem 3. bzw. 5. Tag signifikant niedrigere Mittelwertverläufe bei den am leichtesten Verletzten der Schweregradgruppe I im Vergleich zum restlichen Kollektiv.

Beim ISS sind die Unterschiede zwischen Schweregrad IV und den übrigen Schweregraden wesentlich geringer ausgeprägt als beim PTS; eine Signifikanz besteht lediglich für PMN-Elastase während der ersten 3 Tage, Laktat am 2. und 3. Tag sowie das DD-Fragment bei Klinikaufnahme.

Für die am leichtesten verletzten Patienten der Schweregradgruppe I finden sich signifikante Abgrenzungen für PMN-Elastase vom 4. bis 14. Tag und Phospholipase A2 vom 4. bis 6. Tag.

3.4.5 Operationstrauma

Zur Überprüfung des operationsbedingten Gewebetraumas bei der Frakturversorgung des Polytraumatisierten wurden die postoperativen Mittelwertverläufe verschiedener biochemischer Parameter für 14 sekundäre Oberschenkelfrakturen untersucht (Abb. 59).

Der jeweilige präoperative Wert dient als Ausgangswert „Null", auf den sich die Mittelwerte der relativen Abweichungen im postoperativen Verlauf beziehen. Es werden die postoperativen Veränderungen für 2 Tage (in den ersten 24 h 6stündlich) dargestellt. Ausgewertet wurden nur solche Faktoren, die innerhalb dieses Zeitraums aufgrund der bisherigen Ergebnisse eine deutliche Veränderung erwarten ließen.

Alle dargestellten Mittelwertkurven zeigen postoperativ eine erneute Freisetzung der Entzündungsparameter (Laktat, PMN-Elastase, Kathepsin B, CRP, Gewebeplasminogenaktivator, Gewebeplasminogenaktivatorinhibitor) bzw. einen operationsbedingten Abfall des AT III und des PFI-Index. Die postoperativ maximal veränderten Werte unterscheiden sich durchwegs statistisch signifikant (Wilcoxen-Test für verbundene Stichproben: $p < 0,05$) von den präoperativen Ausgangswerten.

Aus diesen Befunden geht klar hervor, daß die operative Versorgung der Oberschenkelfraktur ein erneutes, sozusagen additives Trauma im Sinne eines traumatisch-hämorrhagischen Schockgeschehens darstellt.

4 Diskussion

Studiendesign

Bei der vorliegenden Studie handelt es sich um eine prospektiv angelegte Untersuchung eines genau definierten Krankenkollektivs von 84 polytraumatisierten Patienten. Davon verstarben 15 Patienten primär während der Stabilisierungsphase im Schockraum, so daß für die Auswertungen der erhobenen umfangreichen klinischen und biochemischen Daten 69 Patienten mit einem durchschnittlichen Schweregrad von 36 Punkten nach dem Injury Severity Score [16] berücksichtigt werden konnten. Diese Patienten überlebten zumindest die ersten 3 Tage nach dem Unfall; 11 Patienten verstarben im Mittel nach 16 Tagen (3–28 Tage) im Multiorganversagen, 29 Patienten überlebten definierte Organfunktionsstörungen und weitere 29 Patienten hatten einen komplikationslosen Verlauf.

Die biochemischen Untersuchungen wurden über einen 14tägigen Beobachtungszeitraum durchgeführt. Die erste Blutabnahme erfolgte bei Klinikaufnahme, d.h. bei den direkt vom Notarzt eingelieferten Patienten (n = 64) durchschnittlich bereits 49 min nach dem Trauma. Während der ersten 48 h wurden Blutprobengewinnung und klinische Messungen 6stündlich, im weiteren Verlauf täglich morgens um 7.00 Uhr vorgenommen. Nach jedem sekundären operativen Eingriff folgten nochmals für 24 h 6stündige Untersuchungsintervalle. Auf diese Weise war es möglich, engmaschig eine Vielzahl von Faktoren der humoralen Kaskadensysteme sowie spezifische und unspezifische Entzündungsindikatoren bzw. -mediatoren nach Polytrauma zu untersuchen und deren pathogenetische, klinisch-diagnostische und ggf. prognostische Relevanz zu überprüfen.

Aus ethischen und logistischen Gründen (Blutabnahmevolumina, Kosten, verfügbare Meßplätze etc.) mußte eine Beschränkung auf die 18 dargestellten biochemischen Parameter erfolgen (s. Abb. 1). Selbstverständlich erfaßt diese gezielt, d.h. aufgrund theoretischer Betrachtungen, vorgenommene Auswahl möglicher Entzündungsmediatoren nur einige wesentliche Teilaspekte des traumatisch-hämorrhagischen Schockgeschehens, was keinesfalls die Bedeutung einer Reihe weiterer, ebenfalls pathogenetisch und prognostisch wichtiger Faktoren mindern sollte.

4.1 Biochemische Veränderungen beim posttraumatischen Entzündungsprozeß

Bekanntermaßen können die verschiedensten Noxen (Gewebezerstörung durch Trauma oder Operation, Exo- und Endotoxine, Immunkomplexe etc.) die sog. Entzündungsantwort des Organismus auslösen. Dies bedeutet eine unmittelbare Aktivierung humoraler und zellulärer Systeme [54, 93, 179, 200, 262] wobei aufgrund einer Vielzahl von wechselseitigen Stimulierungen und Inhibierungen keines der involvierten Systeme isoliert gesehen werden kann. Auf der humoralen Seite kommt es zur Aktivierung der plasmatischen Gerinnungs-, Fibrinolyse-, Kallikrein-Kinin- und Komplementsysteme. Auf der zellulären Seite zeichnen sich die primären Entzündungszellen wie z. B. die Thrombozyten, Granulozyten, Monozyten, Makrophagen und Mastzellen durch eine erhöhte Reaktivität aus. Physiologischerweise haben alle diese Reaktionen die Inaktivierung und Beseitigung der stimulierenden Agenzien sowie die Einleitung reparativer Heilungsprozesse zum Ziel. Eine massive Störung des physiologischen Zusammenspiels der Kaskadensysteme hat den vermehrten Anfall toxischer Intermediär- und Abbauprodukte zur Folge. Diese bewirken sowohl eine verstärkte Stimulierung der genannten zellulären Systeme mit Freisetzung toxischer Mediatoren als auch auf direkte Weise eine Endothelschädigung.

4.1.1 Humorale proteolytische Kaskadensysteme

Risberg et al. [187] beobachteten bei 20 polytraumatisierten Patienten mit unterschiedlicher Traumaschwere sehr früh nach dem Unfall einsetzende Veränderungen der Gerinnung und Fibrinolyse: Patienten, welche einen unter 110 mm Hg erniedrigten systolischen Blutdruckwert aufwiesen, zeichneten sich gegenüber Normalpatienten durch signifikant niedrigere Plasmaspiegel von Antithrombin III und α2-Plasmininhibitor aus.

Aasen et al. [1] und Smith-Erichsen et al. [228] diagnostizierten bei 19 nicht genauer klassifizierten Traumapatienten bereits bei Klinikaufnahme einen massiven Abfall sämtlicher – von den Autoren im sog. PFI-Index zusammengefaßter – Proenzyme und Inhibitoren des Gerinnungs- (Prothrombin, AT III), Fibrinolyse- (Plasminogen, α2-Plasmininhibitor) und Kallikrein-Kinin-Systems (Prokallikrein, C1-Inaktivator) mit signifikant unterschiedlicher Erholung für Überlebende und Versterbende.

Entsprechende Beobachtungen bezüglich des Verbrauchs von Gerinnungs- und Fibrinolysefaktoren wurden auch von Albert et al. [8] und Kirschstein et al. [105] publiziert.

Im Gegensatz dazu berichteten Cumming et al. [33] bei 15 Polytraumatisierten (ISS:17± 6,8) mit leichterem Verletzungsausmaß über bei Klinikaufnahme deutlich erhöhte Prokallikreinwerte (181 ± 44 %) im Vergleich zu gesunden Kontrollpersonen (104 ± 23 %). Die Autoren gaben keine befriedigende Erklärung für diese Beobachtung: Sie werteten sie als Ausdruck der „primären Aktivierung des Kallikrein-Kinin-Systems".

Andererseits bestätigten Dittmer et al. [36] an einem gut dokumentierten Kollektiv von 27 polytraumatisierten Patienten wiederum den Abfall der Plasmakonzentrationen einer Reihe von Gerinnungs- und Fibrinolyseparameter innerhalb von 4 h nach dem Trauma. Die Werte von Antithrombin III, Prothrombin, Plasminogen und α2-Plasmininhibitor stiegen aber danach wieder rasch in den subnormalen Bereich an. Der initiale Abfall wurde von den Autoren eher als Folge des starken Blutverlusts und des durch Plasmaersatzmittel induzierten Verdünnungseffekts denn als spezifischer Verbrauch interpretiert.

Ein derartiger Verdünnungseffekt konnte durch unsere Ergebnisse bestätigt werden: Alle Patienten zeigten eine mehr oder weniger stark ausgeprägte Abnahme der prozentual zum Normalplasmapool angegebenen Enzym- und Inhibitorenkonzentrationen der gemessenen Faktoren des Gerinnungs-, Fibrinolyse- und Kallikrein-Kinin-Systems. Alle Einzelparameter sowie deren summarische Zusammenfasung im PFI-Index ergaben mit Werten von r =

0,69–0,82 bei Klinikaufnahme (MZ 2) grenzwertige bis starke lineare Korrelationen zum Gesamteiweiß- und Hämatokritwert (s. Tabelle 58).

Tabelle 58. Korrelationskoeffizienten zwischen Plasmakonzentrationen von Faktoren der humoralen Kaskadensysteme und dem Gesamteiweiß (GE) bzw. Hämatokritwert (Hk) bei Klinikaufnahme (MZ 2) und am 4. Tag (MZ 12)

	MZ 2		MZ 12	
	GE	Hk	GE	Hk
Prothrombin	0,82	0,69	0,47	0,15
Antithrombin III	0,74	0,69	0,30	0,07
Plasminogen	0,75	0,71	0,33	0,21
α2-Plasmininhibitor	0,76	0,69	0,02	0,05
Prokallikrein	0,76	0,73	0,45	0,21
C1-Inhibitor	0,79	0,71	0,27	0,15
PFI-Index	0,76	0,73	0,45	0,13

Obwohl sicherlich der Verdünnungseffekt bei Klinikaufnahme im Vordergrund stand und den optisch in den Mittelwertskurven imponierenden primären Abfall bedingte, ist jedoch auch zu erkennen, daß einige Faktoren (*Prothrombin, Antithrombin III, α2-Plasmininhibitor und Prokallikrein*) mehr oder weniger stark ausgeprägt zwischen Versterbenden und Überlebenden mit und ohne Organversagen unterscheiden, andere jedoch nicht (Plasminogen, C1-Inhibitor). Dies weist darauf hin, daß bereits 1–2 h nach dem Trauma neben dem durch den Blutverlust (in Abhängigkeit von der Schwere des Traumas) bedingten Abfall ein erhöhter Verbrauch einzelner Parameter durch eine zusätzliche, spezifische Aktivierung der entsprechenden proteolytischen Systeme stattgefunden hatte.

Mit der Substitution von Blut und Frischplasma wurde der Verdünnungseffekt ausgeglichen, was sich im Anstieg sämtlicher Mittelwertkurven ausdrückt. Deshalb lassen sich am 3. Tag nach dem Trauma (MZ 12) mit Korrelationskoeffizienten von r = 0,05–0,47 keine bzw. nur noch vereinzelt schwache Beziehungen zwischen den Plasmakonzentrationen dieser Funktionsproteine und dem Gesamteiweiß- bzw. dem Hämatokritwert nachweisen (Tabelle 58).

Während die beiden Inhibitoren α2-Plasmininhibitor und C1-Inhibitor aufgrund der Akutphasenreaktion Plasmaspiegel im oberen Normalbereich erreichten, ohne zwischen Versterben und Überleben zu unterscheiden, zeigen die 4 anderen Faktoren ab dem 3. bis 4. Tag nach dem Trauma ein entsprechend dem Krankheitsverlauf divergierendes Verhalten: Ab diesem Zeitpunkt bleiben die Mittelwerte der Versterbenden im negativen Bereich, während die der Überlebenden in den Normbereich anstiegen. Dabei zeigen Prothrombin, Antithrombin II und Prokallikrein anfangs tendenzielle, im späteren Verlauf auch signifikante Unterschiede zwischen Überlebenden mit und ohne Organversagen. Diese Differenzen zwischen den 3 Gruppen sind nun unserer Ansicht nach ausschließlich auf einen unterschiedlich stark ausgeprägten Verbrauch an Proenzymen und Inhibitoren infolge des jeweiligen Krankheitsgeschehens zurückzuführen.

126

Kluft et al. [107) beschrieben bei 20 leider nicht näher charakterisierten polytraumatisierten Patienten während eines allerdings nur 2tägigen Beobachtungszeitraums die sofort einsetzende Freisetzung des *Gewebeplasminogenaktivators (t-PA)* sowie die wegen der Akutphasenreaktion erfolgende verstärkte Produktion des *Gewebeplasminogenaktivatorinhibitors (t-PA-Inhibitor).*

Diese Ergebnisse werden durch unsere Untersuchung sowohl für die t-PA-Aktivitäts- als auch die t-PA-Konzentrationsmessung bestätigt. Das Ausmaß der sofort nach dem Trauma einsetzenden Fibrinolyseaktivierung erlaubt bei Klinikaufnahme für beide Meßparameter eine signifikante Unterscheidung zwischen Patienten mit und ohne Organversagen. Während jedoch die t-PA-Aktivität nach dem initialen raschen Abfall keinerlei weitere Unterscheidung zwischen den Patientengruppen zuläßt, kommt der t-PA-Konzentration eine bessere klinische Relevanz zu: Nach dem verzögerten Abfall ergeben sich im weiteren Verlauf (bei zwar großen SEM-Abweichungen) tendenziell differierende Mittelwertkurven als Hinweis auf eine anhaltend erhöhte Fibrinolyseaktivierung (mit entsprechender Bildung von t-PA-Inhibitor-Komplexen) in der Gruppe mit Organkomplikationen.

Ein ähnliches Verhalten zeigt der t-PA-Inhibitor mit seiner (bereits von Kluft beschrieben) verzögerten Reaktion bis zum Erreichen der Maximalwerte 6–12 h nach dem Trauma. Auch der Fibrinolyseinhibitor weist während des gesamten Verlaufs bei den Patienten mit Organversagen erhöhte Aktivitäten auf, anfangs mit tendenzieller und ab dem 9. Tag mit signifikanter Differenzierung zwischen Verletzten mit und ohne Organfunktionsstörungen.

Zusammenfassend läßt sich festhalten, daß die Ergebnisse unserer Studie die sofort nach dem Trauma einsetzende Aktivierung der Kallikrein-Kinin-, Gerinnungs- und Fibrinolysesysteme belegen. Eindeutig ist jedoch auch, daß offensichtlich in der Frühphase als Ursache für die prozentualen Konzentrationsabnahmen der Proenzyme und Inhibitoren der durch die primäre Schocktherapie bedingte Verdünnungseffekt im Vordergrund steht. Im weiteren Krankheitsverlauf findet dann in Abhängigkeit von der Schwere des Organversagens ein unterschiedlich stark ausgeprägter spezifischer Verbrauch dieser Faktoren statt. Auf der Aktivierungsebene des Fibrinolysesystems ist eine nach primären Maximalwerten weiter anhaltend hohe Aktivität mit der Entwicklung von Organfunktionsstörungen verbunden.

Für ein weiteres hier nicht untersuchtes Kaskadensystem, das Komplementsystem mit seinen hochwirksamen Intermediärprodukten, wie den Anaphylatoxinen C3a und C5a, wurden ähnliche Ergebnisse berichtet:

Heidemann et al. [78] konnten nach tierexperimentell gesetztem Weichteiltrauma durch Titration des Gesamtkomplements im Serum die unmittelbare Aktivierung dieses Systems nachweisen.

Nuytinck et al. [161] fanden bei 71 Patienten mit Polytrauma bereits bei Klinikaufnahme, in ihrem Ausmaß abhängig von der Verletzungsschwere, eine Freisetzung von Komplementspaltprodukten (C1q, C3d). Im weiteren Verlauf ergab sich eine gute Korrelation zwischen der Ausdehnung des Weichteiltraumas und dem Plasmaspiegel des Anaphylatoxins C3a.

Hammerschmidt et al. [75] untersuchten 61 Patienten, welche mit einem hohen Risiko für die Entwicklung eines ARDS behaftet waren; 33 von ihnen mit manifestem ARDS wiesen signifikant höhere C5a-Spiegel auf als die 28 Patienten ohne Lungenfunktionsstörung.

In einer weiteren Studie fanden Kellermann et al. [103] bei 48 Patienten mit ARDS-Risiko aufgrund eines manifesten Organversagens im Vergleich zu denjenigen ohne Organversagen signifikant höhere C3a-Konzentrationen.

Auch Hällgren et al. [73] beobachteten eine Komplementaktivierung (Anstieg von C3a) sowohl nach schwerem Operationstrauma (n = 12).

Aus all diesen Befunden läßt sich schließen, daß sich das Komplementsystem beim Polytrauma mit hoher Wahrscheinlichkeit analog verhält wie die 3 anderen von uns untersuchten Kaskadensysteme.

4.1.2 Zelluläre Systeme

4.1.2.1 Allgemeine Zellaktivierung

Bei der Aktivierung des Arachidonsäuremetabolismus werden initial zelluläre Membranphospholipide durch aktivierte Phospholipasen gespalten. Hierbei wird der *Phospholipase A2* (PLA) eine entscheidende Rolle zugeschrieben [77, 250, 254].

Koeniger et al. [108] und Teschner et al. [240] berichteten über eine große Zahl von Intensivpatienten mit unterschiedlichen Grunderkrankungen, welche mit zunehmender PLA-Konzentration im Plasma eine ansteigende Letalitätsrate aufwiesen. Bei Aktivitäten > 50 U/l überlebte keiner der Studienpatienten. Koeniger et al. [109] untersuchten darüber hinaus die PLA-Konzentrationen bei 30 polytraumatisierten Patienten, von denen 18 verstarben. Die 11 Überlebenden hatten während des gesamten Beobachtungszeitraums normale PLA-Werte, wogegen 11 im ARDS Versterbende ausnahmslos hohe, maximale PLA-Aktivitäten aufwiesen. Von den 16 Patienten mit PLA-Maximalwerten < 50 U/l verstarben 5 und von den 14 Patienten mit Maximalwerten > 50 U/l dagegen 13.

Die Mittelwertverläufe unserer Patientenkollektive zeigen für den 4. und 5. sowie ab dem 11. Tag ebenfalls signifikante Unterschiede zwischen Versterbenden und Überlebenden und tendenzielle Unterschiede zwischen Patienten mit und ohne Organversagen. Wie allerdings bereits die hohen SEM-Abweichungen bei den Mittelwerten andeuten, ergeben die stark variierenden PLA-Werte bei Einzelverlaufsanalysen teilweise ein identisches Bild für Versterbende und Überlebende [256, 257]. Zudem war bei uns im Gegensatz zu den Ergebnissen von Koeniger et al. bei mindestens 2/3 der Patienten das Auftreten von PLA-Maximalaktivitäten > 50 U/l nicht mit einem letalen Ausgang verbunden. Diese Befunde sprechen dafür, daß die im Plasma auftretende PLA nicht mit der Eindeutigkeit als prognostischer Parameter für das Versterben bzw. Überleben angesehen werden kann, wie bislang von anderen Autoren postuliert wurde.

Die von Hoffmann et al. [84] und Vadas et al. [248] vermutete extrapankreatische Herkunft der Phospholipase A2 im Verlaufe einer nicht pankreatitischen Entzündungsreaktion wird dagegen auch durch unsere Untersuchungen bestätigt. Wir fanden nämlich keinerlei Korrelationen mit Pankreasverletzungen oder Amylase- bzw. Lipaseaktivitäten im Plasma; vielmehr deutet die signifikante Beziehung der PLA-Werte zum Leberversagen auf einen hepatogenen Ursprung im Rahmen des traumatisch-hämorrhagischen Schockgeschehens hin.

4.1.2.2 Granulozytenaktivierung

Nach ersten Untersuchungen zur Bedeutung der PMN-Elastase für die Entwicklung septischer Verläufe nach abdominalchirurgischen Eingriffen [39] wurde die Freisetzung dieses Enzyms als Ausdruck der Granulozytenaktivierung auch bei Traumapatienten beobachtet: So beschrieben Dittmer et al. [36] für 27 polytraumatisierte Patienten (während einer 4tägigen Beobachtungsperiode) eine maximale PMN-Elastase-Ausschüttung 6–12 h nach dem Trauma mit signifikanten, von der Verletzungsschwere abhängigen Konzentrationsunterschieden. Die Autoren berichten darüber hinaus, daß die in Vollblutkonserven mit zunehmender Lagerungsdauer extrazellulär freigesetzten Elastasemengen auch bei großem Transfusionsbedarf keinen bzw. nur einen geringfügigen Einfluß auf die im Plasma meßbaren PMN-Elastase-Spiegel polytraumatisierter Patienten haben.

Auch bei unseren Patienten trat das Maximum der PMN-Elastaseausschüttung 6h nach dem Trauma auf. Bei nachfolgender Manifestation von Organdysfunktionen stieg die PMN-Elastase-Konzentration nach einem vorübergehenden Abfall entweder erneut an – bei letalem Verlauf zu noch deutlich höheren Werten – oder verblieb im pathologischen Bereich (> 250 ng/ml). Ab dem 3. Tag bestanden damit während des gesamten weiteren Krankheitsverlaufs signifikante Unterschiede einerseits zwischen Versterbenden und Überlebenden sowie andererseits zwischen Patienten, die das posttraumatische Geschehen mit bzw. ohne Organversagen überwanden.

Eine ähnliche Korrelation zwischen der *PMN-Elastase-Freisetzung* als Maß der Granulozytenaktivierung und der Schwere des Krankheitsverlaufs wurde inzwischen auch in einer Reihe weiterer klinischer Untersuchungen [103, 161, 171, 218] bestätigt.

4.1.2.3 Makrophagenaktivierung

Neben der Granulozytenaktivierung erfolgt sehr frühzeitig auch die Stimulierung der für die unspezifische Abwehr essentiellen Makrophagen. Diskutiert wird außer der Aktivierung durch Mediatoren aus humoralen Kaskadensystemen, wie z. B. den Anaphylatoxinen, auch eine Stimulierung durch T-Lymphozytenprodukte wie Interleukin 2 und γ-Interferon. Als Indikatoren der Makrophagenaktivierung werden derzeit sehr verschiedenartige biochemische Substanzen favorisiert:

– das biologisch inerte GTP-Stoffwechselendprodukt *Neopterin*, das erst nach Einwirken eines Stimulus vermehrt gebildet wird [179, 199, 235];
– die lysosomale Zysteinproteinase *Kathepsin B*, die z. T präformiert in Lysosomen verpackt vorliegt und auf einen adäquaten löslichen oder partikulären Stimulus hin rasch ausgeschüttet werden kann [76, 87, 120, 170, 172].

Für das Neopterin liegen inzwischen Ergebnisse sowohl von septischen Fällen unterschiedlicher Genese als auch für den frühen Verlauf nach Polytrauma vor.

Strohmaier et al. [235] fanden bei 21 insgesamt untersuchten Patienten signifikant höhere Neopterinwerte im Plasma (ab dem 3. Tag) der 14 Sepsispatienten im Vergleich zu den 7 Patienten ohne septische Komplikationen; zudem war eine eindeutige Abgrenzung von Versterbenden und Überlebenden retrospektiv anhand der Neopterinspiegel möglich.

Über entsprechende Ergebnisse berichteten Pacher et al. [171] nach 6tägiger Beobachtung von 56 Patienten: Die 32 Patienten mit Sepsis nach verschiedenen, nicht genauer beschriebenen Vorerkrankungen (Letalität: 56 %) wiesen signifikant höhere Neopterinspiegel auf als das Vergleichskollektiv von 24 Patienten mit komplikationslosen postoperativen Verläufen. Weiterhin war mittels der Neopterinspiegel eine eindeutige Differenzierung zwischen Versterben und Überleben sowie zwischen Kranken mit und ohne schwerem Multiorganversagen (MOF-Score $\geq$ 5 möglich).

Brandel et al. [25] beobachteten ebenfalls während einer 6tägigen Studiendauer signifikant niedrigere Plasmaspiegel bei den 19 überlebenden im Vergleich zu den 7 versterbenden polytraumatisierten Patienten.

Grob et al. [70] verglichen 25 Patienten mit abdominalchirurgischen Eingriffen mit 10 nicht genauer klassifizierten Mehrfachverletzten eines 4tägigen Beobachtungszeitraumes anhand der erhobenen Befunde. Während sich postoperativ keine Veränderungen zeigten, fanden sie nach Polytrauma bereits am 1. Tag erhöhte Neopterinwerte, die in der Folge wieder absanken ohne allerdings den Normbereich während des Beobachtungszeitraums zu erreichen.

Die Auswertung der Daten unserer Krankenkollektive bestätigt eine ab dem 2. posttraumatischen Tag mögliche, hochsignifikante Differenzierung zwischen Versterbenden und Überlebenden anhand des Neopterinspiegels. Dabei scheint die Neopterinerhöhung zwischen dem 2. und 5. Tag unabhängig von der Nierenfunktion und ausschließlich Ausdruck der Makrophagenaktivierung zu sein. Im weiteren Verlauf dürften exzessiv steigende Serumspiegel überwiegend eine Folge der Retention des Neopterins im Nierenversagen sein.

Für das Kathepsin B liegen bisher keine klinischen Untersuchungsergebnisse mit größeren Patientenzahlen vor. Die Auswertung unserer Krankenkollektive ergibt ein Maximum der Aktivität im Plasma bereits bei Klinikaufnahme mit hoch signifikanter Unterscheidung zwischen Patienten mit und ohne Organversagen. Diese Differenzierung blieb trotz des danach raschen Abfalls der Serumspiegel bis zum 4. Tag bestehen. Ab diesem Zeitpunkt lassen sich dann anhand der Mittelwertverläufe weitere Patientengruppen nicht mehr differenzieren. Nachdem Kathepsin B ubiquitär in vielen Organen sowie in diversen Zelltypen wie Fibroblasten und Trophoblasten nachgewiesen wurde [87, 110, 170], stellt sich die Frage, ob die primäre Kathepsin-B-Freisetzung tatsächlich auschließlich aus Makrophagen oder aber zusätzlich aus zerstörten Geweben erfolgt. In jüngster Zeit veröffentlichte Daten von Rothe et al. [189] sprechen jedoch für die primäre Herkunft aus Makrophagen.

4.1.3 Unspezifische Akutphasenproteine

4.1.3.1 C-reaktives Protein (CRP)

Analog wie für die PMN-Elastase-Freisetzung fanden Duswald et al. [38] auch hinsichtlich des Anstiegs des allgemeinen Entzündungsmarkers CRP im Plasma signifikante Unterschiede zwischen 25 Patienten mit Sepsis und komplikationslosen postoperativen Kontrollpatienten (n = 16).

Fasching et al. [48] und Stahl et al. [231] sahen zudem bei 27 bzw. 60 Patienten erhöhte CRP-Plasmaspiegel als Folge des Operationstraumas.

Bei unseren Untersuchungen kam es bei allen Patienten (mit einer Verzögerung von 12 h ab dem Unfall) zu einem kontinuierlichen Anstieg der CRP-Werte im Plasma. Das Ausmaß der Akutphasenreaktion läßt ab dem 3. Tag alle 3 Patientengruppen signifikant unterscheiden: Zu diesem Zeitpunkt hatten die Überlebenden Patienten die Maximalwerte erreicht, während die Plasmaspiegel der Versterbenden bis zum 5. Tag weiter stark anstiegen und über den gesamten folgenden Beobachtungszeitraum auf diesem erhöhten Niveau als Ausdruck einer unspezifischen Entzündungsreaktion verblieben. Bei den Überlebenden mit Organversagen wurde kein weiterer Anstieg der CRP-Werte über die am 3. Tag

130

erreichte Maximalkonzentration hinaus verzeichnet. Im Gegensatz dazu kam es bei den komplikationslosen Verläufen zu einer schnellen Normalisierung.

Überraschenderweise waren beim Leberversagen höhere CRP-Spiegel als bei Organversagen ohne Leberbeteiligung zu beobachten. Dies steht jedoch nicht im Widerspruch zur erwiesenen hepatogenen Synthese des CRP, da die Hepatozyten bekanntlich erst im fortgeschrittenen Organversagen zugrunde gehen, während sie zu Beginn eines entzündlichen Organschadens primär sogar zu einer vermehrten Syntheseleistung stimuliert werden dürften.

4.1.3.2 *Pancreatic Secretory Trypsin Inhibitor (PSTI)*

Die Identifizierung des PSTI als hochsensibles, unspezifisches Akutphasenprotein erfolgte insbesondere durch Untersuchungen der Arbeitsgruppe von Ogawa [164]. So fanden z. B. Shibata et al. [220] an einem Patientenkollektiv von 27 mittelschwer verletzten Polytraumatisierten (durchschnittlicher ISS: 24) ab dem 3. Tag klare Unterschiede in den PSTI-Spiegeln von Patienten mit komplikationslosem Verlauf und solchen mit Organversagen. Allerdings waren zu sämtlichen Meßzeitpunkten die Schwankungen um die jeweiligen Mittelwerte sehr groß, was die Aussagekraft ihrer Befunde erheblich einschränkt.

Auch wir fanden in der Patientengruppe mit letalem Ausgang ähnlich stark ausgeprägte individuelle Abweichungen von den Mittelwerten. Jedoch konnten wir diese, analog wie beim Neopterin, in Zusammenhang bringen mit der Ausscheidungsstörung beim Nierenversagen. Ebenfalls dem Neopterin vergleichbar ergeben sich für den PSTI (nach einem um 24 h verzögert einsetzenden Anstieg) ab dem 3. Tag signifikante Unterschiede zwischen Versterbenden und Überlebenden, mit tendenziellen Differenzen zwischen Überlebenden mit und ohne Organversagen. Da sich ein Zusammenhang zwischen der PSTI-Freisetzung und Pankreasverletzungen bzw. dem Verhalten bekannter Pankreasenzyme (Amylase und Lipase) nicht nachweisen ließ, bestätigen unsere Ergebnisse die von Ogawa [164] postulierte extrapankreatische Entstehung dieses Proteinaseinhibitors. Das dem CRP ähnliche Verhalten beim Leberversagen scheint diesbezüglich ebenfalls auf einen hepatogenen Ursprung des PSTI hinzudeuten.

4.1.4 Schockparameter Laktat

Seit der Erstbeschreibung durch Arakil 1891 wurde in einer Vielzahl von Untersuchungen der Serumlaktatspiegel als Ausdruck der reduzierten Gewebedurchblutung im Schock beschrieben. Zudem wiesen bereits 1968 Hofmann u. Tesch [85] auf die prognostische Bedeutung des „Schockparameters" Laktat hin.

Neuere Publikationen bestätigten zum einen die ätiologische Wertigkeit des Laktats für die Entwicklung des posttraumatischen Organversagens [19, 222, 223], zum anderen ließ sich sowohl klinisch [80] als auch tierexperimentell [177] eine Korrelation zwischen der Höhe des Serumlaktatspiegels und der Schwere des Schockgeschehens nachweisen. Mehrmals wurde das Laktat auch als wertvoller Parameter zur Unterscheidung zwischen Versterben und Überleben herausgestellt [25, 47, 174].

Unsere Untersuchungen bestätigen diese Erkenntnis in vollem Umfang: Das Serumlaktat spiegelt mit Maximalwerten während der ersten 24 h primär die Schwere des Schockgeschehens wider und erlaubt im gesamten 14tägigen Beobachtungszeitraum die klare Unterscheidung zwischen Versterbenden und Überlebenden.

4.2 Stellenwert der bakteriellen Infektion beim Polytrauma

Obwohl viele der theoretischen Vorstellungen über die im Rahmen einer akuten Entzündungsreaktion ablaufenden Pathomechanismen durch experimentelle und klinische Untersuchungen gut belegt sind, wird die kausale Bedeutung der bakteriellen Infektion für den postoperativen oder posttraumatischen Entzündungsprozeß nach wie vor kontrovers diskutiert [24, 46, 55, 66, 103, 134, 155, 234].

Die meisten dieser heute auch für den traumatisch-hämorrhagischen Schock als zutreffend anerkannten Pathomechanismen wurden zunächst sowohl tierexperimentell [224, 226, 260, 261] als auch klinisch [4, 37, 229, 266] in bezug auf die Sepsis untersucht. Daraus resultiert, daß eine Vielzahl von Parametern primär als Prediktoren der Sepsis bzw. des septischen Schocks angesehen werden. Weiterhin wurden in klinischen Studien [71, 105] Patienten mit septischem und traumatisch-hämorrhagischem Schock miteinander verglichen und dabei signifikant höhere Plasmawerte der Entzündungsparameter bei der schweren Infektion gefunden. Aus diesen Beobachtungen wurde ebenfalls gefolgert, daß diverse humorale und zelluläre Faktoren primär als Prediktoren der Sepsis anzusehen sind.

Derartige Schlußfolgerungen scheinen uns jedoch aus mehreren Gründen nicht gerechtfertigt zu sein:

> Zum einen waren die beschriebenen Sepsisverläufe fast immer mit schweren Organfunktionsstörungen vergesellschaftet, so daß nichts darüber ausgesagt werden kann, ob die beobachtete Medikatorenfreisetzung tatsächlich Ausdruck der bakteriellen Infektion oder vielmehr des Organversagens war. Zum anderen handelte es sich bei den klinischen Studien zumeist um nicht vergleichbare Krankenkollektive: Die Sepsispatienten stellten bei Aufnahme bzw. Verlegung auf die Intensivstation (und damit zu Studienbeginn) immer selektionierte Gruppen mit bereits fortgeschrittenem Erkrankungsbild dar. Dagegen beinhalteten die „Traumagruppen" mehr oder weniger frisch verunfallte Patienten mit unterschiedlicher Verletzungsschwere, wovon nur ein Teil im weiteren Verlauf Komplikationen entwickelte.

In unserem Krankenkollektiv wurde bei 39 Patienten (57 %) eine bakterielle Infektion nachgewiesen, 14 Patienten (20 %) erlitten eine Sepsis. Diese Sepsisrate entspricht den Angaben von Faist et al. [44], Lauwers et al. [117] und Glinz u. Grob [64]. Bei 12 Patienten wurde die Sepsis zwischen dem 4. und 8. Tag sowie jeweils einmal am 3. bzw. 9. Tag diagnostiziert. Das Auftreten der Sepsis zum Ende der ersten Woche ist vergleichbar mit den Beobachtungen von Nerlich [155] und zeigt klar, daß es sich dabei fast immer um ein sekundäres Geschehen handelte. Dasselbe gilt für die Pneumonie, welche – entsprechend den Ergebnissen von Joka et al. [99] – bei jedem zweiten Polytraumatisierten nachgewiesen wurde. In 93 % der Fälle war die Pneumonie (in Abhängigkeit von der Beatmungsdauer) als Sepsisursache anzusehen.

Unsere Auswertung zeigt weiterhin, daß im gesamten Krankheitsverlauf bei den im Multiorganversagen Vertorbenen (Gruppe 2) bei 1/4 der Patienten keine bakterielle Infektion und bei 2/3 keine Sepsis vorgelegen hat. Andererseits wurde bei den Patienten ohne Organversagen (Gruppe 4) in 25 % der Fälle eine Pneumonie und zweimal sogar eine Sepsis diagnostiziert. Diese klinisch erhobenen Befunde deuten darauf hin, daß zwar einerseits ein schwerer Krankheitsverlauf mit erhöhten Infektionsraten (insbesondere bedingt durch lange Beatmungszeiten) vergesellschaftet ist, daß aber andererseits „Infektion" nicht gleichzusetzen ist mit „Organversagen".

Zur Überprüfung einer Einflußnahme der bakteriellen Infektion auf das Verhalten biochemischer Faktoren wurden deren Mittelwertverläufe in vergleichbaren Gruppen von Überlebenden mit Organversagen mit und ohne Sepsis (s. Kap. 3.3.1) bzw. mit und ohne Pneumonie (s. Kap. 3.3.2) dargestellt:

> Wie die Abb. 49 und 50 zeigen, ist mit Ausnahme des Protein C (wofür wir derzeit keine Erklärung haben) bei keinem der Parameter ein abweichender Verlauf zu Gunsten des Sepsisgeschehens zu erkennen. Damit konnten wir erstmals belegen, daß keiner der als Sepsisprediktoren postulierten Parameter auch wirklich spezifisch auf das Sepsisgeschehen reagierte. Ein identisches Resultat ergab die analog durchgeführte Darstellung für die leichtere Form der Infektion, der Pneumonie: Auch hier ließen sich keinerlei relevante Unterschiede im Verhalten der biochemischen Faktoren erkennen.

Diese Auswertungen zeigen somit, daß die *bakterielle Infektion beim Polytrauma keinen Einfluß* hat *auf* den Verlauf der untersuchten *spezifischen und unspezifischen Entzündungsfaktoren*; ein solcher wird dagegen von der Schwere des Organversagens ausgeübt.

Der Grund dafür, daß viele Autoren [37, 71, 103, 105, 146, 171] signifikante Unterschiede in den Verläufen biochemischer Faktoren bei Patienten mit und ohne Sepsis fanden, liegt offensichtlich darin, daß der septische Verlauf fast immer mit einem schweren Organversagen verbunden war. Nach unseren jetzigen Erkenntnissen sind die beschriebenen biochemischen Veränderungen somit nicht Ausdruck des septischen Geschehens, sondern des gleichzeitig ablaufenden Multiorganversagens.

Entsprechend den Ergebnissen anderer Autoren [64, 66, 75, 155] läßt sich der Stellenwert der Sepsis sowie der bakteriellen Infektion beim Polytrauma nun folgendermaßen interpretieren:

> Weichteiltrauma und hypovolämischer traumatisch-hämorrhagischer Schock führen – im Ausmaß abhängig von der Verletzungssschwere – zur sofortigen Aktivierung humoraler und zellulärer Systeme und induzieren auf diese Weise u. U. das Versagen eines oder mehrerer lebenswichtiger Organe. In dieser Primärphase spielt die bakterielle Infektion keine wesentliche Rolle bei der Aktivierung dieser Systeme. Im weiteren Verlauf spiegelt die Infektion ein zusätzliches Organversagen wider, wobei die Hauptursache dafür im Versagen der Immunabwehr zu finden sein dürfte.

In diesem Zusammenhang ist bisher allerdings nicht eindeutig geklärt, ob und welche Rolle dabei bakterielle Endotoxine in vivo tatsächlich spielen. Ihre endothelschädigende und Entzündungszellen stimulierende Wirkung als Voraussetzung für massive Organfunktionsstörungen ist zwar in In-vitro-Untersuchungen unumstritten [26], andererseits konnten aber Van Bebber et al. [249] tierexperimentell im hypovolämischen Schockmodell auch eine von der Endotoxinwirkung unabhängige Ausbildung des Multiorganversagens zeigen.

Bezüglich des Endotoxinnachweises bei Patienten liegen ebenfalls widersprüchliche Angaben vor: Während Aasen et al. [6] bei Sepsispatienten innerhalb der 1. Woche einen positiven Endotoxinnachweis erbringen konnten, fanden Schöffel et al. [203] bei Traumapatienten sowohl primär als auch im späteren posttraumatischen Verlauf keine erhöhten Endotoxinspiegel.

4.3 Stellenwert des spezifischen Organversagens und Verletzungsmusters beim Polytrauma

4.3.1 Respiratorisches Versagen

In Übereinstimmung mit anderen Studien [45, 55, 171, 176] erwies sich in unserem Krankenkollektiv das respiratorische Versagen als die häufigste Organkomplikation; sie stand im zeitlichen Ablauf des Multiorganversagens fast immer an erster Stelle.

Für die im Ergebnisteil vorgenommenen Auswertungen unterteilten wir das Lungenversagen in 2 Schweregrade:

> Die „leichte" Form des respiratorischen Versagens (bei 29 Patienten, das sind 42 %) ist durch die Notwendigkeit der maschinellen Beatmung und einen Horovitz-Quotienten < 280 charakterisiert. Die Letalität in diesem Kollektiv betrug 38 %. Bei zusätzlichem radiologischen Nachweis des interstitiellen Lungenödems (bei 12 Patienten) wurde die Diagnose der „schweren" Form des Lungenversagens „Adult Respiratory Distress Syndroms" gestellt; hier liegt die Letalität bei 67 %.

Diese Differenzierung zeigt klar die Bedeutung einer exakten Definition des Organversagens für die Letalitätsaussage. Da jedoch die Definition in der Literatur nicht einheitlich gehandhabt wird, finden sich stark schwankende Angaben für die Letalität des Lungenversagens [52, 175, 176].

Analog den Untersuchungen zur Bedeutung der Infektion wurde auch die Wertigkeit der biochemischen Parameter für das respiratorische Versagen überprüft. Um dabei den Einfluß der schweren Form des Multiorganversagens der 11 Verstorbenen sowie der leichten Traumaverläufe der 29 komplikationslosen Patienten auszuschließen, wurden lediglich die Daten der 29 Überlebenden mit Organversagen ausgewertet. Beim Vergleich der 18 Patienten mit respiratorischem Versagen und der 11 Patienten mit Organversagen ohne Lungenbeteiligung (s. Abb. 38 und 39) ergaben sich insgesamt keine relevanten Unterschiede in den Mittelwertverläufen der untersuchten biochemischen Faktoren.

Damit lassen sich die in der Literatur als „ARDS-spezifisch" charakterisierten Veränderungen biochemischer Entzündungsparameter (z. B. in [8, 52, 103, 109, 148, 161, 171], analog wie im Abschnitt „Sepsis" vorgenommen, interpretieren:

> Bei den meisten „ARDS-Studien" wurden Kranke mit manifestem Lungenversagen untersucht und mit Patienten ohne jegliche Komplikationen verglichen. Dabei wurden jedoch neben dem ARDS zusätzliche Organfunktionsstörungen nicht mitberücksichtigt. Wie im Rahmen unserer Auswertungen am Beispiel des Nierenversagens demonstriert werden konnte (s. Abschn. 3.2.3), ergibt die isolierte Darstellung einer einzelnen Funktionsstörung für fast alle Parameter signifikante Unterschiede im Vergleich mit den übrigen Patienten, ohne daß sich daraus jedoch

eine Organspezifität ableiten läßt. Entsprechendes gilt für die zitierten Arbeiten: Bei diesen Untersuchungen handelte es sich offensichtlich ebenfalls nicht um „ARDS-spezifische" Reaktionen, sondern in Wirklichkeit um systemische Entzündungsreaktionen, deren Ausmaß abhängig ist von der Schwere des isolierten bzw. multiplen Organversagens.

Spezifische Aussagen zur Lungenfunktionsstörung lassen sich deshalb derzeit nur durch organspezifische Verfahren erzielen: Neben den allgemein durchgeführten Messungen der Beatmungs- und Lungenfunktionsparameter werden von einigen Autoren zur Verifizierung des Permeabilitätsschadens die bronchoalveoläre Lavage [73, 99, 140, 182, 259] bzw. von Tennenberg et al. [239] eine szintigraphische Untersuchung der Lunge empfohlen.

4.3.2 Leberversagen

Eine wesentlich seltenere Würdigung als das Lungenversagen findet in der Literatur das Leberversagen, auf dessen prognostische Bedeutung Nunes et al. [160] bereits 1970 hingewiesen hat.

Das Leberversagen trat in unserem Krankenkollektiv ebenso häufig auf (42 %) wie das respiratorische Versagen. Alle 11 verstorbenen Patienten hatten im Rahmen des Multiorganversagens neben der Lungenfunktionsstörung immer auch eine manifeste Leberfunktionsstörung. Deshalb findet sich außer der gleichen Häufigkeit des Leberversagens dafür auch dieselbe Letalitätsrate (39 %). Während das respiratorische Versagen jedoch überwiegend innerhalb der ersten 3 posttraumatischen Tage einsetzte, wurde die Leberfunktionsstörung meist erst (zu 89 %) nach dem 3. Tag diagnostiziert.

Die Darstellung der biochemischen Veränderungen im Hinblick auf das Leberversagen erfolge analog wie beim respiratorischen Versagen (s. Abb. 40 und 41). Im Gegensaatz zu diesem sind hier nun für eine Reihe biochemischer Faktoren auffällige Zusammenhänge mit der avisierten Organfunktionsstörung erkennbar:

Patienten mit späterem Leberversagen weisen bereits innerhalb der ersten Tage signifikant höhere Serumlaktatspiegel auf. Dies zeigt, daß die Leber sehr sensibel auf die primäre Mikrozirkulationsstörung reagierte.

Weiterhin heben sich bei zusätzlichem Leberversagen die Werte für Phospholipase A2 (PLA) und PSTI von denjenigen ab, die bei den übrigen Organfunktionsstörungen gefunden werden. Dies läßt den Schluß zu, daß der PLA und dem PSTI eine differentialdiagnostische Bedeutung hinsichtlich des Leberversagens nach Polytrauma zukommt.

Entsprechend den Beobachtungen anderer Autoren [81, 84, 103, 109, 168, 248] konnten wir auch für beide Faktoren keinen Hinweis auf einen pankreatischen Ursprung finden. Vielmehr ist aufgrund des dem CRP ähnlichen Verhaltens zu vermuten, daß der Bildungsort von PSTI und Phospholipase A2 ebenfalls die Leber ist.

Auch für das Neopterin konnten beim Leberversagen verstärkt erhöhte Plasmaspiegel nachgewiesen werden. Dies kann als Indiz für eine hyperreaktive Tätigkeit der Lebermakrophagen angesehen werden.

Auf der Basis unserer Definition der DIC (Thrombozyten $< 100\,000/\mu l$ oder Abfall $> 30\%/24$ h und PTT > 50 s oder Reptilasezeit > 22 s) trat nur bei 5 Patienten eine disseminierte intravasale Koagulopathie (DIC) auf. Dagegen fanden sich bei der Gruppe mit Leberversagen gegenüber den Patienten mit anderen Organfunktionsstörungen in der 2. Woche tendenziell erniedrigte Gerinnungsfaktoren sowie ein deutlich vermehrter Anfall an Fibrinspaltprodukten (DD-Fragment) (s. Abb. 40). Die DIC wird durch die genannten Faktoren wesentlich sensibler erfaßt als durch die heute dafür allgemein gebräuchliche Definition (s. oben). Unsere Befunde bestätigen auch eine reduzierte Syntheseleistung und/oder eine erhöhte Umsatzrate von Hämostasefaktoren im Leberorganversagen.

4.3.3 Nierenversagen

Im Vergleich zu den übrigen Formen des Organversagens gibt es nur wenige Mitteilungen über das posttraumatische akute Nierenversagen [7, 49, 80, 116, 124]. Diese Organfunktionsstörung kommt offensichtlich relativ selten vor und stellt, wie die Auswertung unserer Patientenkollektive ergeben, immer eine sekundäre, nie isoliert auftretende schwere Störung im Rahmen des Multiorganversagens dar. Entsprechend ist sie mit einer hohen Letalitätsrate (69 %) behaftet.

Aufgrund der geringen Patientenzahl (n = 12) im Teilkollektiv mit Nierenschaden konnten die biochemischen Parameter nicht analog wie beim Lungen- und Leberversagen miteinander verglichen werden. Die differenzierte Darstellung in Patienten mit Nierenversagen und Patienten mit „Organkomplikationen ohne Nierenversagen" (s. Abb. 42 und 43) entspricht, wie beschrieben, den Gruppen 2 und 3 des Geamtkollektivs. Die Veränderungen der Entzündungsparameter beim Nierenversagen sind deshalb dahezu ausschließlich Ausdruck der Schwere des immer beteiligten Multiorganversagens.

Die einzigen Parameter, die eine Beziehung zur Nierenfunktion erkennen ließen, sind – wie auch in der Literatur beschrieben [81, 88, 116, 235] – PSTI und Neopterin. Weder die Neopterin- noch die PSTI-Erhöhung sind jedoch alleiniger Ausdruck des Nierenversagens, obwohl dieses sicherlich für die exzessiven Anstiege dieser Faktoren in der Zirkulation hauptverantwortlich sein dürfte. Da jedoch der Kreatininspiegel zu keinem Zeitpunkt eine den beiden genannten biochemischen Parametern vergleichbare prognostische Aussagekraft erreicht, dürfte die Nierenausscheidungsstörung zwar einen erheblichen Zusatzeffekt haben, eine erhöhte Zellaktivität jedoch die ätiologisch entscheidendere Veränderung für die vermehrte Bildung und Freisetzung von PSTI und Neopterin darstellen.

4.3.4 Verletzungsmuster

Nachdem beim schwersten Schädel-Hirn-Trauma die Prognose ausschließlich durch das Ausmaß der intrakraniellen Schädigung bestimmt wird, wurden verständlicherweise diejenigen Patienten, welche primär an den Folgen des schweren Schädel-Hirn-Traumas verstarben, von der Studie ausgeschlossen.

Die Auswertung der Letalitätsraten bezüglich der Beteiligung einzelner Verletzungsregionen ergab nur tendenzielle Unterschiede zwischen dem Thorax- (23 %), dem Bewegungsapparat- (21 %) und dem Abdominaltrauma (18,5 %). Somit konnte die in der Literatur häufig beschriebene erhöhte Gefährdung durch das Abdominaltrauma [27, 61, 232, 270] von uns nicht bestätigt werden. Dies lag wohl hauptsächlich an der raschen und konsequenten Diagnostik und Therapie, die im Rahmen dieser Studie entsprechend unserem standardisierten Behandlungsvorgehen [152, 210, 213] von uns betrieben wurde.

Das höchste Risiko fand sich, entsprechend den Ergebnissen von Sturm et al. [236, 237], bei gleichzeitig vorliegendem schwerem Trauma des Thorax und des Bewegungsapparates. Von 27 Patienten mit dieser Verletzungskombination verstarben 9 (33 %).

Das primäre respiratorische Versagen ist, wie Blaisdell et al. bereits 1970 herausstellten [21], meist Folge der traumatisch bedingten direkten Organschädigung. Dies ließ sich durch unsere Beobachtungen bestätigen: Von 29 Patienten mit respiratorischem Versagen wiesen 21 eine primäre Organfunktionsstörung auf, 20 mit schwerem Thoraxtrauma. In dieser Patientengruppe war die Letalität mit 43 % höher als bei den 8 Patienten mit sekundärem respiratorischem Versagen, von denen 2 verstarben.

Die getrennte Auswertung der biochemischen Daten für einzelne Verletzungsregionen (Kap. 3.4.1–3.4.3) ergab entsprechend den klinischen Beobachtungen bezüglich der Verletzungen des Thorax und des Bewegungsapparates keinerlei für diese Körperregionen spezifische Veränderungen.

Jedoch zeigten sich für das Abdominaltrauma auffällige biochemische Veränderungen:

> Neben dem Serumlaktatspiegel wiesen auch die PMN-Elastase (1. bis 6. Tag), das DD-Fragment (2. bis 10. Tag) sowie Kathepsin B (1. Tag) signifikante Unterschiede für Patienten mit bzw. ohne Abdominaltrauma auf. Nachdem jedoch für die Polytraumatisierten mit Abdominaltrauma ein stärker ausgeprägter hypovolämischer Schock belegt werden konnte, ist zu vermuten, daß die PMN-Elastase und das Kathepsin B analog dem Laktat im Rahmen der Mikrozirkulationsstörung vermehrt freigesetzt werden.

4.4 Prognosebeurteilung beim Polytrauma

4.4.1 Definition der prognostischen Relevanz

Parameter bzw. Indikatoren mit prognostischer Relevanz sind aus klinischer Sicht von besonderem Interesse, da mit ihrer Hilfe die Gefährdung des Patienten durch potentielle Komplikationen frühzeitig erkannt und entsprechend vorsorglich darauf reagiert werden kann.

Bei unseren Patienten trat 1/3 der Organversagen (v. a. respiratorische Störungen) bereits innerhalb der ersten 3 Tage auf. Eine Vorhersagemöglichkeit für diese Komplikationen ist damit praktisch nur zum Klinikaufnahmezeitpunkt gegeben. Befunde im frühen klinischen Verlauf der ersten 3–4 Tage ermöglichen dann zwar keine echte Vorhersage, sie stellen jedoch eine wertvolle Zusatzinformation für die weitere Beurteilung des Krankheitsverlaufs dar. Bezüglich des späteren Versterbens erlauben in unserer Studie alle innerhalb der ersten 3 Tage erhobenen Befunde jedoch eine echte Vorhersage, nachdem der letale Ausgang sich in allen Fällen später ereignete.

Zur Darstellung der prognostischen Aussagekraft der verschiedenen untersuchten Faktoren wurden für die entsprechenden Zeitpunkte Sensitivität, Spezifität sowie positiv und negativ prädiktiver Wert ermittelt.

Die zahlenmäßige Definition einer „guten prognostischen Relevanz" ist sicherlich problematisch. Im Gegensatz zu „Screening-Untersuchungen" und „diagnostischen Untersuchungen" sind diesbezügliche Daten bei „explorativen Studien" in der Literatur nicht vorhanden.

Bei Screening-Untersuchungen wie der HIV-Testung sollte jeder Erkrankte erfaßt werden, folglich muß die Sensitivität annähernd 100 % betragen. Dabei werden durchaus falsch positive Quoten von 1–2 % in Kauf genommen, was sich in einem etwas niedrigerem positiv prädiktiven Wert von 98–99 % ausdrückt. Bei einem solchen Screening-Test dürfen jedoch keine „falsch negativen" Ergebnisse vorkommen!

Für eine diagnostische Untersuchung, die wichtige therapeutische Konsequenzen nach sich zieht, wie z. B. die Peritoneallavage, müssen sowohl nahezu ausschließlich „richtig positive" als auch „richtig negative" Ergebnisse gefordert werden. Damit können jeweils nur Werte (Sensitivität, Spezifität, positiv und negativ prädiktiver Wert) > 90 − 95 % akzeptiert werden. Bei unseren Untersuchungen handelt es sich im Gegensatz dazu um die Evaluierung verschiedener Parameter zur Beurteilung der Prognose und des Krankheitsverlaufs Polytraumatisierter, ohne daß daraus zunächst unmittelbare Konsequenzen abgeleitet werden müßten. Deshalb sind mit dieser Zielsetzung deutlich niedrigere Werte ausreichend.

Wir haben somit als Minimalanforderung festgelegt, daß für eine prognostisch relevante Aussage sowohl die Sensitivität als auch der positiv prädiktive Wert mindestens 60 % betragen müssen.

4.4.2 Bedeutung von Traumascores

Bis zum heutigen Tage wurde mit Hilfe vieler morphologischer und physiologischer Traumascores versucht, die Verletzungsschwere des Polytraumatisierten zu erfassen und daraus prognostische Schlüsse zu ziehen (Übersicht in [63, 153, 163]).

Der am häufigsten verwendete Verletzungsschweregradschlüssel ist der Injury Severity Score [16], der auf einer rein morphologischen Graduierung basiert. Die ISS-Auswertungen bei unserem Krankengut zur Vorhersage von Organversaagen ergaben bei einem Diskriminanzwert von 30 Punkten eine Sensitivität von 70 % sowie einen positiv prädiktiven Wert von 65 % bei allerdings niedriger Spezifität (48 %) und niedrigem negativ prädiktiven Wert (54 %). Zur Vorhersage von Versterben ließ sich bei einem Diskriminanzwert von 40 Punkten zwar eine Sensitivität von 64 % sowie eine Spezifität von 71 % erzielen, dafür ist jedoch der positiv prädiktive Wert mit 29 % für eine relevante Aussage zu niedrig. Somit ermöglichte der ISS in 61 % bzw. 70 % der Fälle eine richtige Aussage (richtig positive und richtig negative Vorhersagen) bezüglich Organversagen bzw. Versterben.

Über ähnliche Ergebnisse haben auch andere Autoren berichtet [58, 60, 63, 117, 174, 178, 202], wobei aber meistens nur die Letalität berücksichtigt wurde.

Eine wesentlich bessere prognostische Aussagekraft fanden Oestern et al. [163] mit dem Polytraumaschlüssel (PTS), welcher neben morphologischen Kriterien zusätzlich das Lebensalter berücksichtigt. Mit diesem Score konnten die Autoren bei 75 % der Verletzten das posttraumatische Krankheitsgeschehen richtig prognostizieren.

Zu ähnlichen Resultaten wie Oestern et al. kamen wir auch bei unseren Auswertungen: Mit einem Diskriminanzwert von 30 Punkten ließ sich in 75 % der Fälle ein späteres Organversagen und mit einem Diskriminanzwert von 50 Punkten zu 87 % ein späteres Versterben vorhersagen. Der PTS schneidet damit im Hinblick auf seine prognostische Wertigkeit insgesamt wesentlich besser ab als der ISS.

Ein wesentliches Handikap beider Scores ist ihre Abhängigkeit von der subjektiven Beurteilung des Untersuchers sowie dessen klinischer Erfahrung. In entsprechend angelegten prospektiven Studien von Lauwers et al. [118] und Reichel et al. [183] kamen verschiedene Untersucher zu beträchtlich differierenden Einschätzungen der durch die Scorepunktzahl ausgedrückten Verletzungsschwere. Aus diesem Grund war und ist es das Ziel vieler Arbeitsgruppen objektivere Kriterien für eine Prognosebeurteilung zu finden, ein Bestreben, das die Entwicklung relativ aufwendiger Traumascores bedingte [32, 104, 165]. Wegen der schwierigen und oft unübersichtlichen Handhabung in der Klinik konnte jedoch keines dieser Scoresysteme eine allgemeine Verbreitung bzw. generelle Bedeutung erlangen.

4.4.3 Bedeutung von Schockparametern

In vielen Studien werden einfache Schockparameter wie systolischer Blutdruckwert, Hämoglobinwerte bei Aufnahme, geschätzter Blutverlust und primäre Infusions- und Transfusionsmenge als wichtige klinische Meßgröße herausgestellt [45, 51, 55, 175, 264], ohne daß aber mit diesem Parametern eine klinisch relevante, prognostische Aussage möglich wäre.

Unsere Ergebnisse zeigen jedoch, daß die Werte für Hämoglobin, Hämatokrit oder pH bei Klinikaufnahme der Patienten durchaus eine, wenn auch grenzwertige Aussagekraft zur Vorhersage eines späteren Organversagens besitzen.

Kreislaufparameter wie der systolische Blutdruck oder der Schockindex nach Allgöwer [9] sowie das Ausmaß der in der Primärphase durchgeführten Volumentherapie (Infusions- bzw. Transfusionsvolumina) lassen zwar die entsprechend der Schwere des Krankheitsverlaufs aufgeteilten Patientenkollektive (Gruppen 1–4) ebenfalls unterscheiden, jedoch eignet sich keiner dieser Faktoren zur Vorhersage von Organkomplikationen oder Versterben.

Trotz fehlender prognostischer Relevanz stellen Kreislaufparameter wichtige klinische Meßgrößen dar, die insbesondere zur Überprüfung und Steuerung der Schocktherapie von Bedeutung sind.

4.4.4 Bedeutung spezieller Laborparameter

4.4.4.1 Leberspezifische Faktoren

1968 wies Mörl [143] erstmals auf die prognostische Bedeutung von Enzymveränderungen für die Prognosebeurteilung hin: Er hatte bei 30 polytraumatisierten Patienten insbesondere leberspezifische Enzyme (LDH, α-HBDH, GOT) betimmt.

Auch Nunes u. Blaisdell [160] stellten die Bedeutung des Bilirubinverlaufs für die Beurteilung des Leberversagens heraus. Ähnliche Befunde wurden auch 1989 in einer Publikation von Franson et al. [53] erhoben.

Wie unsere Daten zeigen, entwickelten sämtliche versterbenden Patienten ein progressives Leberversagen mit ständig ansteigenden bzw. auf hohem Niveau verbleibenden Bilirubinwerten. Der infauste klinische Verlauf spiegelte sich insbesondere in der Endphase im Bilirubinverlauf wider. Jedoch läßt sich mittels der Bilirubinwerte innerhalb der ersten 4 Tage keinerlei Vorhersage des späteren Krankheitsverlaufs treffen. Dies bedeutet, daß dieser Parmeter – gleiches gilt für die von uns ebenfalls bestimmten Leberenzyme GOT, GPT, γ-GT, AP und ChE – keine prognostische Aussagekraft besitzt.

Dieses Beispiel zeigtr, daß eine weitgehende Wiedergabe des Krankheitsverlaufs durch einen laborchemischen Parameter nicht gleichbedeutend ist mit einer guten prognostischen Relevanz.

4.4.4.2 Biochemische Faktoren

4.4.4.2.1 Anaerober Energiestoffwechsel

Hofmann u. Tesch [85] wiesen bereits 1968 auf die prognostische Bedeutung des primären Laktatwertes beim Polytraumatisierten hin.

Bei unseren Untersuchungen war der Serumlaktatspiegel der einzige Parameter, welcher bereits ab Klinikaufnahme und während des geamten frühen klinischen Verlaufs (die ersten 4 Tage) eine Vorhersage des späteren Versterbens ermöglicht.

Diese klinische Bedeutung des Serumlaktats ist in Übereinstimmung mit den Resultaten anderer Autoren aus entsprechend angelegten Studien [25,47,71,174].

4.4.4.2.2 Allgemeine Zellaktivierung

Koeniger et al. [108,109] haben den höchsten im Krankheitsverlauf gemessenen Phospholipase-A2-Plasmaspiegel als geeigneten prognostischen Parameter zur Vorhersage von Versterben bei Polytraumatisierten empfohlen. PLA-Maximalwerte traten jedoch immer erst nach Manifestierung eines Organversagens auf; außerdem wurde von diesen Autoren der zeitliche Bezug der gemessenen PLA-Spiegel zum letalen Ausgang nicht eindeutig festgelegt.

Im Gegensatz dazu konnten wir – wie bereits in Vorabauswertungen publiziert [256, 257] – für die Phospholipase A2 eine prognostische Wertigkeit zur Vorhersage von Organversagen oder Versterben nicht evaluieren. Trotz signifikant unterschiedlicher Serumspiegel der 3 Patientengruppen für Versterben sowie Überleben mit und ohne Organversagen ab dem 4. Tag, besteht im frühen Krankheitsverlauf zu keinem Zeitpunkt eine ausreichend hohe Sensitivität bei entsprechend positiv prädiktivem Wert.

Unsere Ergebnisse wurden inzwischen von Kellermann et al. [103] bestätigt: Bei der Auswertung von 48 Trauma- und Sepsispatienten zeigten sich ebenfalls keine Unterschiede im Phospholipase-A2-Verlauf für Patienten mit und ohne ARDS.

4.4.4.2.3 Aktivierung spezieller Entzündungszellen

In unserer prospektiven Polytraumastudie erwiesen sich die Plasmawerte von Kathepsin B aus Makrophagen und PMN-Elastase aus neutrophilen Granulozyten bereits 1–2 h nach dem Unfall als gute Prädiktoren zur Vorhersage eines späteren Organversagens. Zusätzlich erreichten die PMN-Elastase und das Makrophagenprodukt Neopterin am 3./4. Tag eine gute prognostische Relevanz bezüglich des späteren Versterbens.

Über Kathepsin B liegen bisher nur wenige klinische Untersuchungsergebnisse vor. Außer bei malignen Erkrankungen [144] wurde die Protease von Machleidt et al. [11] bei Sepsispatienten in hohen Konzentrationen im Peritonitisexsudat nachgwiesen. Die Evaluierung einer prognostischen Relevanz dieser Protease wurde bisher nicht versucht.

Auch was die inzwischen durchaus häufig untersuchten Faktoren PMN-Elastase und Neopterin betrifft, gibt es nur wenige klinische Studien, die vergleichbare prognostische Ergebnisse dokumentieren; sie sind nachfolgend kurz skizziert:

Die klinische Bedeutung der PMN-Elastase beim Polytrauma wurde erstmals von Dittmer u. Jochum [36] durch eine Studie an 27 Patienten erkannt. Sie fanden eine eindeutige Korrelation zwischen der Freisetzung dieser lysosomalen Protease und dem Schweregrad der Verletzung. Ähnliche Resultate wurden später von Nuytinck et al. [161 publiziert.

In einer Multizenterstudie an 125 postoperativen und posttraumatischen Patienten, in der auch die ersten 33 Patienten unserer Studie enthalten sind, konnte für ein durchaus heterogenes Krankengut eine unseren Ergebnissen entsprechende prognostische Relevanz der PMN-Elastase gefunden werden [113]: Bei einem Diskriminanzwert von 405 ng/ml ließ sich ein späteres Multiorganversagen, definiert durch eine MOF-Score-Zahl ≥ 5, mit einer Sensitivität von 83 %, einer Spezifität von 84 % sowie einem positiv und negativ prädiktiven Wert von 66 bzw. 93 % vorhersagen.

Eine hohe prognostische Wertigkeit der PMN-Elastase wurde auch von Nuytinck et al. [161] angegeben. Diese Autoren führten bei 71 Polytraumatisierten bei Klinikaufnahme, nach 24 h sowie anschließend jeweils im 7-Tage-Rhythmus bis zur Entlassung PMN-Elastase-Bestimmungen durch: Sie fanden dabei signifikant unterschiedliche Elastasemittelwerte bei Klinikaufnahme für Patienten mit und ohne ARDS, mit und ohne Multiorganversagen sowie mit und ohne letalen Ausgang. Wie in unseren Auswertungen am Beispiel einiger Faktoren dargestellt, bedeuten derartige signifikante Differenzen in den Mittelwerten jedoch nicht zwangsläufig auch eine gute prognostische Relevanz. Die dazu erforderliche Sensitivität, Spezifität sowie positiv und negativ prädiktiven Werte wurden bei dieser Studie leider nicht berechnet.

Pacher u. Redl [171] verglichen 24 komplikationslose postoperative mit 32 septischen Verläufen. Sie sahen sowohl für die PMN-Elastase als auch für Neopterin signifikante Unterschiede zwischen den beiden Gruppen. Ihre Kollektive sind jedoch aufgrund des unterschiedlichen Studienbeginns im Krankheitsverlauf – direkt postoperativ bzw. zu Beginn des Sepsisgeschehens – nur bedingt miteinander vergleichbar. Bei den 32 Sepsispatienten wurde das respiratorische Versagen durch einen Elastasewert ≥ 400 ng/ml mit einer Sensitivität von 81 % und einer Spezifität von 82 % „einen Tag vor der Notwendigkeit der maschinellen Beatmung" vorhergesagt. Neopterin unterschied in dieser Studie signifikant zwischen septischen Patienten und Patienten mit komplikationslosem Verlauf. Wie bereits im Kap. 4.1.2 ausgeführt, ist dies jedoch eher als Ausdruck der Schwere des Organversagens bei Sepsis und nicht, wie von den Autoren gefolgert, als Ausdruck der bakteriellen Infektion anzusehen.

In derselben klinischen Studie ergaben gleichzeitig vorliegende pathologische Werte von Neopterin und PMN-Elastase für die „Vorhersage" des Multiorganversagens (MOF-Score-Zahl ≥ 5), wiederum „ein Tag vor dessen Auftreten", eine Sensitivität von 91 % und eine Spezifität von 99 %.

Die dargestellten Ergebnisse anderer Autoren zeigen entsprechend unseren Resultaten die klinische Bedeutung der zellulär freigesetzten Entzündungsmediatoren beim Krankheitsverlauf nach Sepsis bzw. Polytrauma auf und bestätigen z. T. deren von uns evaluierte prognostische Relevanz.

4.4.4.2.4 Aktivierung der humoralen proteolytischen Kaskadensysteme

In einigen klinischen Untersuchungen wurden Faktoren der humoralen Kaskadensysteme ebenfalls eine prognostische Relevanz zugesprochen:

Risberg et al. [187] berichteten von signifikanten Unterschieden bei einzelnen Faktoren der humoralen proteolytischen Kaskadensysteme (Prokallikrein, AT III, Plasminogen, α2-Plasmininhibitor, C1 INH, C3 und C4) sowohl bei Versterben/Überleben als auch bei der Entwicklung eines ARDS. Ihre Ergebnisse lassen jedoch wiederum keine prognostischen Schlußfolgerungen zu.

Aasen [1] postulierte den „Proenzyme Functional Inhibition-Index" (das ist die summarische Veränderung von Proenzymen und Inhibitoren der Kallikrein-Kinin-Gerinnungs- und Fibrinolysesysteme) als „prognostischen Index". Er wies anhand einer Studie mit 19 nicht näher klassifizierten polytraumatisierten Patienten signifikante Unterschiede zwischen den 12 Überlebenden und 7 Versterbenden nach: Deutliche Differenzen zeigten sich jedoch erst ab dem 4. bis 7. Tag nach Trauma. Weitere prognostische Auswertungen wurden allerdings nicht durchgeführt.

Unsere Untersuchungen bestätigen das Auftreten signifikanter Unterschiede für den PFI-Index zwischen Versterbenden und Überlebenden ab Beginn der 2. Woche [154]. Jedoch kommt dem PFI-Index weder bei Klinikaufnahme noch im frühen Krankheitsverlauf zwischen dem 3. bis 5. Tag eine prognostische Relevanz zur Vorhersage von Organversagen und Versterben zu.

4.4.4.2.5 Unspezifische Akutphasenreaktion

Das Akutphasenprotein CRP ist seit Jahren als unspezifischer Entzündungsindikator des Gewebetraumas – insbesondere bei postoperativen Patienten – bekannt [37, 48, 70, 231]. Eine prognostische Relevanz des CRP für polytraumatisierte Patienten wurde bisher jedoch nicht beschrieben.

Mit den Ergebnissen unserer Studie kann im frühen Krankheitsverlauf für das CRP eine gute klinische Relevanz sowohl zur Vorhersage von Organversagen als auch von Versterben nachgewiesen werden.

Für das andere von uns untersuchte Akutphasenprotein, den PSTI, fanden zwar Shibata et al. [220] bei 27 polytraumatisierten Patienten (mittlerer ISS: 24) signifikant höhere PSTI-Spiegel bei Organkomplikationen im Vergleich zum Krankheitsverlauf ohne Organversagen, prognostische Auswertungen wurden jedoch von diesen Autoren nicht durchgeführt. In unserer Studie erwies sich der als Akutphasenprotein reagierende PSTI ab dem 4. Tag ebenfalls als geeigneter Parameter zur Vorhersage des späteren Versterbens.

4.4.4.2.6 Kombinationen mehrerer Faktoren

Moyer et al. [145] berichteten 1981 über eine Studie mit 25 Sepsispatienten (14 überlebt, 11 verstorben), bei der mittels Kombination vieler Faktoren, insbesondere von Stoffwechselprodukten, das Versterben zu „99 %" vorhergesagt werden konnte. Dieses Ergebnis wurde bislang weder durch die Autoren selbst, noch durch andere Arbeitsgruppen bestätigt.

Pacher u. Redl [171] fanden andererseits, wie bereits oben erwähnt, daß sich durch die Kombination von PMN-Elastase und Neopterin ein Multiorganversagen mit hoher Wahrscheinlichkeit vorhersagen läßt.

Unsere Auswertungen ergeben bei Zusammenfasung mehrerer Faktoren ebenfalls eine deutlich verbesserte prognostische Relevanz gegenüber den Einzelfaktoren zur Vorhersage des späteren Versterbens:

Durch die Kombination von 5 biochemischen Faktoren mit den besten Einzelwerten (Laktat, PMN-Elastase, C-reaktives Protein, Pancreatic Secretory Trypsin Inhibitor, Neopterin) und bei zusätzlicher Berücksichtigung des Polytraumaschlüssels läßt sich mit 93 %iger Wahrscheinlichkeit der Ausgang der Erkrankung richtig vorhersagen. Waren zumindest 3 dieser 6 Parameter auf der Basis der ermittelten Diskriminanzwerte pathologisch, so bedeutet dies zu 88 % ein späteres Versterben bzw. bei unauffälligen Ergebnissen zu 93 % das Überleben.

Bezüglich der Vorhersage von Organversagen erfüllten bei Klinikaufnahme neben den beiden Traumascores 9 Parameter die Minimalanforderungen (Sensitivität und positiv prädiktiver Wert > 60 %): Hämoglobin, Hämatokrit, arterieller pH-Wert, PMN-Elastase, Kathepsin B, Antithrombin III, Prothrombin, DD-Fragment, Gewebeplasminogenaktivator. Die summarische Auswertung dieser 9 Faktoren in Kombination mit den beiden Traumascores ISS und PTS ermöglichte bereits beim Eintreffen in der Klinik zu 77 % eine richtige Vorhersage bezüglich späterer Organfunktionsstörungen, wenn zumindest 6 der 11 Parameter im pathologischen Bereich lagen.

Zusammenfassend läßt sich feststellen, daß bestimmte biochemische Parameter eine gute prognostische Relevanz besitzen, welche durch die kombinierte Betrachtung mehrerer Faktoren noch deutlich verbessert werden kann. Zukünftige Studien an entsprechend großen Kollektiven polytraumatisierter Patienten werden zeigen, inwieweit es möglich ist, auf der Basis ausgewählter biochemischer Faktoren (Entzündungsmediatoren und -indikatoren) „biochemische Schweregradscores" und evtl. sogar „biochemische Prognosescores" zu erstellen.

4.5 Bedeutung biochemischer Faktoren für Operationstrauma und Operationszeitpunkt

Aufgrund klinischer Erfahrungen hat sich insbesondere im deutschsprachigen Raum zunehmend ein abgestuftes Behandlungskonzept durchgesetzt, in dem intensivmedizinische und operative Maßnahmen in ständigem Wechsel angewandt werden [214, 246, 267]. Im Rahmen dieses Konzepts werden lebensgefährdende Verletzungen des Schädels, Thorax und Abdomens sofort, Verletzungen des Bewegungsapparates dagegen in der Regel verzögert, d. h. erst nach einigen Tagen versorgt. Mit diesem „abgestuften Vorgehen" wird versucht, zunächst eine intensivmedizinische Optimierung der Atmungs- und Kreislauffunktion zu erreichen.

Dieses Behandlungskonzept ist jedoch nicht unumstritten. Viele Kliniker streben noch eine primäre Stabilisierung stammnaher Frakturen (Oberschenkel und Becken) innerhalb von Stunden an [67, 97, 135, 188, 191, 217]. Sie argumentieren dabei, daß eine unzureichende primäre Ruhigstellung der Frakturen eine andauernde Freisetzung von Mediatoren und eine dadurch bedingte Intensivierung des Entzündungsprozesses bewirkt, wodurch zumindest die frühe Mobilisierung des Verletzten verhindert wird.

Unsere eingehende Analyse der die Frühversorgung der Oberschenkelfraktur postulierenden Publikationen ergibt jedoch, daß nicht eine einzige dieser Untersuchungen die Überlegenheit der sofortigen Frühosteosynthese der Oberschenkelfraktur gegenüber einer verzögerten Versorgung innerhalb der 1. Woche überzeugend belegen kann:

Die Untersuchungen von Riska u. Myllynen [188], Meek et al. [135] sowie Seibel et al. [217] zeigen lediglich, daß die möglichst frühzeitig durchgeführte operative Stabilisierung gegnüber einem von durchschnittlich 10 bis zu 21 Tagen (je nach Patientenkollektiv) verzögert vollzogenen Eingriff bzw. der konservativen Behandlung von Vorteil ist. Bei Seibel et al. [217] werden Krankenkollektive mit früh- und spätversorgten Femurfrakturen bei Polytraumatisierten beschrieben, wobei die 1. Gruppe überwiegend nach, die 2. vor 1980 behandelt wurde. Der erleichterte Krankheitsverlauf Frühoperierter (kürzere Dauer, weniger Komplikationen; allerdings ohne Beeinflussung der Letalität) dürfte wohl somit v. a. eine Folge der von Moyer et al. ab 1980 vorgenommenen und publizierten intensivmedizinischen Verbesserungen sein [145].

Goris et al. [65] beschrieben eine signifikant niedrigere Letalitätsrate bei Polytraumatisierten mit frühoperierten Oberschenkelfrakturen im Vergleich zu Spätversorgten. Sie stellten dabei jedoch einer Gruppe sekundär versorgter Patienten (mittlerer HTI-ISS [10]: 54,6 Punkte; Durchschnittsalter: 40,7 Jahre) Frühversorgte mit deutlich niedrigerem Schweregrad und Durchschnittsalter (HTI-ISS: 40,7 Punkte; Durchschnittsalter: 30 Jahre) gegenüber. Zusätzlich lassen ihre Ergebnisse, ebenso wie die von Ruedi u. Wolff [191], v. a. die unumstrittene Bedeutung der Frühbeatmung beim Polytrauma erkennen.

Lediglich die Studien von Johnson et al. und Bone et al. [22, 97] konnten intensivmedizinische Vorteile einer Frühosteosynthese aufzeigen, die jedoch ohne Einfluß auf die Letalität waren. Die neueren Untersuchungen von Bone et al. [22], die einzige uns bekannte prospektive Studie, beinhalten jedoch neben isolierten Femurfrakturen ein Patientenkollektiv mit niedrigerem Schweregrad (mittlerer HTI-ISS: 38 Punkte) als bei den übrigen Studien.

Es ist uns keine einzige klinische Untersuchung bekannt, welche bei einem vergleichbaren Patientenkollektiv durch biochemische Messungen während einer primären Extensionsbehandlung bei verzögerten Femuroperationen eine zusätzliche Mediatorenfreisetzung im Vergleich zu Primäroperierten nachweisen konnte.

Jedoch beschreiben einige Autoren die durch das Operationstrauma bedingte Freisetzung von Entzündungsmediatoren, und zwar insbesondere bei abdominal- und thoraxchirurgischen Eingriffen [39, 48, 171, 193, 231].

In unserem prospektiven Patientenkollektiv Schwerstverletzter wurden mit Ausnahme von offenen Frakturen sowie Gefäß- und Nervenbegleitverletzungen die Oberschenkel- und Beckenfrakturen sekundär versorgt. Mit unseren engmaschigen biochemischen Messungen konnte bei keinem einzigen der sekundär versorgen Patienten während der in den ersten Tagen durchgeführten Extensionsbehandlungen eine zusätzliche Mediatorenfreisetzung beobachtet werden, im Vergleich zu den entsprechend Verletzten ohne Femurfrakturen.

Dagegen konnte durch die von uns postoperativ nach Frakturversorgungen des Bewegungsapparates wiederum engmaschig durchgeführten Messungen (s. die Abb. 59–61) erstmals eindeutig eine erneute Mediatorenfreisetzung nachgewiesen werden. Dies zeigt, daß die operative Versorgung der Oberschenkel- und Beckenfraktur ein erhebliches Zusatztrauma im Sinne des traumatisch-hämorrhagischen Schockgeschehens darstellt.

Damit erhebt sich die Frage nach dem günstigsten Operationszeitpunkt für eine solche zusätzliche Belastung.

Die Analyse sämtlicher Verläufe der biochemischen Parameter läßt 3 Phasen des Krankheitsverlaufs erkennen:

Durch das Trauma kommt es zu einer sofortigen Aktivierung sämtlicher zellulärer und humoraler Systeme mit jedoch z. T. deutlichen Unterschieden für die Patientenkollektive mit unterschiedlicher Traumaschwere. In allen Fällen führt die Noxe jedoch zur maximalen Ausschüttung zellulärer Mediatoren innerhalb der ersten 12 h bzw. – wegen Blutverlust und des zusätzlichen Verbrauchs – zu Minimalwerten der Plasmakonzentrationen von Faktoren der Kaskadensysteme.

Ab dem 2. Tag ist bei allen Patienten, mit wesentlich geringerer Differenzierung, ein Rückgang der primären Mediatorenfreisetzung bzw. ein Wiederanstieg der zunächst erniedrigten Plasmafaktoren zu erkennen.

Ab dem 4. Tag normalisieren sich die Parameter bei komplikationslosem Verlauf, während sie bei Patienten, die im weiteren Verlauf ein Organversagen erleiden, im pathologischen Bereich verbleiben. Die Höhe ihrer Plasmaspiegel ist dabei abhängig von der Schwere des Organversagens.

Unter Berücksichtigung des Stoffwechselmetabolismus teilten McMenamie et al. [133] das traumatisch-hämorrhagische Schockgeschehen in 4 Phasen ein:

Phase 1: Schockphase in den ersten 2 Tagen
Phase 2: Schockadaptionsphase zwischen dem 3. bis 5. Tag
Phase 3: Traumaadaptionsphase bis zum 10. Tag
Phase 4: Späte Sepsisphase

Diese Einteilung entspricht nun bemerkenswerterweise weitgehend den biochemischen Ergebnissen unserer Untersuchungen, was die pathogenetische Bedeutung der primären durch das Trauma ausgelösten Schädigungsmechanismen unterstreicht. Damit stellt sich die Erholungsphase zwischen dem 2. und 4./5. Tag als günstigster Operationszeitpunkt für die additive Belastung sekundärer Elektiveingriffe heraus. Zeigen sich jedoch zu diesem Zeitpunkt anhaltend hohe oder weiter ansteigende Plasmaspiegel der prognostisch relevanten Mediatoren (Laktat, Kathepsin B, PMN-Elastase, CRP, PSTI, Neopterin, DD-Fragment), so sollte eine zusätzliche größere operationsbedingte Belastung unbedingt vermieden werden. Um zu diesem Zeitpunkt trotzdem die zur weiteren Intensivpflege erforderlichen Stabilisierungen durchführen zu können, ist es empfehlenswert, wenig traumatisierende Operationsverfahren wie die Fixateur-externe-Stabilisierung anzuwenden.

5 Zusammenfassung

Ziel dieser prospektiven klinischen Studie ist die Untersuchung pathogenetisch bedeutsamer Mediatoren bzw. Indikatoren des Entzündungsprozesses („Entzündungsfaktoren") im Hinblick auf ihre klinisch-diagnostische und prognostische Relevanz beim Polytrauma.

84 Patienten erfüllten die Aufnahmekriterien des Studienprotokolls; sie hatten einen durchschnittlichen Verletzungsschweregrad von 39 Punkten nach dem Injury Severity Score.

15 Schwerstverletzte (Gruppe 1) verstarben primär innerhalb der ersten 12 h nach dem Unfall infolge massiver Schädel-Hirn-Traumata (n = 6) bzw. unstillbarer Massenblutungen (n = 9).

69 Patienten überlebten das Polytrauma mindestens 3 Tage und konnten bezüglich allgemeiner Schockparameter, laborchemischer Routinewerte und spezieller, z. T. neuer biochemischer Zielfaktoren ausgewertet werden. Bei diesem Krankenkollektiv ließen sich klinisch 3 Gruppen unterscheiden: 11 Patienten verstarben sekundär im Multiorganversagen (Gruppe 2), 29 Patienten erlitten ein reversibles Organversagen (Gruppe 3) und ebenfalls 29 Patienten hatten keinerlei Organfunktionsstörungen (Gruppe 4).

Die Schwere des traumatisch-hämorrhagischen Schockgeschehens wurde zunächst durch die klassischen Schockparameter wie systolischer Blutdruckwert, Schockindex, Volumen- und Blutersatz sowie durch Routinelaborparameter wie Hämoglobin- und Hämatokritwert erfaßt. Darüber hinaus wurde versucht mittels spezifischer und unspezifischer biochemischer Entzündungsfaktoren aus humoralen und zellulären Systemen eine Klassifizierung der Verletzungsschwere und ihrer Folgereaktionen vorzunehmen.

5.1 Posttraumatisches Verhalten der Entzündungsfaktoren

Die untersuchten Entzündungsparameter zeigten für alle Patienten einen 3-phasigen Verlauf:

1. Innerhalb der ersten 12 h kam es, im Ausmaß abhängig von der Verletzungsschwere, zu einer maximalen Freisetzung von zellulären Proteasen (PMN-Elastase, Kathepsin B), in die Fibrinolyse involvierten Faktoren (Gewebeplasminogenaktivator-t-PA- und t-PA-Inhibitor; DD-Fragment aus dem Fibrinogen) sowie des Serumlaktats bzw. zu einem maximalen Abfall der Plasmaspiegel von Faktoren der Gerinnung (Prothrombin, Antithrombin III, Protein C, Faktor-VIII-Antigen), der Fibrinolyse (Plasminogen, α2-Plasmininhibitor) und des Kallikrein-Kinin-Systems (Prokallikrein, C1-Inhibitor).
2. Auf die Primärphase folgte eine – abhängig vom weiteren klinischen Verlauf – unterschiedlich stark ausgeprägte Erholungsperiode bis zum 3./4. posttraumatischen Tag mit

Abnahme der Plasma- bzw. Serumwerte der zunächst maximal freigesetzten bzw. Wiederanstieg der zunächst massiv erniedrigten Plasmaspiegel der Entzündungsfaktoren.
3. Die 3. Phase ab dem 4./5. posttraumatischen Tag war klinisch charakterisiert durch die Ausbildung von Organfunktionsstörungen (Gruppen 2 und 3) bzw. die Erholung vom primären Trauma (Gruppe 4). Entsprechend stiegen im erstgenannten Fall – abhängig von der Schwere des Organversagens – die Plasmawerte der Entzündungsfaktoren nach dem vorübergehenden Abfall in der „Erholungsperiode" entweder erneut an oder sie verblieben im pathologisch erhöhten Bereich, während die primär maximal erniedrigten Plasmafaktoren der Gerinnung, Fibrinolyse und des Kallikrein-Kinin-Systems ein gegenläufiges Verhalten zeigten (erneuter Abfall oder Verbleiben im pathologisch erniedrigten Bereich). Dagegen normalisierten sich die biochemischen Faktoren bei komplikationslosem Verlauf (Gruppe 4).

Verzögert reagierende Parameter wie die Akutphasenproteine C-reaktives Protein (CRP) und Pancreatic Secretory Trypsin Inhibitor (PSTI), das Makrophagenprodukt Neopterin sowie die Phospholipase A2 (PLA) zeigten in der 3. Phase ein entsprechendes, vom klinischen Krankheitsverlauf abhängiges Verhalten: Während die Faktoren der Patienten mit komplikationslosem Verlauf (Gruppe 4) am 3./4. posttraumatischen Tag ihre Maximalwerte erreicht hatten und sich ihre Plasmawerte anschließend normalisierten, stiegen diese bei Organfunktionsstörungen (Patienten der Gruppen 2 und 3) – wiederum im Ausmaß abhängig von der Schwere des Organversagens – weiter an.

5.2 Prognostische Aussagekraft der Entzündungsfaktoren

Sämtliche untersuchten Parameter wurden retrospektiv bezüglich ihrer prognostischen Aussagekraft zur Vorhersage von Organversagen sowie sekundärem Versterben evaluiert. Eine prognostische Relevanz wurde dann angenommen, wenn sowohl die Sensitivität als auch der positiv prädiktive Wert zumindest 60 % betrugen.

Bei Klinikaufnahme, d. h. durchschnittlich 49 min nach dem Unfallereignis, ermöglichten folgende Parameter eine Prognose späteren Organversagens:

- die Routineparameter Hämoglobin-, Hämatokrit- und pH-Wert,
- die Schweregradscores Injury Severity Score (ISS) und Polytraumaschlüssel (PTS),
- die biochemischen Faktoren PMN-Elastase, Kathepsin B, Prothrombin, Antithrombin III, Gewebeplasminogenaktivator und DD-Fragment.

Zu diesem frühest möglichen Zeitpunkt besaßen eine ausreichende Aussagekraft zur Vorhersage eines späteren Versterbens:

- der Polytraumaschlüssel (PTS),
- der Serumlaktatwert.

Am 3./4. posttraumatischen Tag zeigten Routineparameter keine klinisch-prognostische Relevanz für die Diagnose bzw. Prognose von Organversagen. Diese Relevanz war jedoch für folgende biochemische Faktoren weiterhin gegeben:

- für die beiden zellulären Proteinasen (PMN-Elastase, Kathepsin B) und das DD-Fragment sowie zusätzlich für das C-reaktive Protein.

Auch ein späteres Versterben ließ sich zu diesem Zeitpunkt, d. h. im frühen klinischen Verlauf (3./4. posttraumatischer Tag) durch biochemische Entzündungsfaktoren vorhersagen, und zwar durch:

– die Granulozytenproteinase PMN-Elastase, das Makrophagenprodukt Neopterin sowie die beiden Akutphasenproteine CRP und PSTI.

Die prognostische Aussagekraft wurde sowohl für das Organversagen als auch für das Versterben durch die Kombination der genannten Faktoren im Vergleich zu den Einzelparametern deutlich verbessert, so daß sich z. B. ein späteres Versterben bei pathologischen Werten von 4 und 6 diesbezüglich relevanten Einzelparameter bzw. ein Überleben bei Normalwerten dieser 6 Faktoren zu jeweils 100 % vorhersagen ließ.

5.3 Diagnostische Wertigkeit der Entzündungsfaktoren hinsichtlich spezifischer Organversagen

Im Gegensatz zu der bisher in der Literatur überwiegend vertretenen Ansicht fanden wir, daß nicht ein einziger der untersuchten biochemischen Faktoren die bakterielle Infektion (Pneumonie, Sepsis) widerspiegelte, sondern daß alle Faktoren ausschließlich die Schwere des allgemeinen Organversagens ausdrückten.

Auch zum „respiratorischen Versagen" ließ keiner der biochemischen Faktoren eine spezifische Relevanz erkennen.

Tendenzielle Beziehungen einiger Faktoren zum Auftreten des Leberversagens (CRP, PSTI, PLA) werten wir als Hinweis auf den hepatischen Ursprung dieser Proteine.

Exzessive Anstiege der Serumspiegel des Neopterins und des PSTI im schweren Multiorganversagen erwiesen sich überwiegend als Retentionsfolge aufgrund des dabei stets mitbeteiligten Nierenversagens. Darüber hinaus ließ sich jedoch für diese Faktoren auch eine zusätzliche, von der Schwere des Krankheitsverlaufs abhängige Bildung und Freisetzung nachweisen.

5.4 Wertigkeit der Entzündungsfaktoren für die Wahl des Operationszeitpunktes bei Sekundärversorgungen

Am Beispiel sekundärer Osteosynthesen von Oberschenkelfrakturen wurde postoperativ eine erneute Freisetzung bzw. ein erneuter Verbrauch biochemischer Faktoren nachgewiesen. Da das Operationstrauma somit eine additive Belastung im Rahmen des traumatisch-hämorrhagischen Schockgeschehens darstellt, ist die Bestimmung der oben genannten Entzündungsfaktoren zukünftig als wesentliche Hilfestellung für die Wahl des günstigsten Operationszeitpunktes zu empfehlen.

6 Literatur

1. Aasen AO (1986) The proenzyme functional inhibition index. Intensive Care Med 2:1–4
2. Aasen AO, Frolich W, Saugstad OD, Amundsen E (1978) Plasma kallikrein activity and pre-kallikrein levels during endotoxin shock in dogs. Eur Surg Res 10:50–65
3. Aasen AO, Gallimore MJ, Ohlsson K, Amundsen E (1978) Alterations of plasmin activity, plasminogen levels and activity of antiplasmins during endotoxin shock in dogs. Haemostasis 7:164–169
4. Aasen AO, Erichsen NS, Gallimore MJ, Amundsen E (1980) Studies on components of the plasma kallikrein-kinin system in plasma samples from normal individuals and patients with septic shock. In: Schumer W, Spitzer JJ, Marshall BE (eds) Advances in shock research. Liss, New York, pp 1–9
5. Aasen AO, Kierulf P, Vaage J, Godal HC, Aune S (1983) Determination of components of the plasma proteolytic enzyme systems gives information of prognostic value in patients with multiple trauma. Adv Exp Med Biol 156B:1037–1047
6. Aasen AO, Rishovd AL, Stadaas JO (1989) Role endotoxin and proteases in multiple organ failure (MOF). In: Schlag G, Redl H (eds) Second Vienna Shock Forum. Liss, New York, pp 315–322
7. Abel M, Vogel WM, (1982) Osmolalitätsparameter und Nierenfunktion polytraumatisierter Intensivpatienten. Infusionstherapie 9:261–264
8. Alberts KA, Noren I, Rubin M, Törngren S (1986) Respiratory distress following major trauma – Predictive value of blood coagulation tests. Acta Orthop Scand 57:158–162
9. Allgöwer M, Burri C (1967) Schockindex. Dtsch Med Wochenschr 43:1947–1950
10. American College Surgeons (1980) Field categorization of trauma patients and Hospital Trauma Index. Bull Am Coll Surg 65:28–33
11. Assfalg-Machleidt I, Jochum M, Nast-Kolb D, Waydhas C, Weipert J, Siebeck M, Machleidt W (1988) The lysosomal cysteine proteinase Cathepsin B is released into the blood plasma during polytrauma, sepsis and endotoxin shock. Biol Chem Hoppe Seyler 369:789–955
12. Assfalg-Machleidt I, Jochum M, Klaubert W, Inthorn D, Machleidt W (1988) Enzymatically active Cathepsin B dissociating from its inhibitor complexes is elevated in blood plasma of patients with septic shock and some malignant tumors. Biol Chem Hoppe Seyler 369:263–269
13. Bachmann F (1987) Plasminogen activators. In: Colman RW, Hirsh J, Marder VJ, Salzmann EW (eds) Hemostasis and thrombosis. Basic principles and clinical practice. Lippincott, London Mexico City New York, pp 318–339
14. Bachofen M, Weibl ER (1974) Basic pattern of tissue repair in human lungs following unspecific injury. Chest 65:14–19
15. Bagge L, Björk I, Saldeen T, Wallin R (1978) Purification of a fibrinolysis inhibitor in serum from post-traumatic patients. Thromb Haemost 39:97–108
16. Baker SP, O'Neill B, Haddon W, Long WB (1974) The injury severity score: a method for describing patients with multiple injuries and evaluating emergency care. J Trauma 14:187–196
17. Barnhart MI, Chen S (1978) Platelet – vessel wall dynamics. Thromb Haemost 63:301–317
18. Baxt WG, Moody P (1987) The differential survival of trauma patients. J Trauma 27:602–606
19. Beerthuizen IJM, Goris RJA, Kreuzer FJA (1989) Is sceletal muscle PO_2 releated to the severity of multiple organ failure and survival in critically ill patients? In: Schlag G, Redl H (eds) Second Viennea Shock Forum. Liss, New York, pp 137–142

150

20. Björk I, Danielsson A (1986) Antithrombin and related inhibitors of coagulation proteinases. In: Barrett AJ, Salvesen GS (eds) Proteinase inhibitors. Elsevier, Amsterdam, pp 489–513
21. Blaisdell FW, Lim RC, Stallone RJ (1970) The mechanism of pulmonary damage following traumatic shock. Surg Gynecol Obstet: 15–22
22. Bone LB, Johnson KD, Weigelt J, Scheinberg R (1989) Early versus delayed stabilization of femoral fractures. J Bone Joint Surg [Am] 71:336–340
23. Border JR, Chenier R, McMenamy RH et al. (1976) Multiple systems organ failure: Muscle fuel deficit with visceral protein malnutrition. Surg Clin North Am 56:1147–1169
24. Border JR, Hasset J, Laduca J (1987) The gut origin septic states in blunt multiple trauma (ISS = 40). Ann Surg 206:41–59
25. Brandl M, Pscheidl E, Amann W, Barjasic A, Pasch T (1989) Biochemical and hormonal parameters in patients with multiple trauma. In: Schlag G, Redl H (eds) Second Vienna Shock Forum. Liss, New York, pp 743–749
26. Brigham KL, Meyrick B (1986) Endotoxin and lung injury. Am Rev Respir Dis 133:913–927
27. Cayten G (1984) Abdominal trauma. Emerg Med Clin North Am 2:799–821
28. Chiarla C, Siegel JH, Kidd S et al. (1988) Inhibition of post-traumatic septic proteolysis and ureagenesis and stimulation of hepatic acute-phase protein production by branched-chain amino acid. J Trauma 28:1145–1172
29. Colman RW (1986) Regulation of the plasma-kallikrein kininogen system. In: Greenbaum LM, Margolius HS (eds) Kinins 4, Part B. Plenum Presss, New York London, pp 1–10
30. Committee on medical, aspects of automotive savety (1971) Rating the severity of tissue damage, I. The abbreviated scale. JAMA 215:277–280
31. Committee on medical, aspects of automotive safety (1972) Rating the severity of tissue damage, II. The comprehensive scale. JAMA 220:717–720
32. Cowley RA, Sacco WJ, Gill W, Champion HR, Long WB, Copes WS, Goldfarb MA (1974) A prognostic index for severe trauma. J Trauma 14:1029–1035
33. Cumming AD, Robertson CE, Jeffrey SS, Robson JS, Ledingham IMcA (1984) The plasma kallikrein kinin system in severely ill and traumatized patients. Arch Emerg Med 3:135–142
34. Dittel KK, Weller S (1981) Zur Problematik des polytraumatisierten Patienten. Aktuel Traumatol 11:35–42
35. Dittmer H, Faist E, Lauterjung KL, Heberer G (1983) Behandlung des Polytraumatisierten in einem Klinikum. Chirurg 54:260–266
36. Dittmer H, Jochum M, Fritz H (1986) Freisetzung von granulozytärer Elastase und Plasmaproteinveränderungen nach traumatisch-hämorrhagischem Schock. Unfallchirurg 89:160–169
37. Duswald KH (1983) Zur Pathobiochemie der Leukozyten-Elastase und ausgewählter Plasmaproteine bei Sepsis nach abdominalchirurgischen Eingriffen. G-I-T, Darmstadt
38. Duswald KH, Jochum M, Fritz H (1982) Neue Erkenntnisse zur Pathophysiologie und Pathobiochemie der Sepsis und des septischen Schocks. Intensive Care Med 2:1–6
39. Duswald KH, Jochum M, Schramm W, Fritz H (1985) Released granulocytic elastase: An indicator of pathobiochemical alterations in septicemia after abdominal surgery. Surgery 98:892–899
40. Ecke H (1981) Das Polytrauma, eine interdisziplinäre Aufgabe. Unfallchirurg 7:66–69
41. Erhardt W, Weichenmaier I, Tölle W, Blümel G (1983) Die Frühphase des Respiratory Distress Syndroms gezeigt am Modell des Weichteilhämatoms – Beziehung zwischen Lungenmikromorphologie und Blutgasanalyse. Hefte Unfallheilkd 156:458–466
42. Eriksson E, Risberg B (1988) Tissue plasminogen activator and its inhibitor following major surgery in relation to ventilatory pattern. Acta Chir Scand 154:57–60
43. Esmon CT (1983) Protein-C: Biochemistry, physiology, and clinical implications. Blood 62:1155–1158
44. Faist E, Baue AE, Dittmer H, Heberer G (1983) Multiple organ failure in polytrauma patients. J Trauma 23:775–786
45. Faist E, Baue AE, Dittmer H (1983) Das Mehrorganversagen beim polytraumatisierten Patienten (Teil II). Krankenhausarzt 56:955–971

46. Faist E, Kupper T, Baker CC et al. (1986) Depression of cellular immunity after major injury: Its association with posttraumatic complications and its reversal with immunomodulation. Arch Surg 121 : 1000–1005

47. Falk JL, Rackow EC, Leavy J, Astiz ME, Weil MH (1985) Delayed lactate clearance in patients surviving circulatory shock. Acute Care 11 : 212–215

48. Fasching G, Kurz R, Wendler M (1988) Einfluß von Operationen auf Entzündungsparameter. Z Kinderchir 43 : 3–5

49. Finsterer U, Beyer A, Jensen U et al. (1982) Bilanzierung von Wasser und Elektrolyten nach Polytrauma. In: Peter K, Lawin P, Jesch F (Hrsg) Der polytraumatisierte Patient. Thieme, Stuttgart, S 177–192

50. Fletcher JR, Chernow BC, Alexander HR, Fink MP (1987) Eicosanoids and the pathophysiology of sepsis and trauma. In: Paupert-Braquet M (ed) Lipid mediators in the immunology of shock. Plenum Press, New York London, pp 109–123

51. Fowler AA, Hamman RF, Good JT et al. (1983) Adult respiratory distress syndrome: risk with common predispositions. Ann Intern Med 98 : 593–597

52. Fowler AA, Hamman RF, Zerbe GO, Benson KN, Hyers TM (1985) Adult respiratory distress syndrome – prognosis after onset. Am Rev Respir Dis 132 : 472–478

53. Franson TR, Labrecque DR, Buggy BP, Harris GJ, Hoffmann RG (1989) Serial bilirubin determinations as a prognostic marker in clinical infections. Am J Med Sci 297 : 149–152

54. Fritz H, Jochum M, Duswald KH, Dittmer H, Kortmann H, Neumann S, Lang H (1984) Granulocyte proteinases as mediators of unspecific proteolysis inflammation: a review. In: Goldberg DM (ed) Selected topics in clinical enzymology, vol 2. de Gruyter, Berlin New York, pp 305–328

55. Fry DE (1988) Multiple system organ failure., Surg Clin North Am 68 : 107–122

56. Fukayama M, Hayashi Y, Koike M, Ogawa M, Kosaki G (1986) Immunohistochemical localization of Pancreatic Secretory Trypsin Inhibitor in fetal and adult pancreatic and extrapancreatic tissues. J Histochem Cytochem 34 : 227–235

57. Gallimore MJ, Aasen AO, Smith-Erichsen N, Larsbraaten M, Lyngaas K, Amundsen E (1980) Plasminogen concentrations and functional activities and concentrations of plasmin inhibitors in plasma from normal subjects and patients with sepsis. Thromb Res 18 : 601–608

58. Gerritsen SM, van Loenhout T, Gimbrere JSF (1982) Prognostic signs and mortality in multiply injured patients. Injury 14 : 89–92

59. Gilbert EM, Haupt MT, Mandanas RY, Huaringa AJ, Carlson RW (1986) The effect of fluid loading, blood transfusion, and catecholamine infusion on oxygen delivery and consumption in patients with sepsis. Am Rev Respir Dis 134 : 873–877

60. Gilliland MD, Ward RE, Barton RM, Miller PW, Duke JH (1982) Factors affecting mortality in pelvic fractures. J Trauma 22 : 691–693

61. Gilroy D (1984) Deaths from blunt trauma: a review of 105 cases. Injury 15 : 304–308

62. Glinz W (1974) Respiratorische Insuffizienz beim Mehrfachverletzten. Langenbecks Arch Chir 337 : 165–173

63. Glinz W (1988) Indices zur Erfassung der Verletzungsschwere. In: Deutsch E, Dienstl F, Kleinberger G, Ritz R, Schuster HP (Hrsg) Aktuelle Fragen der Notfallmedizin. Schattauer, Stuttgart New York, S 127–140

64. Glinz W, Grob P (1985) Septicemia: the major problem after multiple trauma. Zuckschwerdt, München Bern Wien San Francisco, pp 166–170

65. Goris RJA, Gimbrere JSF, van Niekerke JLM, Schoots FJ, Booy LHD (1982) Early osteosynthesis and prophylactic mechanical ventilation in the multitrauma patient. J Trauma 22 : 895–902

66. Goris RJA, te Boekhorst TPA, Nuytinck JKS, Gimbrere JSF (1985) Multiple-organ failure. Generalized autodestructive inflammation? Arch Surg 120 : 1109–1115

67. Goris RJA, Boekholtz WKF, van Bebber IPT, Nuytinck JKS, Schillings PHM (1986) Multiple-organ failure and sepsis without bacteria. Arch Surg 121 : 897–901

68. Graf M, Leemann U, Ruch F, Sträuli P (1979) The fluorescence and bright field microscopic demonstration of Cathepsin B in human fibroblasts. Histochem 64 : 319–322

69. Griffin JH, Mosher DF, Zimmerman TS, Kleiss AJ (1982) Protein C, an antithrombotic protein, is reduced in hospitalized patients with intravascular coagulation. Blood 60:261–264

70. Grob P, Holch M, Fierz W, Glinz W, Geroulanos S (1988) Immunodeficiency after major trauma and selective surgery. Pediatr Infekt Dis J 7:37–42

71. Groeneveld ABJ, Nauta JJP, Thijs LG (1988) Peripheral vascular resistance in septic shock: its relation to outcome. Intensive Care Med 14:141–147

72. Grünert A (1987) Schockbedingte Störungen der Zellfunktion. In: Kilian J, Meßmer K, Ahnefeld FW (Hrsg) Schock. Springer, Berlin Heidelberg New York Tokyo, S 67–84

73. Hällgren R, Samuelsson T, Modig J (1987) Complement activation and increased alveolar-capillary permeability after major surgery and in adult respiratory distress syndrome. Crit Care Med 15:189–193

74. Hafter R, Schröck R, Hugo R, Graeff H (1986) Clinical aspects of fibrin formation and fibrinolysis measured with monoclonal antibodies against D-dimer. In: Lane DA, Henschen A, Jasani MK (eds) Fibrinogen formation and fibrinolysis. de Gruyter, Berlin, pp 303–312

75. Hammerschmidt DA, Weaver LJ, Hudson LD, Craddock PR, Jacob HS (1980) Association of complement activation and elevated plasma-C5a with adult respiratory distress syndrome. Lancet 1:947–949

76. Hara K, Kominami E, Katunuma N (1988) Effect of proteinase inhibitors on intracellular processing of Cathepsin B, H and L in rat macrophages. Elsevier Sc Publish 231:229–231

77. Hechtmann HB, Lelcuk S, Alexander F, Shepro D (1987) Humoral mediators in adult respiratory distress syndrome. In: Siegel JH (Hrsg) Trauma – emergency surgery and critical care. Churchill Livingstone, Edinburgh, pp 565–580

78. Heideman M, Kaijser B, Gelin LE (1978) Complement activation and hematologic, hemodynamic and respiratory reaction early after soft-tissue injury. J Trauma 18:698–700

79. Hill AB (1987) A short textbook of medical statistics. Hodder & Stoughton, London Sydney Auckland

80. Hörl WH, Haag M, Kuhlmann M, Wanner C (1987) Postoperatives und posttraumatisches akutes Nierenversagen: Pathobiochemie und Therapie. Intensivmed Notfallmed 24:224–228

81. Hörl WH, Wanner C, Schollmeyer P, Ogawa M (1988) Plasma levels of pancreatic secretory trypsin inhibitor in relation to amylase and lipase in patients with acute and chronical renal failure. Nephron 49:33-39

82. Hörl M, Preis C, Baumer F, Gerwens R (1989) Bedeutung der katabolen Stoffwechsellage in der Versorgung von Polytraumen. In: Hollender LF (Hrsg) 9th International Congress of Emergency Surgery. Abstracts Strasbourg, S 177–178

83. Hoffmann GE, Schmidt D, Bastion B, Guder WG (1986) Photometric determination of Phospholipase A. J Clin Chem Clin Biochem 24:871–875

84. Hoffmann GE, Kozumplik V, Brand K (1987) Hinweise für das Vorliegen extrapankreatischer Phospholipase A im Serum. Dtsch Ges Klin Chem Mitteil 5:226–228

85. Hofmann KT, Tesch G (1968) Der Wert der Milchsäurebestimmung bei der Beurteilung Schwerverletzter. Langenbecks Arch Chir 322:1113–1116

86. Holme ER, Whaley K (1989) Complement and related clinical disorders. Blood Rev 3:120–129

87. Howie AJ, Burnett D, Crocker J (1985) The distribution of Cathepsin B in human tissues. J Pathol 145:307–314

88. Huber Ch, Troppmair J, Rokos H, Curtius HCh (1987) Neopterin heute. Dtsch Med Wochenschr 112:107–113

89. Hunt LT, Barker WC, Dayhoff MO (1974) Epidermal growth factor: international duplication and probable relationship to pancreatic secretory trypsin inhibitor. Biochem Biophys Res Commun 60:1020–1028

90. Immich H (1974) Medizinische Statistik. Schattauer, Stuttgart

91. Inthorn D, Jochum M (1988) Auswirkungen chirurgischer Infektionen auf die Stimulierbarkeit zur Chemilumineszenz von Granulozyten und die Freisetzung granulozytärer Elastase. In: Härting R (Hrsg) Risiko in der Chirurgie, Analyse und Kalkulation. de Gruyter, Berlin, S 219–224

92. Jackson CM, Nemerson Y (1980) Blood coagulation. Ann Rev Biochem 49:765–811

93. Jochum M, Fritz H (1987) Pathobiochemische Mechanismen bei der Entzündung. Dtsch Ges Klin Chem Mitteil 4:155–160
94. Jochum M, Duswald KH, Dittmer H, Fritz H (1984) Granulozytäre Elastase als lysosomales Markerenzym für pathobiochemische Veränderungen bei entzündlichen Erkrankungen. Berichte der ÖGKC 7:53–59
95. Jochum M, Dittmer H, Fritz H (1987) Der Effekt des Proteinaseinhibitors Aprotinin auf die Freisetzung granulozytärer Proteinasen und Plasmaproteinveränderung im traumatisch-hämorrhagischen Schock. Lab Med 11:235–243
96. Johnson A, Garcia-Szabo R, Kaplan JE, Malik AB (1985) Fibrin degradation products increase lung transvascular fluid filtration after thrombin-induced pulmonary microembolism. Thromb Res 37:543–554
97. Johnson KD, Cadambi A, Seibert GB (1985) Incidence of adult respiratory distress syndrome in patients with multiple musculosceletal injuries: effect of early operative stabilization of fractures. J Trauma 25:375–383
98. Joka Th, Obertacke U, Herrmann J (1987) Frühdiagnostik der Lungenkontusion durch Bronchoskopie. Unfallchirurg 90:286–291
99. Joka Th, Obertacke U, Brandt M, Schmit-Neuerburg KP (1988) Septischer Schock mit Multiorganversagen auf der unfallchirurgischen Intensivstation. Zentralbl Chir 113:491–499
100. Kaplan A, Kay AB, Austen F (1972) A prealbumin activator of Prekallikrein. J Exp Med 135:81–96
101. Karges HE, Egbring R, Merte D (1986) Störungen des Gerinnungs-, Fibrinolyse- und Komplementsystems beim septischen Schock. Behring Inst Mitt 79:154–163
102. Kazal LA, Spicer DS, Brahinsky RA (1948) Isolation of a crystalline trypsin inhibitor-anticoagulant protein from pancreas. J Am Chem Soc 70:3034–3040
103. Kellermann W, Frentzel-Beyme R, Welte M, Jochum M (1989) Phospholipase A in acute lung injury after trauma and sepsis: Its relation to the inflammatory mediators PMN-Elastase, C3a, and Neopterin. Klin Wochenschr 67:190–195
104. Kirkpatrick JR, Youmans RL (1971) Trauma index: an aid in the evaluation of injured victims. J Trauma 2:711
105. Kirschstein W, Heene DL (1985) Fibrinolysis inhibition in acute respiratory distress syndrome. Scand J Clin Lab Invest 45:87–94
106. Klapp F, Dambe LT, Schweiberer L (1978) Ergebnisstatistik von 564 polytraumatisierten Patienten. Unfallheilkunde 81:459–462
107. Kluft C, de Bart ACW, Barthels M, Sturm J, Möller W (1988) Short term extreme increases in plasminogen activator inhibitor 1 (PAI-1) in plasma of polytrauma patients. Fibrinolysis 2:223–226
108. Koeniger R, Schmid TO, Hoffmann GE (1986) Phospholipase A im Serum – ein Indikator für die Prognose operativer Intensivpatienten. Dtsch Ges Klin Chem Mitt 4:220–222
109. Koeniger R, Schmid TO, Hoffmann GE (1987) Phospholipase A 2 und posttraumatisches Lungenversagen. Dtsch Ges Klin Chem Mitt 5:235–238
110. Kominami E, Tsukahara T, Hara K, Katunuma N (1988) Biosyntheses and processing of lysosomal cysteine proteinases in rat macrophages. Elsevier Sci Publish 231:225–228
111. Kruse JA, Zaidi SAJ, Carlson RW (1987) Significance of blood lactate levels in critically ill patients with liver disease. Am J Med 83:77–82
112. Kushner I, Gewurz H, Benson MD (1981) C-reactive protein and the acute phase response. J Lab Clin 97:739–749
113. Lang H, Jochum M, Fritz H, Redl H (1989) Validity of the elastase assay in intensive care medicine. In: Schlag G, Redl H (eds) Second Vienna Shock Forum. Liss, New York, pp 701–706
114. Langendorf H (1969) Biochemische Folgen der Anoxie. In: Frey R, Halmagyi M, Lang K, Thews G (Hrsg) Hypoxie, Grundlagen und Klinik. Springer, Berlin Heidelberg New York, S 49–54
115. Larsen R (1987) Kardiozirkulatorische Veränderungen verschiedener Schockformen. In: Kilian J, Meßmer K, Ahnefeld FW (Hrsg) Schock. Springer, Berlin Heidelberg New York Tokyo, S 1–18

154

116. Lasson A, Borgström A, Ohlsson K (1986) Elevated pancreatic secretory trypsin inhibitor levels during severe inflammatory disease, renal insufficiency, and after various surgical procedures. Scand J Gastroenterol 21 : 1275–1280
117. Lauwers LF, Rosseel P, Roelants A, Beeckman C, Baute L (1986) A retrospective study of 130 consecutive multiple trauma patients in an intensive care unit. Intensive Care Med 12 : 296–301
118. Lauwers LF, Hendrickx L, Baute L, Hubens A (1989) Practical value of prognostic factors in severe trauma: A one year prospective study. In: Hollender LF (ed) 9th International Congress of Emergency surgery. Abstracts Strasbourg, p 160
119. Leeman M, Boeynaems JM, Degaute JP, Vincent JL, Kahn RJ (1985) Administration of Dazoxiben, a selective thromboxane synthetase inhibitor, in the adult respiratory distress syndrome. Chest 87 : 726–730
120. Lesser M, Chang JC, Orlowski M (1985) Cathepsin B and D activity in stimulated peritoneal macrophages. Moll Cell Biochem 69 : 67–73
121. Lewis DH (1987) Biogenic amines: microcirculatory aspects in shock, sepsis and trauma. In: Paubert-Braquet M (ed) Lipid mediators in the immunology of shock. Plenum Press, New York London, pp 217–226
122. Ley K, Gaehtgens P (1987) Mikrozirkulationsstörungen im Schock. In: Kilian J, Meßmer K, Ohnefeld FW (Hrsg) Schock. Springer, Berlin Heidelberg New York Tokyo, S 19–36
123. Lijnen HR, Collen D (1986) Alpha2-Antiplasmin. In: Barrett AJ, Salvesen GS (eds) Proteinase inhibitors. Elsevier, Amsterdam, pp 457–476
124. Lison AE (1982) Pathophysiologie und Therapie des posttraumatischen Nierenversagens. In: Peter K, Lawin P, Jesch F (Hrsg) Der polytraumatisierte Patient. Thieme, Stuttgart, INA 32 : 163–169
125. Löbermann H, Kolde HJ, Deubel R, Peter R, Tourte E, Becker U (1986) Determination of Protein C in plasma. Behring Institut Mitt 79 : 112–120
126. Lough J, Moore S (1975) Endothelial injury induced by thrombin or thrombi. Lab Invest 33 : 130–135
127. Luterman A, Manwaring D, Curreri PW (1977) The role of fibrinogen degradation products in the pathogenesis of the respiratory distress syndrome. Surgery 82 : 703–709
128. Mäkisalo HJ (1988) Liver lactate uptake in correcting of hemorrhagic shock with crystalloid, colloid, or whole blood. Eur Surg Res 20 : 267–276
129. Manwaring D, Curreri W (1980) The role of platelet aggregation and release in fragment D-induced pulmonary dysfunction. Ann Surg 192 : 103–107
130. Manwaring D, Curreri PW (1982) Platelet and neutrophil sequestration after Fragment D-induced respiratory distress. Circ Shock 9 : 75–80
131. Matsuda K, Ogawa M, Murata A, Kitahara T, Kosaki G (1983) Elevation of serum immunoreactive Pancreatic Secretory Trypsin Inhibitor contents in various malignant diseases. Res Commun Chem Pathol Pharmacol 40 : 301–305
132. Matsuda K, Ogawa M, Shibata T, Nishibe S, Miyauchi K, Matsuda Y, Mori T (1985) Postoperative elevation of serum Pancreatic Secretory Trypsin Inhibitor. Am J Gastroenterol 80 : 694–698
133. McMenamy RH, Birkhahn R, Oswald G et al. (1981) Multiple systems organ failure: I. The basal state. J Trauma 21 : 99–114
134. Meakins JL (1987) Importance of immune function in trauma for survival. In: Paubert-Braquet M (ed) Lipid mediators in the immunology of shock. Plenum Press, New York London, pp 265–275
135. Meek RN, Vivoda EE, Pirani S (1986) Comparison of mortality of patients with multiple injuries according to type of fracture treatment – a retrospective age- and injury-matched series. Injury 17 : 2–4
136. Messmer K, Sunder-Plassmann L (1975) Schock. In: Lindenschmidt TO (Hrsg) Pathophysiologische Grundlagen der Chirurgie. Thieme, Stuttgart, S 159
137. Messmer KFW (1983) Traumatic shock in polytrauma: circulatory parameters, biochemistry, and resuscitation. World J Surg 7 : 26–30
138. Mittermayer C, Ostendorf P, Riede UN (1977) Pathologisch-anatomische Untersuchungen bei der respiratorischen Insuffizienz durch Schock. Intensivmed Notfallmed 14 : 252–262

139. Mittermayer C, Riede UN, Bleyl U, Herzog H, Wichtert P, Riesner K (1978) Die Schocklunge. Verh Dtsch Ges Pathol 62:11–65
140. Modig J (1989) Adult Respiratory Distress Syndrome. Pathophysiology and inflammatory mediators in bronchoalveolar lavage. In: Schlag G, Redl H (eds) Second Vienna Shock Forum. Liss, New York, pp 17–25
141. Modig J, Bagge L (1986) Specific coagulation and fibrinolysis tests as biochemical markers in traumatic-induced adult respiratory distress syndrome. Resuscitation 13:87–95
142. Modig J, Samuelsson T, Sandin R (1986) Treatment with Prostaglandin E1, in a porcine model of early adult respiratory distress syndrome. Acta Chir Scand 152:569–575
143. Mörl FK, Heller W (1968) Die Bedeutung von Enzymveränderungen bei polytraumatisierten Patienten. Langenbecks Arch Chir 322:1111–1113
144. Mort JS, Recklies D (1986) Interrelationship of active and latent secreted human Cathepsin B precursors. Biochem J 233:57–63
145. Moyer E, Cerra F, Chenier R et al. (1981) Multiple systems organ failure: VI. Death predictors in the trauma-septic state – the most critical determinants. J Trauma 21:862–869
146. Moyer E, Cerra F, Peters D et al. (1981) Multiple systems organ failure: VII. Reduction in plasmabranched-chain amino acids – correlations with liver failure and amino acid-infusion. J Trauma 21:965–969
147. Moyer ED, Border JR, Cerra FB et al. (1981) Multiple systems organ failure: III. Contrasts in plasma amino acids profiles in trauma septic patients who subsequently survive and do not survive: Effects of intravenous amino acid infusion. J Trauma 21:263–274
148. Murray JF, Matthay MA, Luce JM, Flick MR (1988) Pulmonary perspectives – An expanded definition of the Adult Respiratory Distress Syndrome. Am Rev Respir Dis 138:720–723
149. Nast-Kolb D, Duswald KH (1987) Schocktherapie in der Stabilisierungsphase beim Polytrauma. In: Hohlbach G, Schildberg FW, Scriba PC (Hrsg) Schock in der Notfallmedizin. Zuckschwerdt, München Bern Wien San Francisco, S 198–201
150. Nast-Kolb D, Duswald KH, Waydhas C, Müller K, Schweiberer L (1985) Notfallchirurgische Aspekte des Polytraumas. MMW 127:699–701
151. Nast-Kolb D, Keßler S, Duswald KH, Betz A, Schweiberer L (1986) Extremitätenverletzungen polytraumatisierter Patienten: Stufengerechte Behandlung. Unfallchirurg 89:149–154
152. Nast-Kolb D, Waydhas C, Schweiberer L (1987) Chirurgische Notfälle: Stumpfes Bauchtrauma. MMW 129:77–81
153. Nast-Kolb D, Waydhas C, Baumgartner I, Müller K, Duswald KH, Fritz H, Schweiberer L (1988) Die Aussage von Trauma-Scores zur Beurteilung des Schweregrades. In: Peter K, Groh J (Hrsg) ZAK München 1987. Band III – Hauptthemen. Springer, Berlin Heidelberg New York London Paris, S 89–95
154. Nast-Kolb D, Waydhas Ch, Baumgartner I, Jochum M, Duswald K-H, Schweiberer L (1989) The PFI-Index according to Aasen for prognosis and course of polytraumatized patients. In: Schlag G, Redl H (eds) Second Vienna Shock Forum. Liss, New York, pp 731–736
155. Nerlich ML (1989) The trigger for posttraumatic multiple organ failure: Surgical sepsis or inflammation. In: Schlag G, Redl H (Hrsg) Second Vienna Shock Forum. Liss, New York, pp 413–417
156. Neuhof H (1987) Humoralveränderungen im Schock: Die pathogenetische Bedeutung der Mediatoren. In: Kilian J, Meßmer K, Ahnefeld FW (Hrsg) Schock. Springer, Berlin Heidelberg New York Tokyo, S 37–52
157. Nichol CA, Smith GK, Duch DS (1985) Biosynthesis and metabolism of Tetrahydrobiopterin and Molybdopterin. Ann Rev Biochem 54:729–764
158. Niinobu T, Ogawa M, Shibata T, Murata A, Nishibe S, Mori T, Ogata N (1986) Specific binding of human Pancreatic Secretory Trypsin Inhibitor to various cultured cells. Res Commun Chem Pathol Pharmacol 53:245–248
159. Ninnemann JL (1987) Immune depression and sepsis following injury: the role and identity of circulating mediators. In: Paubert-Braquet M (ed) Lipid mediators in the immunology of shock. Plenum Press, New York London, pp 373–381
160. Nunes G, Blaisdell FW, Margaretten W (1970) Mechanism of hepatic dysfunction following shock and trauma. Arch Surg 100:546–556

156

161. Nuytinck JKS, Goris RJA, Redl H, Schlag G, van Munster PJJ (1986) Posttraumatic complications and inflammatory mediators. Arch Surg 121:886–890
162. Oehler G, Matthias FR, Lasch HG (1986) Gerinnungsveränderungen im Schock. Behring Inst Mitt 79:142–153
163. Oestern HJ, Tscherne H, Sturm J, Nerlich M (1985) Klassifizierung der Verletzungsschwere. Unfallchirurg 88:465–472
164. Ogawa M (1988) Pancreatic Secretory Trypsin Inhibitor as an acute phase reactant. Clin Biochem 21:19–25
165. Ogawa M, Sugimoto T (1974) Rating severity of the injured by ambulance attendants: Field research of trauma index. J Trauma 14:934
166. Ogawa M, Matsuda K, Shibata T, Matsuda Y, Ukai T, Ohta M, Mori T (1985) Elevation of serum Pancreatic Secretory Trypsin Inhibitor (PSTI) in patients with serious injury. Res Comm Chem Pathol Pharmacol 50:259–266
167. Ogawa M, Tsushima T, Ohba Y, Ogawa N, Tanaka S, Ishida M, Mori T (1985) Stimulation of DNA synthesis in human fibroblasts by human Pancreatic Secretory Trypsin Inhibitor. Res Commun Chem Pathol Pharmacol 50:155–158
168. Ogawa M, Shibata T, Niinobu T et al. (1987) Serum Pancreatic Secretory Trypsin Inhibitor as a sensitive marker for tissue damage. In: Dingle JT, Barrett AJ, Reynolds JJ (eds) The control of tissue damage. Arthritis and Rheumatism Council for Research, pp 154–156
169. Okada K, Yoshitake T (1969) Experimental study of acid-base, electrolyte and metabolic changes in haemorrhagic shock. In: Frey R, Halmagyi M, Lang K, Thews G (Hrsg) Hypoxie, Grundlagen und Klinik. Springer, Berlin Heidelberg New York, S 63–68
170. Orlowski M, Orlowski J, Lesser M, Kilburn KH (1981) Proteolytic enzymes in bronchopulmonary lavage fluids. Cathepsin B-like activity and prolyl endopeptidase. J Lab Clin Med 97:467–476
171. Pacher R, Redl H, Frass M, Petzl DH, Schuster E, Woloszczuk W (1989) Relationship between Neopterin and granulocyte elastase plasma levels and the severity of multiple organ failure. Crit Care Med 17:221–226
172. Padilla ML, Galicki NI, Kleinerman J, Orlowski M, Lesser M (1988) High Cathepsin B activity in alveolar macrophages occurs with elastase-induced emphysema but not with bleomycin-induced pulmonary fibrosis in hamsters. Am J Pathol 131:92–100
173. Parks DA, Bukley GB, Granger DN (1983) Role of oxygen free radicals in shock, ischemia and organ preservation. Surgery 94:428–432
174. Pasch T, Mahlstedt J, Pichl J, Buheitel G, Pscheidel E (1987) Can the outocme after trauma or sepsis be predicted from biochemical or hormonal parameters? In: Schlag G, Redl H (eds) First Vienna Shock Forum: Monitoring and treatment of shock. Liss, New York, pp 85–95
175. Pepe PE, Potkin RT, Holtman-Reus D, Hudson LD, Carrico CJ (1982) Clinical predictors of the adult respiratory distress syndrome. Am J Surg 144:124–129
176. Petty TL (1982) Adult Respiratory Distress Syndrome: definition and historical perspective. Clin Chest Med 3:3–7
177. Prasad K, Kalra J, Buchko G (1988) Acute hemorrhage and oxygen free radicals. Angiology 39:1005–1013
178. Rau HG, Kern M, Schardey M, Hohlbach G, Heinz M (1988) Die Bedeutung zweier unterschiedlicher Score-Systeme für die Prognose polytraumatisierter Patienten. In: Deutsch E, Dienstl F, Kleinberger G, Ritz R, Schuster HP (Hrsg) Aktuelle Fragen der Notfallmedizin. Schattauer, Stuttgart New York, S 141–149
179. Redl H, Schlag G (1989) Möglichkeiten des biochemischen Monitoring bei Multiorganversagen. Intensivmedizin 26:345–353
180. Redl H, Schlag G (1989) Biochemical analysis in posttraumatic and postoperative organ failure. In: Schlag G, Redl H (eds) Second Vienna Shock Forum. Liss, New York, pp 649–672
181. Redl H, Lieners C, Bahrami S, Schlag G, v Bebber IPT, Goris RJA (1990) Sod in rat models of shock and organ failure. In: Emerit J, Packer L, Anclair C (1990) Antioxidants in therapy and preventive medicine. Plenum Press, New York London, pp 17–27

182. Regel G, Dwenger A, Seidel J, Nerlich ML, Sturm JA, Tscherne H (1987) Die Bedeutung der neutrophilen Granulozyten bei der Entstehung des posttraumatischen Lungenversagens. Unfallchirurg 90:99–106

183. Reichel M, Miller K, Maier R, Wagner M (1989) Beurteilung der Prognose und Bestimmung der therapeutischne Vorgangsweise beim polytraumatisierten Patienten mit stumpfen Bauchtrauma unter Berücksichtigung der gebräuchlichen Traumascores. In: Hollender LF (ed) 9th International Congress of Emerency Surgery. Abstracts Strasbourg 160

184. Riede UN, Mittermayer C, Hassenstein J, Bensing K, Sandritter W (1977) Pathologisch-anatomische Untersuchungen bei der respiratorischen Insuffizienz durch Schock. 2. Ultrastrukturell-morphometrische Befunde. Intensivmed Notfallmed 14:263–273

185. Riede UN, Joachim H, Hassenstein J, Costabel U, Sandritter W, Mittermayer C (1978) The pulmonary air-blood barrier of human shock lung (a clinical, ultrastructural and morphometric study). Pathol Res Pract 162:41–72

186. Riede UN, Mittermayer C, Rohrbach R, Joh K, Vogel W, Fringes B (1982) Mikrothrombosierung der Endstrombahn als Ursache schockbedingter Organkomplikationen (unter besonderer Berücksichtigung der Schocklunge). Haemostasiologie 82 2:49–59

187. Risberg B, Medegard A, Heideman M, Gyzander E, Bundsen P, Oden M, Teger-Nilsson AC (1986) Early activation of humoral proteolytic systems in patients with multiple trauma. Crit Care Med 14:917–925

188. Riska EB, Myllynen P (1982) Fat embolism in patients with multiple injuries. J Trauma 22:891–894

189. Rothe G, Assfalg-Machleidt I, Oser A, Machleidt W, Mangel WF, Valet G (1989) Durchflusszytometrische Messungen der Proteinaseaktivität phagozytierender Zellen. 2. Heidelberger Flow-Zytometrie Symposium (persönliche Meitteilung)

190. Rother K, Rother U, Hänsch G (1985) The role of complement in inflammation. Pathol Res Pract 180:117–124

191. Ruedi T, Wolff G (1975) Vermeidung posttraumatischer Komplikationen durch frühe definitive Versorgung von Polytraumatisierten mit Frakturen des Bewegungsapparats. Helv Chir Acta 42:507–512

192. Rylatt DB, Blake AS, Cottis LE et al. (1983) An immunoassay for human D-dimer using monoclonal antibodies. Thromb Res 31:767–778

193. Sachs M, Asskali F, Förster H, Ungeheuer E (1988) Untersuchungen über den Postaggressionsstoffwechsel nach Laparotomien und Thorakotomien. Chirurg 59:24–33

194. Saldeen T (1980) Fibrin derived peptides as mediators of increased vascular permeability. Acta Chir Scand 499:67–72

195. Salvesen G, Virca GD, Travis J (1983) Interaction of Plasma Kallikrein with plasma proteinase inhibitors. In: Kritz H, Back N, Dietze G, Haberland G (eds) Kinins III. Plenum Press, New York, pp 121–130

196. Schachter M (1983) Kallikreins and Kinins, an overview: some thought old and new. In: Fritz H, Back N, Dietze G, Haberland G (eds) Kinins III. Plenum Press, New York, pp 13–27

197. Schapira M, Scott CF, Boxer LA, Cloman RW (1983) Activation of human polymorphonuclear leukocytes by urified human Plasma Kallikrein. Adv Exp Med Biol 156:747–753

198. Scheving LA (1983) Primary amino acid sequence similarity between human epidermal growth factor-urogastrone, human PSTI, and members of porcine secretin family. Arch Biochem Biophys 226:411–413

199. Schlag G, Redl H (1981) Mediatoren des Lungenversagens nach Traumen. In: Lawin P, Wendt M (Hrsg) Das Thoraxtrauma. Melsunger Med Mitt 53:147–156

200. Schlag G, Redl H (1988) Neue Erkenntnisse der Pathogenese des Schockgeschehens in der Traumatologie. Unfallchirurgie 14:3–11

201. Schlag G, Voigt WH, Schnells G, Glatzl A (1976) Die Ultrastruktur der menschlichen Lunge im Schock. Anaesthesist 25:512–521

202. Schneck HJ, v Hundelshausen B, Tempel G, Brosch R (1985) Zur Aussagekraft des Injury Severity Score (ISS). Aktuel Traumatol 15:249–253

203. Schoeffel U, Lausen M, Ruf G, v Specht BU, Freudenberg N (1989) The overwhelming inflammatory response and the role of endotoxin in early sepsis. In: Schlag G, Redl H (eds) Second Vienna Shock Forum. Liss, New York, pp 371–376

204. Schramm W (1984) Indikationen zur Substitution von Faktorenkonzentraten bei Gerinnungsstörungen in der operativen Medizin. Intensiv-Notfallmed 2:141–155

205. Schramm W (1984) Thromboemoblie – Die klinische Bedeutung des Antithrombin III. Internist 25:88–92

206. Schramm W, Spannagl M (1988) Diagnose und Verlaufskontrolle klinisch relevanter Gerinnungsstörungen anhand von Fallbeispielen. In: Just OH, Krier C (Hrsg) Hämostase in Anästhesie und Intensivmedizin. Springer, Berlin Heidelberg New York London Paris, S 1–16

207. Schriefers KH (1968) Dringlichkeitsfragen bei der Erstversorgung kombinierter und Mehrfachverletzungen. Langenbecks Arch Chir 322:53–62

208. Schweiberer L, Betz A (1985) Die Mehrfachverletzung: Diagnostik und Versorgung im Rahmen einer chirurgischen Abteilung. In: Ungeheuer E (Hrsg) Das Polytrauma. Urban & Schwarzenberg, München Wien Baltimore, S 1–26

209. Schweiberer L, Nast-Kolb D (1987) Prioritäten in der klinischen Erstversorgung aus chirurgischer Sicht. In: Peter K (Hrsg) Die Intensivtherapie des Traumapatienten. Melsunger Med Mitt 59:19–31

210. Schweiberer L, Nast-Kolb D (1989) Die intraabdominelle Lavage. Acta Chir Austriaca 3:225–226

211. Schweiberer L, Saur K (1974) Pathophysiolgie der Mehrfachverletzung. Langenbecks Arch Chir 337:149–156

212. Schweiberer L, Dambe LT, Klapp F (1978) Die Mehrfachverletzung: Schweregrad und therapeutische Richtlinien. Chirurg 49:608–614

213. Schweiberer L, Bauer J, Pfeifer KJ, Schlenkhoff D (1984) Diagnostik des Abdominaltraumas. Hefte Unfallheilkd 163:25–33

214. Schweiberer L, Nast-Kolb D, Duswald KH, Waydhas C, Müller K (1987) Das Polytrauma – Behandlung nach dem diagnostischen und therapeutischen Stufenplan. Unfallchirurg 90:529–538

215. Schweiberer L, Nast-Kolb D, Duswald KH (1988) Prioritäten in der chirurgischen Versorgung des polytraumatisierten Patienten. In: Peter K, Groh J (Hrsg) ZAK München 1987. Band III – Hauptthemen. Springer, Berlin Heidelberg New York Tokyo London Paris, S 79–88

216. Schweiberer L, Nast-Kolb D, Waydhas Ch (1989) Wandel und Fortschritt in der Frakturenbehandlung beim Polytrauma. Orthopäde 18:225–231

217. Seibel R, Laduca J, Hasset JM, Babikian G, Mills B, Border D, Border JR (1985) Blunt multiple trauma (ISS 36), femur traction, and the pulmonary failure-septic state. Ann Surg 202:283–293

218. Seitz R, Wolf W, Egbring R, Radtke KP, Liesenfeld A, Pittner P, Havemann K (1987) Participation and interactions of neutrophil elastase in haemostatic disorders of patients with severe infections. Eur J Haematol 39:231–240

219. Shibata T, Ogawa M, Matsuda K, Miyauchi K, Yamamoto T, Mori T (1986) Purification and characterization of Pancreatic Secretory Trypsin Inhibitor in human gastric mucosa. Clin Chim Acta 159:27–36

220. Shibata T, Ogawa M, Takata N et al. (1988) Elevation of Serum Pancreatic Secretory Trypsin Inhibitor following serious injury. Resuscitation 16:163–168

221. Shoemaker WC, Montgomery ES, Kaplan E, Elwyn DH (1973) Physiologic patterns in surviving and nonsurviving shock patients. Arch Surg 106:630–636

222. Shoemaker WC, Appel P, Czer LSC, Blank R, Schwartz S, Hopkins JA (1980) Pathogenesis of respiratory failure (ARDS) after haemorrhage and trauma. 1. Cardiorespiratory patterns preceeding the development of ARDS. Crit Care Med 8:504–512

223. Shoemaker WC, Appel PL, Kram HB (1989) Tissue oxygen debt as a determinant of postoperative organ failure. In: Schlag G, Redl H (eds) Second Vienna Shock Forum. Liss, New York, pp 133–136

224. Siebeck M, Philapitsch A, Wiesinger H, Welter HF (1985) The role of C1-Esterase inhibitor during early septicemia. In: Schweiberer L, Eitel F (eds) Emergency surgery. Zuckschwerdt, München Bern Wien San Francisco, pp 140–143
225. Siebeck M, Hoffmann H, Jochum M, Welter H, Fritz H (1987) Therapeutische Effekte der Inhibition lysosomaler Proteasen im Schock. Arch Chir [Suppl]: 325–328
226. Siebeck M, Hoffmann H, Weipert J, Spannagl M, Weis M, Bichler J (1988) Hirudin verhindert die intravaskuläre Gerinnung im Endotoxinschock des Schweins. In: Schriefers KH, et al. (Hrsg) Chirurgisches Forum '88 für experimentelle u. klinische Forschung. Springer, Berlin Heidelberg New York Tokyo, S 297–300
227. Smith-Erichsen N, Aasen AO (1984) Evaluation of severity and prognosis in early stages of septicemia by means of chromogenic peptide substrate assays. Eur Surg Res [Suppl 2] 16: 140–146
228. Smith-Erichsen N, Aasen AO, Amundsen E (1982) Treatment of sepsis in the surgical patient evaluated by means of chromogenic peptide substrate assays. Acta Chir Scand 509: 33–38
229. Smith-Erichsen N, Aasen AO, Gallimore MJ, Amundsen E (1982) Studies of components of the coagulation systems in normal individuals and septic shock patients. Circ Shock 9: 491–497
230. Smith-Erichsen N, Aasen AO, Amundsen E (1983) The functional inhibition of Plasma Kallikrein. A critical factor in septic shock. Adv Exp Med Biol 156: 1049–1054
231. Stahl WM (1987) Acute phase protein response to tissue injury. Crit Care Med 15: 545–550
232. Starke W, Leithe J, Amon K, Schilling H (1981) Isolierte und kombinierte Bauchverletzungen. Aktuel Traumatol 11: 96–98
233. Stauber WT, Ong S-H (1981) Fluorescence demonstration of Cathepsin B activity in sceletal, cardiac and vascular smooth muscle. J Histochem Cytochem 29: 866–869
234. Stoutenbeek CH, van Saene HKF, Miranda DR (1984) The prevention of superinfection in multiple trauma patients. J Antimicrob Chemother 14: 203–211
235. Strohmaier W, Redl H, Schlag G, Inthorn D (1987) D-erythro-enopterin plasma levels in intensive care patients with and without septic complications. Crit Care Med 15: 757–760
236. Sturm JA, Oestern HJ (1985) Thoraxtrauma. Langenbecks Arch Chir 366: 415–418
237. Sturm JA, Oestern HJ, Nerlich ML, Lobenhoffer P (1984) Die primäre Oberschenkelosteosynthese beim Polytrauma: Gefahr oder Gewinn für den Patienten? Langenecks Arch Chir 364: 325–327
238. Teasdale G, Jennett B (1974) Assessment of coma and impaired consciousness. Lancet II: 81–83
239. Tennenberg SD, Jacobs MP, Solomkin JS, Ehlers NA, Hurst JM (1987) Increased pulmonary alveolar-capillary permeability in patients at risk for adult respiratory distress syndrome. Crit Care Med 15: 289–293
240. Teschner M, Schäfer RM, Penzel W, Heidland A (1987) Serum Phospholipase A-Aktivität als prognostischer Indikator bei septischen Patienten. Dtsch Ges Klin Chem Mitt 5: 232–235
241. Thetter O, Nast-Kolb D, Steckmeier B, Welter HF, Pfeifer KJ, Schweiberer L (1986) Gefäßverletzungen des Retroperitonealraumes. Hefte Unfallheilkd 181: 504–512
242. Tillet WS, Francis T jr (1930) Serological reaction in pneumonia with a non somatic fraction of pneumococcus. J Exp Med 52: 561–571
243. Tönnis W, Loew F (1953) Einteilung der gedeckten Hirn-Schädigungen. Ärztl Prax 5: 30
244. Trentz O, Oestern HJ, Hempelmann G, Kolbow H, Sturm J, Trentz OA, Tscherne H (1978) Kriterien für die Operabilität von Polytraumatisierten. Unfallheilkunde 81: 451–458
245. Triplett DA (1987) Tissue plasminogen activator (t-PA) and fibrinolysis. Interface 1–5
246. Tscherne H, Regel G, Sturm JA, Friedl HP (1987) Schweregrad und Prioritäten bei Mehrfachverletzungen. Chirurg 58: 631–640
247. Vadas P (1984) Elevated plasma phospholipase A2 levels correlation with the hemodynamic and pulmonary changes in gram-negative septic shock. J Lab Clin Med 104: 873–881
248. Vadas P, Pruzanski W, Stefanski E et al. (1988) Pathogenesis of hypotension in septic shock: correlation of circulating phospholipase A2 levels with circulatory collapse. Crit Care Med 16: 1–7

249. Van Bebber IPT, Speekenbrink RGH, Schillings PHM, Goris RJA (1989) Endotoxin does not play a key role in the pathogenesis of multiple organ failure. An experimental study. In: Schlag G, Redl H (eds.) Second Vienna Shock Forum. Liss, New York, pp 419–423

250. Vio CP, Bednar MM, McGiff JC (1983) Prostaglandins as mediators and modulators of the Kallikrein-Kinin system. In: Fritz H, Back N, Dietze G, Haberland G (eds) Kinins III. Plenum Press, New York, pp 501–514

251. Volk H (1968) Dringlichkeitsfolge in der Versorgung von Extremitätenfrakturen bei Mehrfachverletzten. Langenbecks Arch Chir 322:1089–1094

252. Wachtvogel YT, Kucich U, James H et al. (1983) Human Plasma Kallikrein releases neutrophil elastase during blood coagulation. J Clin Invest 72:1672–1677

253. Wachtvogel YT, Pixley RA, Kucich U, Abrams W, Weinbaum G, Schapira M, Colman RW (1985) Purified plasma factor XIIa aggregates human neutrophils and releases elastase. Circulation 70:352

254. Walsh CE, Dechatelet IR, Chilton FH, Wykle RL, Waite M (1983) Mechanisms of arachidonic acid release in human polymorphonuclear leucocytes. Biochem Biophys Acta 750:32–40

255. Waydhas C, Sepp-Lukas L, Nast-Kolb D, Pfeifer KJ, Schweiberer L (1988) Cholezystitits nach Polytrauma. Unfallchirurg 91:10–15

256. Waydhas Ch, Nast-Kolb D, Duswald K-H, Lehnert P, Schweiberer L (1989) Prognostic value of serum Phospholipase A in the multitraumatized patient. Klin Wochenschr 67:203–206

257. Waydhas Ch, Baumgartner I, Nast-Kolb D, Lehnert P, Duswald K-H, Schweiberer L (1989) The clinical significance of serum Phospholipase A in patients with multiple trauma. In: Schlag G, Redl W-H (eds) Second Vienna Shock Forum. Liss, New York, pp 763–768

258. Weil MH, Michaels S, Rackow EC (1987) Comparison of blood lactate concentrations in central venous, pulmonary artery, and arterial blood. Crit Care Med 15:489–490

259. Weiland JE, Davis WB, Holter JF, Mohammed JR, Dorinsky PM Gadek JE (1986) Lung neutrophils in the adult respiratory distress syndrome. Clinical and pathophysiologic significance. Am Rev Respir Dis 133:218–225

260. Welter HF, Siebeck M, Jochum M (1985) Pathobiochemical mechanisms in experimental sepsis: influence of the cloned elastase inhibitor Eglin. In: Schweiberer L, Eitel F (eds) Emergency surgery. Zuckschwerdt, München Bern Wien San Francisco, pp 135–139

261. Welter HF, Thetter O, Siebeck M, Wiesinger H, Elster U, Jochum M (1988) Versuche zur Therapie der Schocklunge mittels Superoxiddismutase (SOD) und C1-Inaktivator (C1-INA). In: Stelzner F (Hrsg) Chirurgisches Forum '88 für experimentelle u. klinische Forschung. Springer, Berlin Heidelberg New York Tokyo, S 63–67

262. Westaby S (1988) Mediators in acute lung injury: The whole body inflammatory response hypothesis. In: Kox W, Bihari D (eds) Shock and the adult respiratory distress syndrome. Springer, Berlin Heidelberg New York Tokyo, pp 33–41

263. Wieding JU, Eisinger G, Köstering H (1989) Diagnostik der disseminierten intravasalen Gerinnung: Aussagekraft von löslichem Fibrin, D-Dimeren und Fibrin(ogen)-Spaltprodukten. Klin Wochenschr 67:764–773

264. Wilson RF, Dulchavsky SA, Soulier G, Beckman B (1987) Problems with 20 or more blood transfusions in 24 hours. Am Surg 53:410–417

265. Wiman B (1986) Human C1-inhibitor. In: Barrett AJ, Salvesen GS (eds) Proteinase inhibitors. Elsevier Sci Publish (Biomed Div):477–488

266. Witte J, Jochum M, Scherer R, Schramm W, Hochstrasser K, Fritz H (1982) Disturbances of selected plasma proteins in hyperdynamic septic shock. Intensive Care Med 8:215–222

267. Wolff G, Dittmann M, Frede KE (1978) Klinische Versorgung des Polytraumatisierten. Chirurg 49:737–744

268. Zimmermann T, Laszik Z, Nagy S, Kaszaki J, Joo F (1989) The role of the complement system in the pathogenesis of multiple organ failure in shock. In: Schlag G, Redl H (eds) Second Vienna Shock Forum. Liss, New York, pp 291–297

269. Zimmermann WE (1969) Diagnostik der Hypoxie. In: Frey R, Halmagyi M, Lang K, Thews G (Hrsg) Hypoxie, Grundlagen und Klinik. Springer, Berlin Heidelberg New York London Paris, S 78–90

270. Zumtobel V, Claudi B, Plaumann L (1982) Intraabdominelle Verletzungen. In: Peter K, Lawin P, Jesch F (Hrsg) Der polytraumatisierte Patient. Thieme, Stuttgart, S 50–55

Sachverzeichnis

Multiorganversagen 16, 52, 101–104, 128,
141, 142
Multiple Organ Failure Score 16, 52, 101

Negativ prädiktiver Wert 28, 72–75, 77–82,
84–85, 87–88, 99, 104, 136–137, 140
Neopterin 6, 20, 66–67, 83–86, 90, 91,
93, 94, 99–100, 101, 102, 104, 105,
107, 110, 112, 118–121, 128–129, 134,
135, 139–140, 142, 144
Nierenfunktion 18
Nierenversagen 16, 51, 96–100, 129, 130,
135
NPW s. negativ prädiktiver Wert

Oberschenkelfraktur 48–49, 143
Operationstrauma 120–121, 129, 142–143
Operationszeitpunkt 48–49, 144

Pancreatic Secretory Trypsin Inhibitor
6, 21, 68, 83–86, 90, 91, 93, 94, 100,
101, 102, 104, 105, 107, 118–121, 130,
134, 135, 141, 144
Peritoneallavage 44
PFI-Index 5, 64–65, 84–85, 90, 92, 93,
95, 101, 103, 106, 108, 120–121,
124–125, 141
Phospholipase A 2 5, 21, 68–69, 84–85,
93, 94, 101, 102, 105, 107, 118–121,
127, 134, 139
pH-Wert 55, 73–74, 80, 138
PLA s. Phospholipase A 2
Plasmin 4
Plasminogen 4, 5, 18, 61, 84–85, 93, 95,
101, 103, 106, 108, 124–125, 141
PMN-Elastase 3, 6, 20, 65–66, 75–78,
83–84, 86, 101, 102, 104, 105, 107,
110–112, 115, 117–121, 127–128, 136,
139–140, 142, 144
Pneumonie 16, 53, 54, 104–106, 131–132
Polytrauma-Definition 9
Polytraumaschlüssel 25, 26, 32, 71–73,
79–80, 117, 118, 120–121, 137
Positiv prädiktiver Wert 28, 72–75,
77–82, 84–85, 87–88, 99, 104, 136–137,
140, 142
PPW s. positiv prädiktiver Wert

Prokallikrein 3, 5, 18, 58, 106, 108,
124–125, 141
Protein C 4, 19, 59–60, 90, 92, 106, 108,
109, 111–112
Prothrombin 3, 5, 18, 59, 75–77, 93–95,
101, 103, 106, 108, 124–125
PSTI s. Pancreatic Secretory Trypsin
Inhibitor
PTS s. Polytraumaschlüssel

Respiratorisches Versagen 3, 16, 48–49,
50, 89–92, 133–134, 136
Röntgendiagnostik 43–44

Schädel-Hirn-Trauma 21, 33, 34, 46, 135
Schockindex 40, 42, 45, 51, 73, 80, 90,
96, 138
Schocklunge 2
Schweregradeinteilung 21, 32
Sensitivität 28, 72–75, 77–82, 84–85,
87–88, 99, 104, 136–137, 140, 142
Sepsis 16, 53, 104, 107–109, 128,
131–133, 140
Sonographie 44
Spezifität 28, 72–75, 77–82, 84–85,
87–88, 99, 104, 136–137, 140
Stufenplan 10, 46
Systolischer Blutdruck s. Blutdruck
systolisch

Thoraxdrainage 41, 44
Thoraxtrauma 33, 34, 41, 47, 48–49, 89–90,
110–112, 135–136
Thoraxverletzung s. Thoraxtrauma
Thrombin 3
Thrombozyten 17, 55–56, 73–74
t-PA s. Gewebeplasminogenaktivator
Trypsin 3

Ultraschalluntersuchung s. Sonographie

Volumentherapie 41, 45, 90, 138

Wasserclearance, freie 51
Wilcoxon-Test 27

ZNS-Versagen 16, 52

Hefte zur
Unfallheilkunde

Beihefte zur Zeitschrift „Der Unfallchirurg". Herausgeber: J. Rehn, L. Schweiberer, H. Tscherne

Heft 211: **W. Hager** (Hrsg.)

Weichteilschäden bei Extremitätenfrakturen

24. Jahrestagung der Österreichischen Gesellschaft für Unfallchirurgie. 6.–8. Oktober 1988, Gmunden

Kongreßbericht im Auftrage des Vorstandes zusammengestellt von W. Hager

1990. XVIII, 275 S. 52 Abb. 120 Tab. Brosch. DM 148,– ISBN 3-540-52742-7

Heft 210: **J. R. Izbicki**

Die Sepsis bei Splenektomie

Tierexperimentelle Befunde zum Milzerhalt und zur Immunaktivierung

1991. XI, 102 S. 52 Abb. 15 Tab. Brosch. DM 78,– ISBN 3-540-53180-7

Heft 209: **H. Schmelzeisen**

Der Bohrvorgang in der Kortikalis

Mechanik · Thermometrie · Morphologie

Geleitwort von S. Weller

1990. XII, 102 S. 49 Abb. 11 Tab. Brosch. DM 98,– ISBN 3-540-52514-9

Heft 208: **M. Forgon, G. Zadravecz**

Die Kalkaneusfraktur

1990. VIII, 104 S. 95 Abb. 11 Tab. Brosch. DM 96,– ISBN 3-540-51793-6

Heft 207

52. Jahrestagung der Deutschen Gesellschaft für Unfallheilkunde e. V.

16.–18. November 1988, Berlin

Präsident: K.-H. Jungbluth
Redigiert von: A. Pannike

1989. LII, 480 S. 64 Abb. Brosch. DM 149,– ISBN 3-540-51644-1

Heft 206: **H. Resch, G. Sperner, E. Beck** (Hrsg.)

Verletzungen und Erkrankungen des Schultergelenkes

Innsbrucker Schultersymposium – Verletzungen der Schulter. 9./10. September 1988, Innsbruck

1989. X, 212 S. 119 Abb. 51 Tab. Brosch. DM 98,– ISBN 3-540-51534-8

Heft 205: **E. Orthner**

Die Peronaeussehnenluxation

1991. X, 198 S. 117 Abb. Brosch. DM 128,– ISBN 3-540-51648-4

Heft 204: **L. Gotzen, F. Baumgaertel** (Hrsg.)

Bandverletzungen am Sprunggelenk

Grundlagen. Diagnostik. Therapie

Symposium der Arbeitsgemeinschaft für Sportverletzungen der Deutschen Gesellschaft für Chirurgie (CASV)

1989. X, 119 S. 55 Abb. Brosch. DM 78,– ISBN 3-540-51318-3

Heft 203: **R. Wolff** (Hrsg.)

Zentrale Themen aus der Sportorthopädie und –traumatologie

Symposium anläßlich der Verabschiedung von G. Friedebold, Berlin, 25.–26. März 1988

1989. XIV, 239 S. 136 Abb. 16 Tab. Brosch. DM 124,– ISBN 3-540-51325-6

Preisänderungen vorbehalten

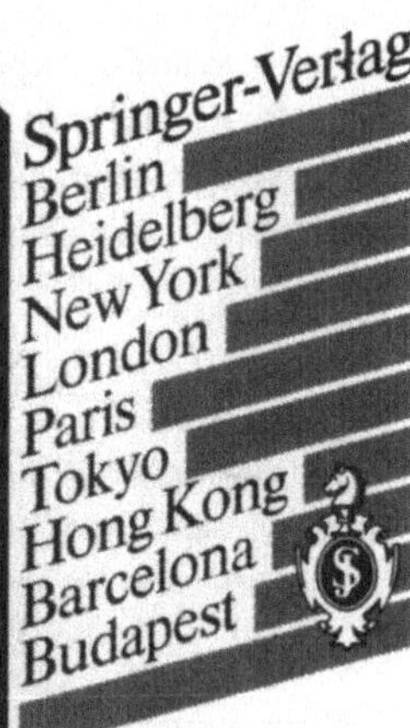

Hefte zur

Unfallheilkunde

Beihefte zur Zeitschrift „Der Unfallchirurg". Herausgeber: J. Rehn, L. Schweiberer, H. Tscherne

Heft 202: P. Habermeyer, H. Resch

Isokinetische Kräfte am Glenohumeralgelenk / Die vordere Instabilität des Schultergelenks

1989. XIV, 166 S. 65 Abb. 57 Tab.
Brosch. DM 86,– ISBN 3-540-51122-9

Heft 201:

Brüche und Verrenkungsbrüche des Unterarmschaftes

22. Jahrestagung der Österreichischen Gesellschaft für Unfallchirurgie, 2.–4. Oktober 1986, Salzburg

Kongreßbericht im Auftrage des Vorstandes zusammengestellt von W. Hager

1989. XIX, 431 S. 191 Abb. 240 Tab.
Brosch. DM 198,– ISBN 3-540-50741-8

Heft 200: A. Pannike (Hrsg.)

5. Deutsch-Österreichisch-Schweizerische Unfalltagung in Berlin

18.–21. November 1987

Redigiert von E. H. Kuner, F. Povacs und Ch.-A. Richon

1988. LV, 716 S. 179 Abb. Brosch. DM 178,–
ISBN 3-540-50085-5

Heft 199: V. Bühren, H. Seiler (Hrsg.)

Aktuelle Aspekte in der arthroskopischen Chirurgie

Grundlagen, Techniken, Alternativen

1988. X, 203 S. 120 Abb. 55 Tab. Brosch. DM 124,–
ISBN 3-540-50073-1

Heft 198: R. Wolff

Knochenstabilität nach Kontakt- und Spaltheilung

Eine tierexperimentelle Studie

1988. XIV, 104 S. 46 Abb. Brosch. DM 75,–
ISBN 3-540-50107-X

Heft 197: H. Tscherne, M. L. Nerlich (Hrsg.)

Repositionstechnik bei Frakturen und Luxationen

35. und 36. Hannoversches Unfallseminar

1988. X, 239 S. 202 Abb. Brosch. DM 98,–
ISBN 3-540-50096-0

Heft 196: A. Biewener, D. Wolter

Komplikationen in der Unfallchirurgie

Computergestützte Datenanalyse über einen Fünfjahreszeitraum

1989. VIII, 192 S. 23 Abb. 165 Tab. Brosch. DM 89,–
ISBN 3-540-50004-9

Heft 195: P. Habermeyer, P. Krueger, L. Schweiberer (Hrsg.)

Verletzungen der Schulterregion

VI. Münchener Innenstadt-Symposium, 16. und 17. September 1987

1988. XIV, 300 S. 162 Abb. 46 Tab.
Brosch. DM 156,– ISBN 3-540-19316-2

Heft 194: S. B. Kessler, L. Schweiberer

Refrakturen nach operativer Frakturenbehandlung

1988. XI, 73 S. 75 Abb. Brosch. DM 68,–
ISBN 3-540-19018-X

Heft 193: I. Scheuer, G. Muhr

Die Meniskus-naht

Eine sinnvolle Therapie

1988. VIII, 102 S. 40 Abb. Brosch. DM 78,–
ISBN 3-540-18957-2

Preisänderungen vorbehalten

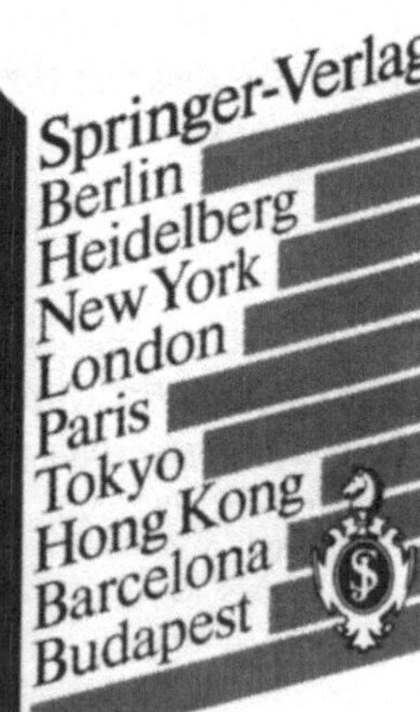